Psychopathologie des Könnens

Beiträge der Gesellschaft für Philosophie und Wissenschaften der Psyche

Sonderband

Wolfgang Blankenburg

Psychopathologie des Könnens

Ausgewählte Aufsätze Band II

Herausgegeben von
Martin Heinze und Julian Schwarz

PARODOS

Bibliografische Information der Deutschen Nationalbibliothek
Die Deutsche Nationalbibliothek verzeichnet diese Publikation in der Deutschen Nationalbibliografie; detaillierte bibliografische Daten sind im Internet über http://d-nb.ddb.de abrufbar.

Druck: Print Group Sp. z o.o., Stettin
Printed in Poland

ISBN: 978-3-938880-90-6

www.parodos.de

Vorwort

Nach zehn Jahren können wir den bereits damals angekündigten zweiten Band der gesammelten Aufsätze von Wolfgang Blankenburg vorlegen. Angesichts der Verstreutheit seiner Schriften sollen die Aufsatzbände ein Handwerkszeug sein, um erste Zugriffe auf die wichtigsten Themen Wolfgang Blankenburgs zu erreichen. Der erste Band und seine erfreulich lebhafte Rezeption führten dazu, dass Blankenburgs Schriften zu Recht in der psychiatrisch-psychotherapeutischen Wissenschaft wieder Einzug fanden, zu einer ansehnlichen Zahl von Publikationen führten und das Feld der Diskussion um die kultur- und geisteswissenschaftlichen Grundlagen dieses Faches bereicherten. In diesem Zeitraum ist es auch gelungen, den *Verlust der natürlichen Selbstverständlichkeit* (2012) wieder auf dem Buchmarkt verfügbar zu machen.

Das gesteigerte Interesse an den Arbeiten Blankenburgs wird in der Einführung zu diesem Band näher dargestellt. Es wird dadurch beflügelt, dass Enttäuschungen über die Ergebnisse der *Decade of the Brain* vor allem dahingehend artikuliert werden, es bedürfe einer Integration der verschiedenen empirischen Ergebnisse der Psychiatrie- und Psychotherapieforschung, einer Vermittlung, die auch für den praktisch tätigen Psychiater und Psychotherapeuten „Sinn“ macht. Der Vielzahl der empirischen Einzelergebnisse steht nämlich gegenüber, dass eine theoretische Arbeit, wie der „Gegenstand“ Mensch der Psychiatrie und Psychotherapie theoretisch zu fassen ist und wie Praxis gestaltet werden soll, nicht im gleichen Maße geleistet wurde. Es bedarf also einer Diskussion darüber, was für unser Fach eigentlich wichtig ist und in welchen Linien es sich entwickeln sollte.

Dieser Bedarf für die Praxis hat uns dann auch dazu bewogen, in diesem Band das Schwerpunktthema des *Könnens* und damit den Freiheitsbezug in den Schriften Blankenburgs in den Vordergrund zu rücken. Das Thema ist bereits im ersten Band angelegt, insbesondere im praktisch-psychotherapeutischen Text zur *Futur-II-Perspektive.* Am vorliegenden Band lässt sich nun nachvollziehen, wie sich aus ersten wissenschaftstheoretischen Fragestellungen für die Psychopathologie die Entfaltung praxisphilosophischer Themen bei Blankenburg ergibt. Das Schwerpunktthema wird ergänzt um Aufsätze, die in den letzten zehn Jahren besonders nachgefragt, d. h. häufig zitiert wurden. Damit werden auch einige klinische Seitenthemen des ersten Bandes ergänzt, um ein vollständigeres Bild der klinischen Arbeit Blankenburgs zu erreichen. Schließlich haben wir Beiträge zugefügt, die sich mit den Fragen von Selbst und Leib beschäftigen – für den späten Blankenburg untrennbar verbunden mit der Freiheitsthematik.

Bei der Auswahl der Texte haben wir eng mit Ute Blankenburg zusammengearbeitet, die freundlicherweise die Rechte zum Wiederabdruck gewährt hat. Für das Erscheinen der nunmehr zwei Aufsatzbände und der Monographie danken wir dem Parodos Verlag und seinem Verleger Ulf Heuner, ohne dessen tätige Mithilfe wir die Publikation nicht hätten fertigstellen können. Schließlich danken wir den Mitarbeiterinnen und Mitarbeitern der Hochschulklinik für Psychiatrie und Psychotherapie der Medizinischen Hochschule Brandenburg in Rüdersdorf, die Anregungen gegeben haben und Korrektur lasen.

Berlin, September 2017
Die Herausgeber

Inhalt

Einführung
Positiver Eklektizismus und Kritik unzureichender Wissenschaftlichkeit

Man kann, wenn man die Arbeiten Wolfgang Blankenburgs betrachtet, im positiven Sinne von einem Eklektizismus sprechen. Während Blankenburg vorwiegend phänomenologisch-hermeneutisch argumentiert, sich dabei auf Einzelfälle stützt (vgl. 1971)* und seine Positionen mit Ergebnissen aus den empirischen Wissenschaften anreichert, bezieht er auch andere Quellen der Erkenntnis mit ein. So bedient er sich des Öfteren der Literatur oder Lyrik, beispielsweise in seinem Text *Zur Differentialphänomenologie der Wahnwahrnehmung* (1965a): Um verstehbar zu machen, wie sich die letzte Bedeutungssetzung der Wahnwahrnehmung bei einer einlaufenden Psychose vollzieht, greift er auf ein Gedicht von Rilke zurück. Darin ist beschrieben, wie ein Betrachter beim Anblick eines *archaischen Torsos Apollos* durch dessen Makellosigkeit derart ergriffen ist, dass sich für ihn nur ein kategorischer Imperativ als Ausweg ergibt, nämlich sein Leben zu verändern.

Blankenburg begründet diesen Rückgriff auf Darstellungen der Dichtung, „um mit den von ihnen erschlossenen Beschreibungsmöglichkeiten nuancierter wiedergeben zu können" (1965a, S. 35 [in diesem Buch]), was der Psychiater nur in der Erfahrung vorfindet. Das Besondere an dem hier referierten Gedicht ist, dass es „das Phänomenale einer Überwältigung vom Wesenhaften der Kunst in ihrem Ereignischarakter zusammengedrängt erfasst und […] der phänomenologischen Analyse ein gutes Stück entgegenarbeitet" (1965a, S. 36).

Neben Rilke bezieht sich Blankenburg auch vielfach auf Hölderlins Lyrik, um beispielsweise zu verdeutlichen, wie schwierig es zeitweise ist, „schizophrene[n] Sprachproduktionen von skurrilen Sprachspielen" (1985a, S. 170) zu trennen. Von besonderer Relevanz in diesem Zusammenhang ist auch die Pathographie über *Friedrich Hölderlin* (1983c). Hier entwickelt Blankenburg nicht nur Hölderlins Krankengeschichte aus dessen Biographie,

* Alle Verweise auf und Zitate aus Blankenburgs Arbeiten gemäß der vollständigen Bibliographie im Band I der Aufsätze: W. Blankenburg, Psychopathologie des Unscheinbaren. Parodos: Berlin 2007. Wenn nichts anderes angegeben ist, beziehen sich die Seitenzahlangaben der Blankenburgzitate in dieser Einführung auf das vorliegende Buch.

sondern markiert anhand einzelner Gedichte den schizophrenen Wesenswandel, den Hölderlin im Laufe seines Lebens erfahren hat.

Neben den vielfältigen Bezügen, die Blankenburg u. a. zu Literatur und Lyrik herstellt, imponiert an seinen Texten eine große Offenheit für unterschiedliche theoretische Einstellungen. In dieser Hinsicht steht er ganz auf einer Linie mit Karl Jaspers. Letzterer hatte bereits dafür plädiert, unterschiedliche Systeme, Theorien oder Weltanschauungen im Zuge der (psychiatrischen) Theorieentwicklung zu vereinen. Als wissenschaftliche Grundhaltung forderte er „eine Offenheit für alle Möglichkeiten empirischer Untersuchung, Abwehr der Verführung, das Menschsein gleichsam auf einen Nenner zu bringen" (Jaspers 1946, S. 6). Dabei fußen Jaspers Überlegungen auf einem „ungeschlossenen" Weltverständnis, nach dem man „eines aus dem anderen ins Unendliche erklärt" (Jaspers 1953, S. 60).

Blankenburgs Hang zum Eklektischen – in einem ganz wertfreien Sinne – zeigt sich in vielen seiner Texte. Ein Beispiel ist der Aufsatz über *Die Psychiatrie und das Leib-Seele-Problem* (1993c), in dem er zunächst einen Überblick über die epistemologischen Möglichkeiten gibt, sich dem Leib-Seele-Problem zu nähern, bevor er anhand einer Auswahl wissenschaftlich legitimierter Theoriebestandteile seine eigene Position entwickelt. Um einen aus methodologischer Sicht ähnlich vielfältigen Zugang ist Blankenburg in seinem Text über die *Reichweite der dialektischen Betrachtungsweise in der Psychiatrie* (1981a, Band I, S. 148-181) bemüht. Dabei bedient er sich sowohl phänomenologischer, anthropologischer, psychoanalytischer als auch daseinsanalytischer Deutungsmuster, um Ansätze zu entwickeln, aus denen sich das Negative (hier: psychisch Abnorme) „nicht mehr durchweg als Negatives darstellt" (ebd., S. 151). Hinter diesem Methodenpluralismus bzw. Eklektizismus – wie man es auch nennen mag – steckt schließlich der Anspruch, die verschiedenen Ansätze und therapeutischen Schulen für eine integrative Praxis zu verbinden. Aus ebenso verschiedenem Erkenntnisinteresse heraus gestaltet sich auch die vielfältige Rezeption Blankenburgs im letzten Jahrzehnt. Hier können nur einige Hinweise gegeben werden: Angesichts der Tatsache, dass seine Schriften nicht ins Englische übersetzt wurden, ist die Aufnahme eines Artikels zu Blankenburg im *Oxford Handbook of Phenomenological Psychopathology** beachtlich. Editorisch ist die Neuherausgabe der Schrift *Der Verlust der natürlichen Selbstverständlichkeit* (Blankenburg, 2012) bei Parodos zu erwähnen. Mehrere Aufsatzbände beschäftigen sich intensiv mit den Arbeiten Blankenburgs, so z.B. der der Arbeit Blankenburgs gewidmete zweite Band der Schriftenreihe *Psychiatrie und Psychotherapie* der Deutschen Gesellschaft für Phänomenologische Anthropologie (Micali & Fuchs, 2014) sowie Dammann in seinem Buch *Phänomenologie und psychotherapeutische Psychiatrie* (2014). In der Herausgabe der Münsterlingen-Kolloquien werden im derzeit erscheinenden sechsten Band (Kuhn, 2017) auch Aufsätze von Blankenburg behandelt. An Einzelpublikationen scheint uns die Arbeit von Schlimme und Brückner (2017) besonders erwähnenswert. Die beiden Autoren entwickeln die von Blankenburg vorgezeichnete Verbindung von Psychiatrie und Soziologie des Alltags von Alfred Schütz weiter und machen deren therapeutischen Nutzen deutlich (vgl. Blankenburg, 1991b, 1984, 1981).

Auch methodisch stellt Blankenburg vieles infrage, z.B. ob die seit Jaspers vielfach bemühte Dichotomie von Erklären und Verstehen, von Dilthey, Droysen, Rickert und Windelband her kommend, tatsächlich eine solche ist oder ob nicht vielmehr neben dem Erklärbaren Verstehbares in zweierlei Sinn existiert (vgl. 1984a): Etwas, was dem psychologischen Verstehen positiv verfügbar ist, und etwas, was zu metatheoretischen Reflexionen führt und nur im Zugriff auf ganz andere Kulturbestandteile explizierbar ist (vgl. dazu Kupke 2008). Jaspers entwickelt die Lösung in seiner späteren Philosophie als Existenzerhellung und beruft sich dabei auf die Existenzanalyse Søren Kierkegaards. Blankenburg nimmt dagegen eher Bezug auf die Psychoanalyse und Systemtheorie. Die Dichotomie will er überwinden, indem er dem Prozess des Sich-Verständigens mehr Beachtung schenkt, ebenso den Grenzen des „genetischen" Verstehens: Das „*Dass*-Sein" einer Psychose bleibt nur zunächst unverständlich, wogegen das „*So*-Sein" durchaus genetisch-verstehbar ist. Das „*Dass*-Sein" wird aber durch philosophische, künstlerische und historische Betrachtungen sekundär

* The Oxford Handbook of Phenomenological Psychopathology, G. Stanghellini, M. Broome, A. Fernandez, P. Fusar Poli, A. Raballo & R. Rosfort (eds.), Oxford University Press (forthcoming).

verstehbar, sodass Jaspers Unverständlichkeitstheorem keinen Bestand mehr hat. So knüpft Blankenburg an die Hermeneutik seit Wilhelm Dilthey und Max Weber (verstehende Soziologie) quasi an Jaspers vorbei an, mit einer Mittlerfunktion durch die Arbeiten von Alfred Schütz bis hin zur Ethnomethodologie und Ethnographie.

Ebenso unterscheidet sich Blankenburgs Phänomenologie als psychopathologische Methode. Sie muss von einer „Sichtung und Ordnung der ‚Tatbestände'" (1984a, S. 122) überführt werden in ein „phänomenologisches Sich-Vergegenwärtigen", welches immer schon Vorform therapeutischer Praxis und Partizipierens war: „Es handelt sich um ein Verstehen-Wollen ohne Arbeit an der Basis der Verständigung; zumindest ohne hinreichendes Bedenken einer möglichen Veränderung der Voraussetzungen und der Mittel für ein Sich-Verständigen" (1984a, S. 133). Aus Blankenburgs Sicht hätte es für Jaspers durchaus „nahegelegen, wenn schon nicht an Edmund Husserl, so doch an Max Webers Methode eines erfahrungsbezogenen Herausarbeitens von Idealtypen" (1984a, S. 133) anzuknüpfen. Weiterzuentwickeln ist die Phänomenologie als intersubjektive Konstitution der Lebenswelt, die „basic rules" der Alltäglichkeit des Daseins berücksichtigend und als methodisch kontrolliertes Fremdverstehen.

Psychopathologie des Könnens und der Freiheit

In den 1980er Jahren wendet sich Blankenburg von seinen wesensanalytischen Arbeiten spezieller Störungsbilder hin zu allgemeineren, wissenschaftstheoretischen Grundproblemen der Psychopathologie. Er kritisiert die traditionelle Auffassung, abweichendes Verhalten und Erleben lediglich deskriptiv und im Querschnitt zu erfassen. Für das alltägliche Handeln des Psychiaters sei es hingegen dringlicher, Aussagen über die Prospektivität und die Potentialität von beeinträchtigtem Erleben und Verhalten im Sinne des Erleben- und Verhaltenkönnens zu treffen. In dieser Hinsicht tritt Blankenburg für eine Revision der Psychopathologie ein und fundiert sie im Sinne einer „Theorie der Praxis" (Bourdieu, 1989).

„Wenn man Wesentliches über den Menschen in Erfahrung bringen will, darf man ihn nicht voraussetzen"*. Der Anthropo-

* Blankenburg in einem Brief an Roland Kuhn (1974).

logie liegt nicht mehr der Wesensbegriff der Phänomenologie zugrunde, sondern der der Freiheit als Idee. Zentral ist dabei Blankenburgs Verständnis von Psychiatrie als Handlungswissenschaft, welche sich stärker am methodologischen Spektrum der Soziologie und Ethnologie zu orientieren habe. Um die beschriebenen Grundlagenprobleme zu überwinden, entwirft Blankenburg ein Konzept der Psychopathologie des Könnens bzw. Nicht-Könnens. Seine Überlegungen kulminieren in einem dialektischen Konzept, in dem Autonomie und Heteronomie des subjekthaften Menschen ineinander verklammert sind. Zu untersuchen ist, wie Blankenburg die Begriffe Können und Freiheit in den hier zusammengetragenen Texten entwickelt hat (vgl. 1978b, 1982d, 1985a, 1986b).

Erstmals umfassend auseinandergesetzt hat sich Blankenburg mit der Thematik in seinem Aufsatz über die *Grundlagenprobleme der Psychopathologie* (1978b). Ausgehend von der Hypothese, die Psychopathologie habe sich seit Jaspers (1946) nur unwesentlich entwickelt, aktualisiert er die Frage nach deren Gegenstand. Er kritisiert das gängige Vorgehen, beobachtbares Verhalten und Erleben lediglich zu beschreiben: Das Beobachtbare sei nicht immer das Wesentliche, vielmehr müsse man das „Wo*heraus* und *Wie* des Produzierens von Verhalten" (1978b, S. 83) in den Blick nehmen. Dabei ginge es nicht darum, „ob jemand sich so oder so verhält, nicht um Verhalten als fertiges Produkt, sondern um Freiheitsgrade im Produzieren*können* eines wie auch immer gearteten Verhaltens" (1978b, S. 84).

In diesem Zusammenhang nimmt er Anstoß an Kurt Schneiders Psychopathiebegriff, dessen Definition die gängige Nomenklatur und Systematik der Persönlichkeitsstörungen bis heute beeinflusst. Schneider fasste darunter „Persönlichkeiten, die an ihrer Abnormität leiden, oder unter deren Abnormität die Gesellschaft leidet" (Schneider, 1923). Dies habe nicht unwesentlich dazu beigetragen, den diagnostischen Blick auf abweichendes Verhalten zu zentrieren, anstelle auf „Einschränkungen der Freiheitsgrade im Erleben- und Sichverhaltenkönnen" (1978b, S. 81) zu fokussieren. Der Psychopathie stellt Blankenburg die Normopathie gegenüber, deren wesentliches Moment er zutreffend in einem Sich-nicht-abweichend-verhalten-Können festmacht. Erst durch die Erweiterung der Psychopathologie um die Könnensthematik wird es möglich, das Pathologische im scheinbar Nicht-Pathologischen abzubilden. Neben dem Unscheinbaren hat Blankenburg somit auch einen erheblichen Beitrag dazu geleistet, nicht abweichendes bzw. anankastisches Verhalten als Gegendstand der Psychopathologie zu berücksichtigen.

Ein weiteres Bestreben Blankenburgs ist es, die Psychopathologie zu erweitern, sodass sich Handlungsanweisungen für die Praxis ableiten lassen. Dieses Anliegen verfolgt er in seinem Aufsatz über *Psychopathologie und psychiatrische Praxis* (1982d). Ein Großteil der Entscheidungen, die der Psychiater in der Praxis treffe, stütze sich nicht auf die Psychopathologie, sondern auf den intuitiven Umgang mit dem Patienten. Gemeint ist hier ein nonverbales *Zu-* und *Ab*sprechen von Freiheitsgraden, was durch seinen vorprädikativen Charakter stets vorwissenschaftlich bleibe. Er konkretisiert sein Anliegen wie folgt: Gegenüber einer traditionellen Psychopathologie, die maßgeblich Zielsymptome dokumentiere, die es zu beseitigen gelte, gehe es ihm darum, „eine differenziertere Wahrnehmung der Autonomie*fähigkeit* oder *-unfähigkeit* des Kranken" (1982d, S. 106) zu ermöglichen. Auf der Suche nach Lösungsansätzen begibt er sich in das Feld der Rechtswissenschaften und stößt auf das Problem der Zumutbarkeit. Ob einer Person ein bestimmtes Verhalten zugemutet werden kann, ist eine häufige Frage im Straf- oder Zivilrecht. So beispielsweise, wenn im Falle eines Rentenanspruchs zu entscheiden ist, ob eine Person eine „seelische Störung (z. B. neurotische Hemmung) [...] aus eigener Kraft nicht überwinden kann" (1982d, S. 108). Blankenburg kommt zu dem Befund, dass die Frage der Zumutbarkeit Auslegungssache sei, die aufgrund von Besonderheiten des Einzelfalls entschieden werde müsse. Fest stehe, dass sich Juristen und Mediziner bei Fragen der Zumutbarkeit häufig die Verantwortung zuspielten, was wiederum an den unscharfen Grenzen von Selbstverantwortlichkeit und fremdbestimmter Determiniertheit bzw. Sollens- und Seinswissenschaften liege.

Bei seinem Vorhaben, die Autonomiefähigkeit der Patienten wissenschaftlich, d. h. empirisch zu bestimmen, stößt Blankenburg an scheinbar epistemologische Grenzen, da etwas Freies erkennen zu wollen einem objektivierbaren Wissenschaftsverständnis vordergründig widerspricht. Dennoch hält er daran fest, das Autonomieproblem in die Psychopathologie aufnehmen zu wollen und schlägt eine „Psychopathologie der Zumutbarkeit" (1982d) vor. Hierunter versteht er ein sowohl deterministisch-seinswissenschaftliches als auch indeterminstisches Vorgehen. Übertragen auf die psychiatrische Praxis könnte dies z. B. bedeuten, regelgeleitete Aussagen über die Prospektivität des Patientenverhaltens aus dessen bisherigem, in der therapeutischen Beziehung gezeigtem Verhalten abzuleiten. Blankenburg spricht in diesem Zusammenhang auch von „konstruierter Extrapolation".

Einen potentiellen Einwand, den er von Seiten streng-positivistischer Wissenschaftsauffassung vermutet, nämlich die Abwertung von Zumutbarkeitsaussagen als bloßen Zuschreibungen, entkräftet Blankenburg im gleichen Zuge: *Zu*schreibungen enthielten nicht weniger Wirklichkeit als *Be*schreibungen, „nur eine *andere* und zugegebenermaßen in ungereinigter Form" (1982d, S. 115). Wünschenswert wäre demzufolge „eine kritisch kontrollierte, bewusst *zu*schreibende" anstelle einer allein „*be*schreibenden (deskriptiven) Psychopathologie".

In seinem Aufsatz über die *Autonomie- und Heteronomie-Konzepte in ihrer Bedeutung für die psychiatrische Praxis* (1985a) knüpft Blankenburg an seine vorherigen Überlegungen (1978d) an, nachdem er zunächst sein Verständnis von Praxis schematisch ausdifferenziert: Auf der einen Seite zweckrational beherrschbar machendes „instrumentales Handeln", welches Begegnendes als heteronom determiniert auffasst und nicht erklärbare Anteile einer biologischen Fremdwirkung zuordnet. Auf der anderen Seite ein partnerschaftliches, „kommunikatives Handeln", welches zu stärkerer Autonomie-Orientierung* tendiert, jedoch mit einer Überinterpretation des Begegenden einhergeht. Welche dieser beiden Auffassungen jeweils situativ angemessen ist, sei davon abhängig, ob eine Ausfallerscheinung primär störungsbedingt oder als Ausdruck einer menschlichen Abwehrreaktion angesehen wird. Letzteres zu entscheiden, könne dem Psychiater nur durch „vorwissenschaftliches Erlernen", durch die Praxis selbst, vermittelt werden.

Ansätze zu einer Psychopathologie der Freiheit (1986b) ist der letzte Aufsatz, in dem sich Blankenburg dem Autonomieproblem zuwendet. Nicht nur durch die Namensgebung, sondern auch im Text wird deutlich, wie sehr seine Freiheitskonzepte von Henry Ey beeinflusst sind. Letzterer hatte sich bereits 30 Jahre zuvor mit dem Problem der Freiheit aus psychopathologischer Sicht befasst (Ey, 1954). Blankenburg beginnt seine Ausführungen mit einem kurzen

* Blankenburg entwickelte sein Schema (1985a, S. 163) auf Grundlage von Habermas' *Theorie des kommunikativen Handelns* (1981).

Überblick über die Beiträge der abendländischen Philosophie zur Freiheitsthematik. Er gelangt zu der Überzeugung, dass „allein die transzendentale Wendung [...] den Blick auf eine mögliche Autonomie des Menschen" (1986b, S. 167) eröffne. Letztere hätte naturwissenschaftlichen Heteronomisierungen ihren Absolutheitsanspruch entzogen und somit Autonomie und Heteronomie als transzendentale Zuschreibungen ermöglicht. Dennoch scheint der Zugang über die kantianische Philosophie hier in eine Sackgasse zu führen, gehe es ihr mehr um das Wesen der Freiheit als um deren praktische Realisierbarkeit. Dies nimmt Blankenburg zum Anstoß, um über die Möglichkeiten des Gelingens von Autonomie in der klinischen Praxis zu reflektieren unter Bezugnahme auf die Theoriebildung des deutschen Idealismus.

Dazu beleuchtet er verschiedene Störungsbilder und Therapieformen. Mit Abstand am aufschlussreichsten sind seine Überlegungen zu den funktionellen Psychosen. So beispielsweise, wenn er schizophrene Konkretismen nicht aus einer Defizienz-Symptomatik, sondern als assoziativen, kreativen Umgang mit Sprache wertet, als geringes Maß „an Freiheitsgraden im Umgang mit einer spezifischen Aporie" (1985a, S. 170). Ein anderes Beispiel sind die „Symptomverschreibungen", die er seinen Patienten aufgibt. Hierunter versteht er ein Nachspielen heteronomer Symptome, mit dem Ziel, „sich selbst ... die verbliebenen Freiheitsgrade zu demonstrieren" (1986b, S. 202) und dadurch vermittelt eine relative Autonomisierung des unwillkürlich hereinbrechenden Geschehens zu bewirken.

Selbstigung, Selbst und Leib

Chronologisch gesehen hat sich Blankenburg in der zweiten Hälfte seiner Schaffensphase verstärkt dem Leib-Seele-Dualismus und damit verwandten Problemen zugewandt. In Abgrenzung zum frühen Werk sind die zwölf Aufsätze, die sich dem Thema zuordnen lassen, eher theorie- als praxisorientiert*. So steht nicht mehr die feinkörnige phänomenologische Analyse psychiatrischer Störungsbilder und deren Grundprobleme im Vordergrund. Blankenburg beschäftigt sich hier vor allem mit ontologischen Fragen der Selbstwerdung, Subjektivierung und des Selbstbezugs. Um allgemeinere

* Vgl. 1982f, 1983f, 1987h, 1988c, 1988e, 1990b, 1990j, 1993a, 1993c, 1994b, 1994e, 1995b, 1996.

Aspekte auf dem Gebiet sichtbar zu machen, entfernt er sich streckenweise von seiner psychiatrischen Perspektive und argumentiert stärker philosophisch. Dabei bezieht er insbesondere dialektische, aber auch systemtheoretische Ansätze mit ein. Teile seiner Beiträge mögen aus heutiger Sicht überholt erscheinen, weil die Diskussion umfassend weiter fortgeführt wurde. Dennoch bilden sie hervorragend ab, wie das Leib-Seele-Problem die psychiatrischen Debatten der zweiten Hälfte des 20. Jahrhunderts geprägt hat.

Bevor wir uns im Detail mit Blankenburgs Kernthesen zur Thematik befassen, soll kursorisch Grundlegendes geklärt werden: Auch wenn bei Blankenburg die Begriffe *Selbst, Ich, Subjekt* weitgehend synonym verwendet werden, ist er sich über deren – im wissenschaftlichen Bereich – oft scharf abgegrenzten Sprachgebrauch durchaus bewusst (1994e). So lehnt er z. B. jegliche Form einer Verdinglichung des Selbst ab. Die phänomenologische Analyse liefere methodologisch gesehen genau das Gegenteil dessen, gehe es doch darum, das implizite Vorverständnis des Selbst herauszupräparieren. Anders gesagt versteht Blankenburg unter einem *Selbst* nicht ein Ding, das man hat, sondern vielmehr einen Prozess der *Selbstigung.*

Blankenburg wendet sich zunächst rückblickend an die abendländische Philosophie und diagnostiziert eine zunehmende Beschäftigung mit der Subjektivitätsproblematik seit Beginn der Moderne. So kommt er in Anknüpfung an Hegel zu dem Urteil, „*dass in zunehmendem Maße die ‚Substanz' als (vom Objekt distanziertes, verobjektivierendes) ‚Subjekt' als die wahre ‚Substanz' sich*" darstelle (1987h, S. 213). Heidegger habe indessen mit seiner „Überwindung der Metaphysik der Subjektivität" die Stoßrichtung der Debatte im 20. Jahrhundert maßgeblich bestimmt. Ähnlich haben Bewegungen wie der (Post-)Strukturalismus auf ihre Weise dazu beigetragen, „die Subjektivität des Subjekts zu unterlaufen" (1987h, S. 214).

Trotz der postmodernen Kritik des Subjektivismus ist Blankenburg fasziniert von der Idee des Zu-sich-selbst-Kommens eines Selbst im menschlichen Leib. Diese Entwicklung zeichnet er anhand des Gestaltwandels nach, der sich in der Natur vollzieht, ausgehend von unbelebter Materie über die Tierwelt bis hin zum Mensch. Bei niedrigen Organisationsstufen läge das Selbst in annährend fertiger Gestalt vor, während beim Menschen *Gestalt* in *Sich-Gestalten* übergehe. Durch einen Mangel an Triebstruktur sei das eigene Sein dem Menschen vielmehr *auf*- anstatt *vor*gegebenen. An dieser Stelle lässt Blankenburg auch Heidegger zu Wort kommen, der bemerkt, dass ein mündiges Wesen, *„sein Sein zu sein"* habe (1987h, S. 216).

Auf diesem Weg der Subjektwerdung habe der Mensch fortwährend Gesetzmäßigkeiten der äußeren Realität zu internalisieren. Diese Zunahme an Kontingenz geht jedoch einher mit einer Zunahme an Riskiertheit des Daseins, *„wobei jedes einzelne Individuum, wenn es seine Existenz behaupten will, auf mittelbarem Wege sich so viel von dem es umfangenden Ganzen (der Umwelt) angeeignet und internalisiert haben muss, wie es an unmittelbarem Konnex verloren hat"* (1987h, S. 219). In diesem Zusammenhang besonders lehrreich sind die zahlreichen Bezüge, die Blankenburg zur Selbst-Werdung herstellt, seien es Jean Pauls eindrucksvolle Schilderung der Ich-Erkenntnis oder Kants autobiographische Notizen (1987h).

In seinen Überlegungen zum „Selbst"-Bezug aus phänomenologisch-anthropologischer Sicht (1996) zeichnet er den Prozess der Selbstigung anhand des Berichts einer Patientin nach, die sich ihrer Selbstwerdung erinnert. Dabei wird zunächst entwicklungspsychologisch argumentiert: Auf eine frühkindliche „Dezentrierung" (Piaget), wonach sich Kinder zunächst als Objekt erlebten, folge mit der Ich-Erkenntnis eine Subjektzentrierung. Zu diesem Sich-selbst-Entdecken füge sich schließlich eine Selbst-Relativierung oder besser: Selbstbe*rück*sichtigung. Erst durch die Fähigkeit, sich selbst zu be*rück*sichtigen, werde das Selbst zu einem Organ, welches für andere Subjekte im Rahmen einer Begegnung ein Stück weit durchlässig würde, sich „einfärben" oder affizieren ließe, „ohne dabei sich selbst zu verlieren" (1996, S. 265). Was Blankenburg „Einfärbung" nennt, lässt sich in Anlehnung an Husserl auch mit einem „Sich-selbst-Einklammern", oder mit Victor von Weizsäcker als ein „Sicht-nicht-Ernstnehmen" beschreiben. Erst wenn die Selbstverständlichkeit der Realität infrage gestellt wird, kann es gelingen, die Prozesse zu untersuchen, die es erlauben, zwischen real und irreal zu unterscheiden. Erst durch die Einnahme einer (Außen-)Perspektive wird die Möglichkeit zur Überwindung von subjektivistischem hin zu – in der sozial-geteilten Realität – gültigem Wissen gegeben. Hier klingt auch Plessners „exzentrische Positionalität" durch (Plessner, 1975). Der dialektische Denkraum, den Plessner in seiner offenen Anthropologie – versus die Wesensanthropologie mancher phänomenologischer Autoren – entwickelt, wird heute durch sozialtheoretische Arbeiten konkretisiert. Zu denken ist hier besonders an die Anerkennungstheorie Axel Honneths, die auch entwicklungspsychologische Konzepte berücksichtigt (Honneth, 2010).

Hilfreich – zumindest als heuristisches Prinzip – sind auch die verschiedenen Versuche Blankenburgs, das Problemfeld, in dem er sich bewegt, zu konzeptionalisieren. Die *Subjektivität des Subjekts* begreift er beispielsweise als polare Konstruktion zweier entgegengesetzter, sich komplementierender Relativitäten: Auf die eine Seite stellt er die Vorgegebenheit des Subjekts („heteronom determinierte Relativität"), beeinflusst durch dessen leibliche, geistig-seelische Beschaffenheit, seine Sozialisation, das Milieu und die Zeit, in der es lebt, sowie seine Standortbezogenheit. Auf der anderen Seite die Fähigkeit autonomer Relativierung durch Selbst- oder Standortveränderung. Hierunter fasst er auch die Fähigkeit, durch einen Standortwechsel die Standortgebundenheit relativieren zu können. In seinen Überlegungen zum Selbstbezug (1996) entwickelt er ein ähnliches Konzept, wobei er die polare Konstruktion weiter dialektisch zuspitzt: Der *Selbst-* bzw. *Person-Werdung* stellt er eine *Selbstüberwindung* gegenüber. Ein gewordenes Selbst könne sich nur entwickeln, wenn es sich selbst transzendiere.

Selbstverfangenheit respektive eine gesteigerte Selbst- versus Realitätsbezogenheit führe hingegen zu narzisstischen Entwicklungen (1987h). Auf die übrigen vielfältigen Störungen, die mit einem pathologischen Selbstbezug einhergehen, sei hier nur am Rande verwiesen. Sie wurden bereits umfassend an anderer Stelle diskutiert (Dammann, 2014; Fuchs, 2014) und bilden den Schwerpunkt des ersten Aufsatzbandes.

Während in den bisher vorgestellten Texten die Selbst-Thematisierung überwiegt, hat sich Blankenburg ähnlich umfassend mit der Phänomenologie der Leiblichkeit befasst und in vielen Punkten eine Grundlage für die heutige Debatte geebnet. Im Allgemeinen verstehen wir unter Leib nicht nur den belebten Körper, sondern auch das Organ seelischen Erlebens. Blankenburg fasst dies etwas differenzierter, sieht er den Leib doch einerseits als Manifestationsbedingung des Subjekts und naturwissenschaftlich erforschbares Objekt, andererseits als Organ des Selbst und Subjekts in der Welt. In *Selbst und Leib* (1994e) arbeitet er acht kategoriale Zugangsweisen heraus, die das Problem der Leiblichkeit aufschlüsseln. Auch nach heutigem Wissensstand ermöglichen sie, das Spannungsfeld offenzuhalten bzw. sich die Komplexität des Leib-Seele-Problems zu vergegenwärtigen. Zentralen Stellenwert nimmt dabei stets die Ambiguität des Leibbegriffs ein. So ist er zum einen „Resonanzkörper" und „Organ des *Beeindruckt*-werdens" (Blankenburg 1994e, S. 49) und *Ausdrucks*organ der Selbstdarstellung. Zum anderen ist der Leib Quelle unterschiedlichster Empfindungen und bietet die Möglichkeit, präzise Körperwahrnehmungen zu machen.

Über die Phänomenologie der Leiblichkeit sieht Blankenburg schließlich auch Anschlussmöglichkeiten zur Psychopathologie sowie zu verschiedenen körperbezogenen Therapieformen. In seinen Aufsätzen über die *Grundlagen der Bewegungstherapie* (vgl. 1979a, 1990k) und die Bedeutung von *Tanz in der Therapie Schizophrener* (1969b) beschäftigt er sich aus ganz konkreter Perspektive mit dem Leib-Seele-Dualismus. Die Aktualität dieses Themas zeigt sich u. a. an der zunehmenden Behandlung, die körper-orientierte Psychotherapieformen in der letzten Dekade erfahren haben (Galbusera, Fellin & Fuchs, 2017).

Anregend in diesem Zusammenhang sind Blankenburgs Überlegungen zum *dialogischen Prinzip,* das er der Gestalttherapie entleiht: „Ein gelungenes Verhältnis von Selbst und Leib kann in der Form eines Dialogs gedacht werden" (Blankenburg 1994e, S. 50). Zu einem Ungleichgewicht käme es demnach bei verschiedenen Erkrankungen. Krankhaft sei beispielsweise eine Überthematisierung des Leibes (bei hypochondrischen Störungen, „Leib als Welt-Ersatz") oder einer *Unter*thematisierung (z. B. bei Vernachlässigung von Leibwahrnehmungen). Daneben diagnostiziert er verschiedene Formen gestörten „Selbst-Leib-Verhaltens". Eine Überinstrumentalisierung (Überbeanspruchung des Leibes durch das Selbst) auf der einen, eine Unterinstrumentalisierung auf der anderen Seite. Desiderate für die zukünftige theoretische Forschung sind hier, Blankenburgs Überlegungen einerseits in die gegenwärtige, breite Debatte um Leiblichkeit, Enaktivismus, Sozialität und Psychopathologie einzubringen und diese Überlegungen andererseits auch in ihrem Verhältnis zu mittlerweile klassischen Philosophien der Leiblichkeit bei Maurice Merleau-Ponty (1974) und Hermann Schmitz (1990) zu bewerten. Insofern wird auch in den nächsten Jahrzehnten die Forschung zu Blankenburg von Bedeutung für die Theoriebildung der Psychiatrie und Psychotherapie bleiben.

Literatur

Blankenburg, W., Selbst und Leib. Ein phänomenologischer Zugang (gemeinsam mit H. Haltenhof). Psycho 20, 48-51 (1994e).

Blankenburg, W. (2012). Der Verlust der natürlichen Selbstverständlichkeit. Ein Beitrag zur Psychopathologie symptomarmer Schizophrenien. Berlin: Parodos.

Bourdieu, P. (1989). Entwurf einer Theorie der Praxis. Suhrkamp.

Dammann, G. (Hrsg.). (2014). Phänomenologie und psychotherapeutische Psychiatrie. Stuttgart: Kohlhammer.

Ey, H. (1954). Études psychiatriques: Historique-Méthodologie-Psychopathologie générale; Tome II: Aspects séméiologiques. Volume II, Tome III: Structure des psychoses aiguës et déstructuration de la conscience, Index général des noms propres. Crehey.

Fuchs, T. (2014). Der Verlust der natürlichen Selbstverständlichkeit. In T. Fuchs & S. Micali (Hrsg.), Wolfgang Blankenburg - Psychiatrie und Phänomenologie (Bd. 2, S. 80–97). Freiburg/München: Karl Alber.

Galbusera, L., Fellin, L., & Fuchs, T. (2017). Towards the recovery of a sense of self: An interpretative phenomenological analysis of patients' experience of body-oriented psychotherapy for schizophrenia. Psychotherapy Research, 1–17.

Habermas, J. (1981). Theorie des kommunikativen Handelns (8.). Frankfurt/Main: Suhrkamp Verlag.

Honneth, A. (2010). Kampf um Anerkennung: Zur moralischen Grammatik sozialer Konflikte (6.). Frankfurt am Main: Suhrkamp.

Jaspers, K. (1946). Allgemeine Psychopathologie (4. Aufl.). Heidelberg: Springer.

Jaspers, K. (1953). Einführung in die Philosophie (20. Auflage). München: Piper.

Kuhn, R. (2017). Wolfgang Blankenburg - Grundlagenprobleme der Psychopathologie (1978). In Münsterlinger Kolloquien (Bd. 6, S. 21–43). Würzburg: Königshausen & Neumann.

Kupke, C. (2008) Was ist so unverständlich am Wahn? Philosophisch-kritische Darstellung des Jaspers'schen Unverständlichkeitstheorems. Journal für Philosophie & Psychiatrie, Jg. 1 (2008), http://jfpp.org/jfpp-1-2008-01.html.

Merleau-Ponty, M. (1974). Phänomenologie der Wahrnehmung

(1966.). Berlin: De Gruyter.
Micali, F., & Fuchs, T. (Hrsg.). (2014). Wolfgang Blankenburg - Psychiatrie und Phänomenologie (Bd. 2). Freiburg/München: Verlag Karl Alber.
Plessner, H. (1975). Die Stufen des Organischen und der Mensch: Einleitung in die philosophische Anthropologie (Bd. 2200). Berlin: De Gruyter.
Schlimme, J., & Brückner, B. (2017). Die abklingende Psychose: Verständigung finden, Genesung begleiten (1. Aufl.). Köln: Psychiatrie Verlag.
Schmitz, H. (1990). Der unerschöpfliche Gegenstand. Bonn: Bouvier.
Schneider, K. (1923). Die psychopathischen Persönlichkeiten. Wien: F. Deuticke.

Zur Differentialphänomenologie der Wahnwahrnehmung
Eine Studie über abnormes Bedeutungserleben

Müller-Suur beginnt seine Arbeit über „Das Schizophrene als Ereignis"[1] mit dem Satz: „Jeder Psychiater kennt aus den Beschreibungen schizophrener Patienten jene Ereignisse, die blitzartig den Sinn eines Menschenlebens von Grund aus verändern können. Durch ihre Flüchtigkeit entziehen sie sich zwar weitgehend dem begreifenden Zugriff, aber dennoch gründet sich in ihnen als Wahnsinn der neue Sinn eines in seinem Wesen gewandelten Lebens".

Vom Wesen solcher ereignishaft hereinbrechender Erfahrungen[2] soll im Folgenden die Rede sein. Psychopathologisch können sie ganz verschieden aussehen. Sie müssen keineswegs das Gepräge von Wahnwahrnehmungen tragen; doch treten sie gerade in dieser Form besonders eindrucksvoll hervor. Daher liegt es nahe, am Beispiel einer Wahnwahrnehmung demjenigen nachzuforschen, was sich seinem Wesen gemäß „dem begreifenden Zugriff" zu entziehen strebt. Dass man dabei phänomenologisch vorgehen wird, ergibt sich fast von selbst. Kann doch die phänomenologische Methode geradezu als jenes Verfahren definiert werden, das anschaulich beschreibbar und damit der Erforschung zugänglich machen will, was sich im wissenschaftlichen Erkenntnisprozess der unreflektierten Vergegenständlichung entzieht. Das Wesen dieses „Sich-Entziehens" ist selbst ein Urphänomen, mit dem es die Phänomenologie zu tun hat. Ihre methodischen Grundlagen müssen hier vorausgesetzt werden[3].

Es drängt sich aber angesichts dieser Aufgabenstellung noch eine andere Frage auf: Gibt es „Ereignisse, die blitzartig den Sinn eines Menschenlebens von Grund aus verändern", nicht auch bei Gesunden? Ein weites Feld bietet z.B. die Psycho(patho)logie der Bekehrung[4]. Der psychiatrischen Kennerschaft, dem sog. klinischen Blick, fällt es allerdings meist nicht schwer – notfalls unter Zuhilfenahme der Verlaufsbetrachtung – anhand einzelner Symptome sowie des Gesamteindrucks die hier notwendigen Unterscheidungen zu treffen, d. h. sich auf eindeutige Diagnosen festzulegen. Aber durchschauen wir auch wirklich die Kriterien, die wir dabei, meist unbesehen, walten lassen?

Immer wieder wird gefragt, ob bzw. inwieweit die phänomenologische Betrachtungsweise für den klinischen Alltag, insbesondere für differentialdiagnostische Fragen, Bedeutung gewinnen könne. Unter denen, die sich dazu positiv geäußert haben, ist vor allem J. Wyrsch zu nennen. Er hat bereits vor über 15 Jahren versucht, phänomenologisch-daseinsanalytische Erfahrungen und Einsichten für die Klinik fruchtbar zu machen[5]. Gegen ein solches Verfahren sind prinzipielle Bedenken möglich, die die diagnostische Relevanz phänomenologischer Erfahrungen zwar nicht ausschließen, aber zweifelhaft erscheinen lassen. Ist es doch keineswegs sicher, ob dasjenige, was der Phänomenologe als einheitliches Eidos herausarbeitet und als Logos des Erscheinenden lesbar zu machen versucht, ohne weiteres mit den klinischen Krankheitseinheiten zusammenfällt, auf die hin wir diagnostizieren; oder gar mit pathogenetisch-ätiologischen Umgrenzungen, die sich von der kausalen Forschung her vielleicht einmal als notwendig erweisen werden. Die Kluft, die sich hier auftut, ist in der Verschiedenheit der Ausgangspunkte begründet. Dem daseinsanalytisch-phänomenologischen und dem konditional-analytischen Vorgehen sind methodologisch entgegengesetzte Entfaltungsrichtungen vorgezeichnet; doch müssen sich ihre Wege früher oder später kreuzen. Wo, an welchen Stellen und wie, das lässt sich bis heute noch nicht sicher ausmachen.

Am erregendsten wird das Problem bei der Unterscheidung von „gesund" und „krank". Unbesehen aus der vorwissenschaftlichen Erfahrung übernommen, werden diese Begriffe im Fortgang der gegenständlich ausgerichteten Forschung wohl mannigfaltig artikuliert und an einigen Stellen auch grundsätzlich in Frage gestellt, aber damit noch keineswegs wissenschaftlich durchsichtiger oder gar begründbarer[6]. Alle Feststellungen, die die Krankhaftigkeit eines Geschehens betreffen – mag es sich dabei um noch so spezielle Theorien über Störungen oder Defekte bestimmter Mechanismen handeln – bleiben notwendig rückbezogen auf die vorwissenschaftlich erfahrene Totalität des Menschseins. Es ist wichtig, diesen in seiner Selbstverständlichkeit sich verhüllenden Sachverhalt mit genügendem Nachdruck hervorzuheben. Er verweist auf den Ort, an dem phänomenologische Untersuchungen einzusetzen haben.

Im Felde der Psychopathologie konnten die Ansprüche eines vorwissenschaftlichen Sachverständnisses – besonders in Fragen der Schizophreniediagnostik – sich länger halten als auf anderen Gebieten. Zum Teil tun sie es noch heute. Ein bekanntes Beispiel ist das „Praecoxgefühl" oder -erlebnis (Rümke). Wenn man sich die Veröffentlichungen der letzten Jahre darüber vor Augen führt, gewahrt[7] man allerdings eine deutliche Tendenz zur wissenschaftlichen Eingrenzung dieses Begriffes. Immerhin spielt er im klinischen psychiatrischen Alltag, wie eine Umfrage von Irle ergeben hat, noch eine beträchtliche Rolle, ebenso wie „gläserne Wand", „schizophrene Kälte", „Vorhang" und ähnliche Umschreibungen, die der nuancenempfänglicheren Beeindruckbarkeit des vorwissenschaftlichen Bewusstseins entstammen. Der Kenner geht mit ihnen um, und ihre Beherrschung macht die Qualität des gewiegten Diagnostikers ganz wesentlich mit aus. Aber je mehr man versucht, das in ihnen Gemeinte zum Symptom zu erheben, desto mehr entzieht es sich der diagnostischen Verwendbarkeit. Schließlich bleibt nur noch die „bestimmte Unverständlichkeit" (Müller-Suur) als eine formale Anzeige, deren begriffliche Schärfe auf Kosten der Fülle ihres Gehalts geht. Für den Phänomenologen ergibt sich die Aufgabe einer näheren Bestimmung der „Bestimmtheit" dieser Unverständlichkeit; anders ausgedrückt: es gilt, auch noch für die Negativformen der „Verständlichkeit" die entsprechenden intentionalen Korrelate zu finden und sie womöglich zur anschaulichen Präsens zu bringen. Dies ist ein Weg, dasjenige, was vom Unterscheidungsvermögen des Psychiaters mehr gekannt und gekonnt als erkannt, aber immerhin doch geleistet wird, wissenschaftlich auszuschöpfen, d. h. zu klären und womöglich zu begründen. Es geht darum, die Feinheiten, die heute noch weitgehend dem Fingerspitzengefühl des klinischen Diagnostikers anheim gegeben sind, als Quelle für phänomenologisches Wesensverständnis zu erschließen und fruchtbar zu machen. Dazu bedarf es der Artikulierung von Begriffen, die nicht nur formal Merkmale abgrenzen und registrieren – das wäre Aufgabe in Fortführung der klassischen Psychopathologie – sondern die die nuancierten, aber vagen Eindrücke in ein ebenso differenziertes Sachverständnis zu verwandeln vermögen. Damit die Artung und womöglich das Artende in den mannigfaltigen Abartigkeiten und Eigenartigkeiten, mit denen wir es auf unserem Gebiet zu tun haben, zur Sprache kommen können, müssen die Begriffe selbst zum Medium der Erfahrung werden und umgekehrt. Erfahrungsfähigkeit und Begriffsfähigkeit, Tatsachen- und Wesenserkenntnis stehen in einem Verhältnis wechselseitiger Verbergung, aber auch Angewiesenheit. Statt sie gegeneinander auszuspielen, gilt es, sie in ein Wechselverhältnis gegenseitiger Förderung und Steigerung zu bringen. Doch lassen sich beide Seiten schwerlich *zugleich* fördern. In der vorliegenden Arbeit geht es in erster Linie um eine Klärung eidetischer Sachverhalte.

In diesem Sinne wird hier der Versuch einer „Differentialphänomenologie" unternommen. Sie steht zur Differentialdiagnostik in einem ähnlichen Verhältnis wie die gesamte phänomenologisch-daseinsanalytische Forschung zur klinischen Psychopathologie. Jegliche Transponierung hinüber und herüber bringt bestimmte Probleme mit sich, die an dieser Stelle nicht zu erörtern sind[8].

Aus der Fülle psychopathologischer Erscheinungen wird hier die Wahnwahrnehmung als Beispiel – und zwar als extrem pathologisches Beispiel – für einen ereignishaften Einbruch in das natürliche Selbst-Welt-Verhältnis der „gesunden Gewöhnlichkeit" (Wyrsch) herausgegriffen. Die Wahnwahrnehmung ist immer als besonders charakteristisch für die Schizophrenie angesehen worden. K. Schneider bezeichnete sie als ein „Symptom ersten Ranges". Trotz mancher Einwände wird sie im klinischen Alltag auch heute noch allgemein als ein solches angesehen.

Auf eine begriffsgeschichtliche Erörterung müssen wir verzichten. Es sei nur erinnert an die grundlegenden Beschreibungen, die Jaspers dem abnormen Bedeutungsbewusstsein gewidmet hat; an die zu Recht angefochtene allgemeine Wahndefinition von Gruhle („Beziehungssetzung ohne Anlass"); an die Betonung der Zweigliedrigkeit einer jeden Wahnwahrnehmung durch K. Schneider; weiter an die gestaltpsychologischen und -analytischen Ansätze von Matussek und Conrad sowie die anthropologische Deutung der Wahnwahrnehmung als Ausdruck einer Störung der Wohnordnung bzw. eines „Standverlustes" durch Kuhlenkampff; an ihre Interpretation mit Hilfe des Jung'schen Intuitionsbegriffes durch Bash; an die differentialtypologischen Betrachtungen von Janzarik und schließlich an die Einordnung der Wahnwahrnehmung in eine psychonomische Topologie bei Kisker. – Ohne in eine Auseinandersetzung mit diesen vielfältigen Auffassungen und Theorien einzutreten, aber doch in sachlicher Anknüpfung an sie, sollen hier die spezielle Wahnwahrnehmung eines schizophrenen Patienten und eine Grenzerfahrung aus dem gesunden Seelenleben einander gegenübergestellt und daran einige Probleme der phänomenologischen Konstitution gesunden und kranken seelischen Lebens erörtert werden.

Für eine solche Wesensanalyse wird man im ersten Ansatz Beispiele bevorzugen, die die Verschiedenartigkeit des zu Unterscheidenden in ein möglichst helles Licht rücken. Soll sich dagegen das phänomenologische Vorgehen nicht nur in der Herausarbeitung allgemeiner Strukturen, sondern auch in der weiteren Differenzierung bewähren, so ist es günstiger, Beispiele zu wählen, bei denen die Unterschiede weniger deutlich hervorspringen oder sogar problematisch werden. Es sei daher zunächst die Wahnwahrnehmung eines Kranken geschildert unter Betonung derjenigen Momente, die von Grenzerfahrungen des Gesunden her vielleicht noch z. T. verständlich erscheinen. Zum Vergleich wird sodann ein Beispiel aus dem Grenzbereich des normalen seelischen Lebens danebengestellt, das scheinbar in wesentlichen Charakteristika mit dem psychotischen Syndrom übereinstimmt. Diese Akzentuierung von Psychoseähnlichem beim Gesunden und scheinbar normalpsychologisch Einfühlbarem beim Psychotiker muß nicht zu einer Verwischung der Grenzen führen. Sie lässt sich vielmehr als Kunstgriff benutzen, um den phänomenalen Boden zu gewinnen, von dem aus sich die Wesensunterschiede vielleicht schärfer, differenzierter und phänomenologisch begründeter herausarbeiten lassen.

Als Beispiel für eine Wahnwahrnehmung mag das zentrale psychotische Erlebnis in der Krankengeschichte des 21-jährigen Blechners Albrecht M. dienen:

Aus der Familienanamnese ist bekannt, dass der Vater 1944 im Kriege fiel, als der Patient 6 Jahre alt war. – Die Mutter litt in den Wechseljahren vorübergehend an einer Psychose, die nach der Krankengeschichte des Psychiatrischen Landeskrankenhauses Emmendingen[9] „durch Gedankenabreißen, Fremdgedanken, akustische Halluzinationen, persekutive Befürchtungen bei zeitweilig starker Angst gekennzeichnet war". Während der vorangegangenen 2 Jahrzehnte soll sie „gelegentlich unter epileptiformen Anfällen mit Bewusstseinsverlust, Zungenbissen, Untersichlassen, verbunden mit wechselseitigen Schmerzzuständen im Trigeminusbereich" gelitten haben[10]. Die Genese der Anfälle konnte nicht aufgeklärt werden. Sie wurde auf Drängen der Angehörigen mit einer als „leidlich zu bezeichnenden Besserung" nach Hause entlassen. Nach ihrer Meinung war sie erst einige Wochen später „durch Hormonspritzen der Hausärztin" ausgeheilt worden. Der Patient war damals 17 Jahre alt. Die Mutter fühlte sich seit dieser Zeit gesund und hatte auch keine Anfälle mehr gehabt. Objektiv machte sie bei der Anamneseerhebung einen etwas kühl distanzierten, im Übrigen aber unauffälligen Eindruck. Über ihre frühere Krankheit sprach sie ohne jede Bagatellisierungstendenz mit viel Abstand und Krankheitseinsicht; es fehlte sogar nicht an einigem Humor. – In der übrigen Familie sollen keine Gemüts- oder Nervenleiden vorgekommen sein.

Der Patient wuchs als einziges Kind dieser früh verwitweten Frau auf. Ein wenig „Nesthocker“ und „Muttersöhnchen“, wie er selbst bei der Exploration zugab, war er doch kein Einzelgänger gewesen, sondern hatte auf Grund seiner warmherzigen, gutmütigen Wesensart stets viele Freunde gehabt. Er wurde von der Mutter als frohes, heiteres, zeitweilig sogar übermütiges Kind geschildert. – Die Geburt war schwer. Der Patient sei „blau“ und „scheintot“ zur Welt gekommen. Außer den üblichen Kinderkrankheiten, Drüsenentzündung und Tonsillitiden sind keine ernsteren Krankheiten bekannt. – Die seelische Entwicklung soll unauffällig und harmonisch verlaufen sein. Nur unter der Vaterlosigkeit und unter den ungünstigen Nachkriegsverhältnissen habe er gelitten. In der Schule war er äußerst strebsam und stets einer der Besten. Dies hatte seinen Grund offenbar nicht nur in übermäßigem Ehrgeiz, sondern auch in einem echten Interesse an verschiedenen Fächern, vor allem an den Naturwissenschaften. Schon früh gab er sich in einer etwas grüblerischen Weise mit schwierigen Grundlagenproblemen ab und war offenbar bereits damals unter den Kameraden bekannt als einer, der sich mehr Gedanken machte als andere.

Nach der Schulentlassung absolvierte er eine Lehre bei Daimler-Benz und hatte dort ein gutes Verhältnis zu Kollegen und Vorgesetzten. Wenn auch gegen letztere kritischer eingestellt als seine Altersgenossen, war er im Übrigen, wie er selbst meinte, zu dieser Zeit „noch ein rechter Raufbold“. Die Gesellenprüfung bestand er mit „sehr gut“. Er erreichte es, dass er zusätzlich als Schweißer ausgebildet wurde. Auf diese Tätigkeit war er stolz. Sie sei „nicht so mechanisch“ wie andere; sie „erfordere noch einen ganzen Mann“ und könne „so leicht von keinem Roboter betrieben werden“.

Bei der Aufnahme war der Patient 21 Jahre alt. Seit 3 – 4 Jahren hatte er hin und wieder über Magenbeschwerden zu klagen, die man als „Schweißergastritis“ auf seine Tätigkeit bezogen hatte. Röntgenologisch soll nur eine „Verkrampfung“ am Magenausgang festgestellt worden sein. Diese gastritischen Beschwerden leiteten dann später unmerklich in das hypochondrische Vorstadium der beginnenden Psychose über. Eindeutige Symptome stellten sich erst im letzten halben Jahr vor der Aufnahme ein. Dabei handelte es sich vornehmlich um akustische und leibliche Halluzinationen: um ein eintöniges Surren in den Ohren mit einem Wechsel zwischen verschiedenen Frequenzlagen, wofür der Patient – ohne sich diesbezüglich festzulegen – nach einer physikalischen Erklärung suchte; ferner um „Wellen", die er durch seinen Körper hindurchgehend erlebte. Gleichzeitig hatte sich eine eindrucksvolle, vom Patienten sehr differenziert geschilderte Veränderung seines Raumerlebens und seiner „Optik" eingestellt, auf die hier nicht einzugehen ist.

Unter den psychotischen Erlebnissen, die in der Folgezeit auftraten, stand eines ganz im Mittelpunkt. Wenn es auch nicht als Initialerlebnis bezeichnet werden darf – dazu ging schon zu viel voraus – erhielt es doch in der Folgezeit eine so zentrale Stellung, dass man sagen kann: dieses eine Erlebnis riß die gesamte Biographie des Patienten für sein Selbstverständnis in zwei Teile auseinander, in ein Vorher und ein Nachher. Alles Spätere seines Lebens wurde unter dem Aspekt dieses *einen* Erlebnisses gelebt, gesehen und gewertet. An ihm ist mit besonderer Prägnanz fassbar, was Müller-Suur „Das Schizophrene als Ereignis" nennt. Da es zugleich eine Wahnwahrnehmung darstellt, scheint es für unsere Aufgabenstellung besonders geeignet.

Als die Psychose im Anschwellen begriffen war, wurde der Patient vom Hausarzt zu einem Nervenarzt nach Baden-Baden geschickt. Dort sah er beim Betreten des Gebäudes im Hinterhof ein Bild, das ihn vom ersten Augenblick an gefangen nahm, ihn in seinen Bannkreis zog und fortan nicht mehr losließ. Er war zeitenweise kaum mehr auf ein anderes Thema zu bringen. Immer von neuem erging er sich in hymnisch zu nennenden Beschreibungen dieses Bildes sowie desjenigen, was er an ihm erlebt hatte. Er konnte sich darin nie genug tun.

Nach seiner Schilderung, die er in verschiedenen Versionen, z. T. auch schriftlich gab, hing dieses Bild im Hinterhof „betont unauffällig" zwischen anderen Bildern. Überall standen Rahmen herum, so als ob es sich um eine ganz gewöhnliche Werkstatt handele, in der Bilder auf Bestellung gerahmt würden. Er aber habe sofort gewusst, dass es das Bild einer kranken Seele sei, hingehängt, damit einer, der krank ist, auch überzeugt werde, dass er es sei. Um eine „Seelenprognose" habe es sich gehandelt, „von Dr. X. entworfen oder international". Das Bild habe ihn sogleich beeinflusst und durcheinandergebracht. Früher hätte er nie „an Seele oder so etwas gedacht". Aber jetzt sei ihm plötzlich daran klar geworden, geisteskrank zu sein. – Ausführlich und umständlich erläutert er, was er unter „Seelenprognose" verstand, nämlich so etwas wie einen gezielten projektiven Test; einen Test, der eine Geisteskrankheit nicht nur offenbar mache, sondern sie zugleich auch realiter bewirke. Denn an dieses Bild – genauer an die Farben dieses Bildes – fühle er sich seither „gebunden", vor allem an das Blau mit seinem eigentümlichen Schimmer; der habe „so unendlich" gewirkt. Er konnte gar nicht genug davon schwärmen. – Sein Verhältnis zu dem Bild war in einer eigentümlichen Weise ambivalent: einerseits fühlte er sich in höchstem Grade von ihm angezogen, fasziniert, andererseits aber zugleich auch – und zwar wesentlich mit infolge dieses Gebundenseins – unangenehm beeinflusst. Es schillerte für ihn in einem Übermaß sowohl positiver als auch negativer Tönung.

Als er dann später, nachdem er das Bild im Hof gesehen hatte, in das Wartezimmer von Dr. X. trat, glaubte er sich von den dort sitzenden Patienten mit so eigentümlich starren Blicken gemustert. Ihm kam der Gedanke, ob sie vielleicht „auch an das Bild gebunden" wären. Ein Angstanfall mit heftigem Schweißausbruch trieb ihn fort. Er eilte nach Hause und legte sich 3 Tage ins Bett. – Darauf sei er „wissenschaftlicher" geworden. Er habe daheim sogleich in einem Lexikon unter „Sinnlichkeit" und „Psychiatrie" nachgelesen und aus dem Inhalt ersehen, dass er geisteskrank sein müsse. Eigentlich sei ihm diese seine Veränderung aber schon angesichts des Bildes bei Dr. X. schlagartig klar geworden.

Welchen Charakter trug dieses Verändertsein im Selbsterleben des Kranken? Er sprach davon, dass er an das Bild oder die Farben des Bildes *gebunden* sei. Weil er immer an diese Farben denken müsse, komme ihm die übrige Welt schal und leer vor – soweit sie ihn nicht an die flimmernde Leuchtkraft jener Farben erinnere. Der Ausdruck „gebunden" war bei ihm zu einem festen Terminus geworden, mit dem er seinen Zustand am prägnantesten zu bezeichnen glaubte. Er verstand darunter nicht eine zufällige oder nur vorübergehende Bindung, sondern eine solche, die prinzipiell jeden Versuch einer Lösung oder Befreiung als sinnlos erscheinen lassen musste. Diese Bindung bedeutete für ihn eine Entmächtigung seiner selbst; er litt außerordentlich darunter und hielt sie für krankhaft. Nichtsdestoweniger hatte sie für ihn Endgültigkeitscharakter. Oft nannte er sein Gebundensein an das Bild auch eine „Suggestion“ und verglich sie dem Einfluss, den etwa ein indischer Fakir – er sei selbst einmal bei einer solchen Vorstellung zugegen gewesen – auf eine Menschenmenge ausüben könne, indem er ihr ganze Szenen suggeriere. Auf die Frage, ob er sich irgendwie seelisch an das Bild gebunden fühle, erwiderte er mit großem Ernst und Nachdruck: „Nein, nicht seelisch, sondern organisch!“ Damit gab er der unheimlichen Faktizität, die dies Gebundensein für ihn besaß, Ausdruck. In solchen Worten spricht sich das, was wir als das Endogene oder Prozesshafte bezeichnen – quasi in einer Art Selbstauslegung – so kurz und lapidar aus, wie wir es wohl nur selten sonst von einem Patienten zu hören bekommen. Eine andere Haltung als die des unbedingten Fatalismus gegenüber einem solchen ‚Gebundensein‘ war für M. nicht denkbar. Eindrucksvoll schilderte er, wie die übrige Welt gegenüber der Intensität dieses Erlebens an Glanz verlor: „Früher war alles für mich mehr belebt, heute ist das so wie eine Verdrängung, so wie wenn etwas vorbeistreift“. Vormals habe ihn jeder Vorfall interessiert, jetzt sei das nur noch ein „flüchtiger Augenblick, bloß ein Zeitgeschehen“ usf. Allein das Bild habe noch für ihn Interesse; etwas anderes könne in seinen Augen daneben nicht mehr bestehen.

Kurz vor der Entlassung, als die übrigen psychotischen Symptome schon weitgehend in den Hintergrund getreten waren, sprach er noch über seine veränderte „Einstellung“ zur Welt und meinte, er zöge eben doch seine (durch das Bild hervorgerufenen) „Illusionen“ vor; die seien zu schön, dagegen komme er nicht an. Es gelang ihm lediglich für einige Zeit, getragen von stiller Resignation, eine Art doppelter Buchführung. Nach seiner Entlassung aus der Klinik arbeitete er daheim ruhig wie zuvor an seinem alten Arbeitsplatz. Wie die Mutter später berichtete, klagte er aber bald erneut über Konzentrationsstörungen; er schloss sich mehr und mehr von seiner Umgebung ab und beging in einem unbewachten Augenblick Suizid.

Wir konzentrieren uns ganz auf das eine, bereits geschilderte psychotische Erlebnis. Es handelt sich um eine typische Wahnwahrnehmung. Wir hören von einem Bild, das ganz unauffällig, ja „betont unauffällig“, in einer Rahmenwerkstatt hing. Der Patient sah es – und das ist sicher nicht zufällig – auf dem Weg in die Sprechstunde des Nervenarztes. Wie so häufig, begegnet auch hier die Auffälligkeit des Unauffälligen als ein erstes wichtiges Signum jener „Entharmlosung“ der Welt, als welche die schizophrene Weltverwandlung sich in erster Annäherung darstellt. Die Dinge scheinen aus ihren alltäglichen Verweisensbezügen herausgelöst, sinnentleert oder mit neuen, fremden Bedeutungen überladen, denen sich der Kranke ausgeliefert fühlt. Das wurde schon oft dargestellt und braucht hier nicht nochmals erörtert zu werden.

Wenn man den Patienten frug, was denn das Besondere an dem Bild gewesen sei, so bekam man etwa zu hören: der Schimmer des Blaus[11] sei es gewesen, der habe „so unendlich" gewirkt, „so unendlich wie's All!". Es hätte darin so etwas Ruhiges, Gelassenes gesprochen, „so ewig"; das sei „größer als alles", was er bis dahin gesehen und erlebt habe. Von diesem Bild könne er nicht mehr loskommen, das sei wie das „Paradies". Seine Reden kreisten stets um einige wenige Ausdrücke, mit denen er alles einzufangen versuchte, was ihn bedrängte, wovon er sich in Bann geschlagen und überwältigt fühlte. Oft nahm er ein schwärmerisches, jedoch nicht manieriert wirkendes Pathos zu Hilfe. Einige Wendungen, die das Unnatürliche oder Übernatürliche an dem Bild hervorheben sollten, wiederholten sich fast stets wortwörtlich. Er betonte immer wieder, der große Eindruck sei eigentlich weniger von dem, *was* da gemalt, als vielmehr, *wie* es gemalt sei, ausgegangen. Das Leuchten der Farben, der Schimmer des Blaus habe ihn gefangen genommen.

Über das, was auf dem Bilde dargestellt war, konnte man von dem Patienten denn auch weit weniger erfahren, als über die malerischen Qualitäten. Alle Details mussten mühsam aus ihm herausgefragt werden. Nach seiner Schilderung war ein braunes Mädchen mit Blumen darauf zu sehen, das auf einem blauen Hintergrunde schwebte; um sie – als „die Auserwählte" – seien einige andere Mädchen und dunkelfarbige Diener gruppiert gewesen. Volle Klarheit war über den Bildaufbau nicht zu bekommen[12]. Das Mädchen habe wie ein „Hawaii-Mädchen" ausgesehen. Er hätte schon einiges über die Südsee gehört; die Mädchen seien dort „moralisch verrottet". In dem Bild habe so etwas Erwartungsvolles, so etwas wie eine „Versuchung" gelegen. Es hätte ihn wohl sexuell erregt, aber das sei doch ganz anders gewesen, als etwa bei Mädchenabbildungen in Illustrierten. Da sei es „weltlich", hier aber „unnatürlich", denn das Mädchen habe auf einem blauen Grunde geschwebt. Das Blaue bedeute etwas Gasförmiges, das sei nicht natürlich; womit er dann wieder auf die Qualitäten der Farben zu sprechen kam. Der Gesamteindruck verschmolz offensichtlich für ihn zum Verheißungsvollen schlechthin.

Zugleich meinte er: weil er „naturell" an das Bild gebunden sei, könne er nicht zu Mädchen finden. Deshalb sei er ja hier. Scheinbar widersprachen sich die Aussagen des Kranken. Bald schien er die Wirkung des Bildes als sinnlich-sexuell zu schildern, dann wieder als völlig übersinnlich, erdenentrückt und übernatürlich. Was die Faszination ausmachte, war offenbar die Koinzidenz von beidem. Seine Schilderungen erinnerten entfernt an die Darstellung des Sirenengesanges in der Odyssee oder auch an die sinnenfreudige Übersinnlichkeit mancher Mystiker.

Auf psychoanalytische Deutungsmöglichkeiten können wir hier nicht eingehen. – Interessant ist, dass die Mitwelt, die im Wahnerleben anderer Patienten so sehr die Thematik zu bestimmen pflegt, bei unserem Kranken ganz in den Hintergrund trat. Die Weltverwandlung trug hier von Anfang an einen eigentümlich neutralen, apersonalen Charakter. Verändert waren die unbelebten, sinnlich wahrnehmbaren Dinge, nicht aber oder kaum das Verhältnis zu den Mitmenschen. Schon zu Beginn der Psychose standen nicht Beziehungsideen oder „Stimmen" im Vordergrund, sondern gänzlich apersonale Veränderungen des Sehraumes und Akoasmen (z. B. ein eigentümliches „Surren" ohne sonderlichen Bedeutungsgehalt). Die Gründe für derartige Besonderheiten in der Ausgestaltung einer Psychose sind noch ungenügend bekannt. Man sollte nicht zu rasch und einseitig auf die praepsychotische Persönlichkeitseigenart, auf bestimmte Verdrängungsmechanismen oder auf spezifische pathophysiologische Ursachen schließen. Vermutlich lässt sich das Problem auf verschiedenen Ebenen behandeln.

Mag auch in psychodynamischer Sicht die Annahme einer Verschiebung der affektiven Besetzung naheliegen, phänomenologisch müssen wir daran festhalten, dass dem Kranken das *Wie* der Malerei wichtiger war als ihr *Was*. Wenn er auf Fragen, worin denn das Besondere gesteckt habe, gar nicht mehr weiterwusste, sagte er, die *Kunst* sei es gewesen, was so einmalig, unwiderstehlich und überwältigend gewirkt habe. Es war deutlich, dass das Wort „Kunst" dabei einen ganz spezifischen, numinosen Bedeutungsgehalt für den Kranken gewonnen hatte. Offensichtlich versuchte er das, was von dem Bild *als* Bild ausging, mit diesem Wort zu treffen. Er sprach von der Kunst so, als ob sie ein selbständiges, substanzielles Wesen sei, das ihn angesichts des Bildes überwältigt, vereinnahmt und ein für allemal mit Beschlag belegt hätte. Es sei ihm „seltsam" vorgekommen, obwohl er doch schon viel Kunst gesehen, Bücher darüber gelesen und sich auch ein Gemälde von einem Nürnberger Maler gekauft habe (für einen jungen Mann seines Herkommens ein sicher ungewöhnliches Interesse). Dennoch hatte man nicht den Eindruck, dass er, wenn er mit so großem Ernst und Nachdruck das ihn Überwältigende „Kunst" nannte, wirklich etwas qualitativ anderes darunter verstand als der Gesunde: Etwa, dass sie Wesenhaftes zum Scheinen bringe, Schein als wahres Wesen offenbare und so die tiefere Einheit von beidem im Bildwerk aufleuchten lasse.

Näher befragt, was er mit „Kunst" meine, sprach der Kranke davon, dass die Malerei eine „Verherrlichung" darstelle. Dabei konnte er kaum sagen, was denn da verherrlicht werde. Er kam nur immer wieder auf den Schimmer des Blaus zu sprechen, in dem sich ihm das „Übernatürliche" zu verdichten schien. Das Bild bedeutete für ihn eine Verherrlichung an sich; darüber hinaus bedurfte es keiner Erläuterung. Jede weitere Frage schien in seinen Augen sinnlos.

Die heute wenig gebräuchliche Bezeichnung „Verherrlichung" war dem Patienten offenbar aus der Bibelübersetzung geläufig. Das im griechischen Text öfter vorkommende Wort „δοξάζω" verherrlichen, leitet sich her von „δόξα" Schein, das die gesamte weite Bedeutungsskala von trügerischem Schein, Wahn, bloßer Meinung, Erwartung bis zu Offenbarkeit, Ehre, Ruhm, Herrlichkeit umspannt. Dieser Antinomien vereinigende Bedeutungshof ist sicher keine zufällige Spracheigentümlichkeit; er verweist vielmehr auf die entbergend-verbergende Doppelnatur des Scheinens[13]. Nur deshalb verdient diese scheinbar abwegige Anmerkung Beachtung.

Kuhlenkampff hat bereits 1955 in Anlehnung an Heidegger auf die wechselseitigen Beziehungen zwischen Entbergung – Verborgenheit und Entbergung – Geborgenheit hingewiesen[14]. Damit ist ein Weg vorgezeichnet, der zu einem tieferen Verständnis des Wahns als einer im Wesen des menschlichen Welt- und Selbst-Verhältnisses begründeten Möglichkeit hinführen kann[15]. Dass dabei wahre Einsicht und Wahn – nicht den Bedingungen ihrer Wirklichkeit, wohl aber den Bedingungen ihrer Möglichkeit nach – in eine verfängliche Nähe zueinander rücken, hat seinen Grund darin, dass Existenz und Insistenz selbst, als Wesensmöglichkeiten des menschlichen Daseins, ineinander verfugt sind[16]. Dieser Strukturzusammenhang steht als ontologischer jenseits von „gesund" und „krank". Gerade deshalb bietet er einen Ausgangspunkt für den

Versuch einer vergleichenden transzendental objektiven Betrachtung von gesundem und wahnkrankem In-der-Welt-Sein.

Dieser im Wesen des Menschen und zugleich im Wesen alles Erscheinens gründende Doppelcharakter der Entbergung ist auch sonst gesehen worden. Unter den Dichtern hat er nach Hölderlin vor allem Rilke bewegt. Wenn wir daher jetzt neben das Erlebnis von „Kunst" bei unserem Kranken ein solches aus dem normalpsychologischen Bereich stellen, so ist es nicht zufällig, dass wir dazu ein Gedicht von Rilke heranziehen.

Mit welchem Rechte kann ein dichterisches Erzeugnis innerhalb einer psychopathologischen Untersuchung zum Vergleich herangezogen werden? Wenn es um empirische Beschreibungen und Abgrenzungen ginge, wäre größte Vorsicht am Platze; dies selbst da, wo es – wie in unserem Beispiel – um ein Erleben von Kunst geht, für dessen authentische Darstellung gerade ein Dichter als besonders berufen angesehen werden kann. Zwar wird vielleicht ein Schriftsteller gelegentlich einmal ein seelisches Zustandsbild unmittelbarer erfassen und schildern können, als es der Psychiater vermag. Aber wer leistet die Gewähr dafür, dass er es nicht aus Erfahrungsmangel und Phantasieüberschuss verzeichnet? Auf dem rein empirischen Felde verlässt sich der Psychopathologe deshalb besser auf eigene Erfahrungen und begegnet Darstellungen der Dichter mit größter Skepsis. Nur für die rein sprachliche Bewältigung seiner Aufgabe darf er und sollte er gelegentlich bei ihnen in die Schule gehen, um mit den von ihnen erschlossenen Beschreibungsmöglichkeiten nuancierter wiedergeben zu können, was er in der Erfahrung vorfindet.

Anders liegen die Verhältnisse aber da, wo es um die Aufdeckung von Wesensstrukturen geht. Was dabei voneinander abgegrenzt wird, sind nicht empirische Daten, sondern Wesensmöglichkeiten. Diese Abgrenzung erfordert einen nicht weniger strengen, aber doch ganz andersartigen Maßstab. Husserl ging so weit zu sagen, dass „die ‚Fiktion' das Lebenselement der Phänomenologie, wie aller eidetischen Wissenschaft" sei[17]. Das Eidos, das reine Wesen, könne sich „intuitiv in Erfahrungsgegebenheiten ... exemplifizieren, ebenso gut aber auch in bloßen Phatansiegegebenheiten"[18]. So kommt es auch für unsere Fragestellung nicht darauf an, ob oder inwieweit der Dichter ein faktisch stattgehabtes Erlebnis in allen Einzelheiten empirisch getreu wiedergibt, sondern darauf, ob eine bestimmte, für den Vergleich wichtige Wesensmöglichkeit prägnant herausgearbeitet und zur Darstellung gebracht wurde[19]; – eine Wesensmöglichkeit, von der sich das Eidos des vorliegenden pathologischen Erlebnisbestandes differenzierter abheben lässt als von irgendeiner Idealnorm oder gar pauschal erfassten Durchschnittsnorm.

In unserem Falle galt es, eine dichterische Aussage zu wählen, die das Phänomenale einer Überwältigung vom Wesenhaften der Kunst in ihrem Ereignischarakter zusammengedrängt erfasst und das so Verdichtete der phänomenologischen Analyse ein gutes Stück entgegenarbeitet. Dieser Aufgabe wird ein Dichter wie Rilke besonders gerecht, dem es darum geht, „die Dinge zu sagen", d. h. Erscheinendes wesensdurchsichtig ins Wort zu prägen.

Das Gedicht lautet[20]:

Archaischer Torso Apollos

Wir kannten nicht sein unerhörtes Haupt,
darin die Augenäpfel reiften. Aber
sein Torso glüht noch wie ein Kandelaber,
in dem sein Schauen, nur zurückgeschraubt,

sich hält und glänzt. Sonst könnte nicht der Bug
der Brust dich blenden, und im leisen Drehen
der Lenden könnte nicht ein Lächeln gehen
zu jener Mitte, die die Zeugung trug.

Sonst stunde dieser Stein entstellt und kurz
unter der Schultern durchsichtigem Sturz
und flimmerte nicht so wie Raubtierfelle;

und brächte nicht aus allen seinen Rändern
aus wie ein Stern: denn da ist keine Stelle,
die dich nicht sieht. Du mußt dein Leben ändern.

Dieses Sonett beschreibt in meisterhafter Verdichtung ein „blickhaftes Andrängen physiognomischer Gehalte", wie es Kulenkampff und Zutt in Anlehnung an Sartres Blickanalyse in seiner weitreichenden Bedeutung für die Psychopathologie der paranoiden Psychosen herausgearbeitet haben[21]. Jede Aussage des Gedichtes ist streng auf das Ende hinorientiert. Der Satz „Denn da ist keine Stelle, die dich nicht sieht" fasst lapidar zusammen, was zuvor nacheinander im Detail beschrieben wurde. Er gibt jeder einzelnen Wendung ihren Stellenwert im Ganzen. Von ihm her wird deutlich, warum gleich anfangs nach den Augäpfeln gefragt wird („Wir kannten nicht sein unerhörtes Haupt, darin die Augenäpfel reiften"). Nur weil jeglicher Versuch scheitert, den Torso wie irgend ein anderes Ding einfach als Gegenstand zu betrachten, nur weil der Blickende von vornherein zum Angeblickten geworden ist, kann er fragen, woher denn der Blick stamme, von dem er sich mit solcher Macht getroffen und durchdrungen fühlt. Da er das Haupt mit den Augäpfeln nicht findet, tastet der Dichter den Stein gleichsam daraufhin ab, von wo diese ungeheure Blickgewalt ausgeht. Das ganze Gedicht schildert nichts anderes als den mühseligen Versuch aufzuspüren, wohin sich das Schauen „zurückgeschraubt" haben könnte. Vom „Glühen" und „Glänzen" des Torso als eines Ganzen geht der Dichter ins Detail: Er erfährt am Bug der Brust ein Blenden, im Drehen der Lenden ein Lächeln, ein Flimmern von der Oberfläche des Steines, ein sternengleiches Ausbrechen an seinen Rändern, bis er schließlich das Fazit zieht: „Denn da ist keine Stelle, die dich nicht sieht". Der Blick trifft ihn von überall her. Der Torso ist nicht einfach der Rest eines kunstvoll behauenen Steines, den man mit Kennermiene betrachten könnte, sondern von dem in ihm verkörperten Wesen geht eine das ganze menschliche Dasein vereinnahmende, überwältigende Macht aus; die Macht des „schönen Scheins", wie man zur Zeit der Klassik gesagt haben würde, für Rilke „des Schrecklichen Anfang, den wir noch gerade ertragen", den wir bewundern, weil er „gelassen verschmäht, uns zu zerstören"[22]. Aber verschmäht er auch wirklich, uns zu zerstören? Das eben ist in diesem Gedicht in Frage gestellt. – Das Scheinen des Wesens wird zum Blick und dieser Wesensblick, der den Betrachter trifft, wird ganz im Sinne Sartres als ein solcher erfahren, der nicht nur anblickt und damit vielleicht noch freilässt, sondern der uns erblickend durchschaut und bloßstellt. Dies ist das eine: überwältigendes Herandrängen physiognomischer Eindrucksmacht in Form einer „Blickpenetranz" (Kulenkampff); das andere die unmittelbar daraus sich ergebende Konsequenz: „Du mußt dein Leben ändern".

Jedes der fünf Worte dieses Satzes lässt sich für sich betonen, jedesmal ergibt er einen anderen Sinn: durch diese Mehrdeutigkeit erhält er seinen eigentümlich schwebenden Charakter. Der intentionale Spannungsbogen (Beringer) weitet sich aus, ohne allerdings zu zerbrechen. Alle die verschiedenen möglichen Akzentsetzungen vereinigt ergeben erst im Zusammenklang den Vollsinn dieser mit der Gewalt eines kategorischen Imperativs sich aufdrängenden

Forderung: „Du mußt dein Leben ändern". (Es könnte auch heißen „Mensch, werde wesentlich!" oder mit den Worten des delphischen Apoll, die Rilke sicher im Sinn hatte: „Erkenne dich selbst.")

Fassen wir die dargestellte Situation für einen Moment aus dem engeren Blickwinkel eines explorierenden Psychiaters ins Auge. Dann stellt sich die Sache, so scheint es, folgendermaßen dar: Jemand geht im Louvre[23] zwischen antiken Skulpturen umher und besieht die ausgegrabenen Stücke unterschiedlicher Datierung. Schließlich bleibt er vor einem früher archaischen Torso stehen und – *da* – wird ihm plötzlich „anders". Er fühlt sich unversehens von diesem Torso ohne Kopf angeblickt, durch und durch angeschaut, ja *durchschaut*. Er glaubt sich „geblendet", meint in der Gegend des fehlenden Genitale ein Lächeln wahrzunehmen, sieht die Ränder „ausbrechen", wird von einem Flimmern überwältigt. Nicht nur das! Dieser Blick, der von dem Torso ausgeht, durchzuckt ihn blitzartig mit der Gewissheit: Du musst dein Leben ändern. Die lebensgeschichtliche Kontinuität scheint jäh durchbrochen. Ereignishaft ist etwas Neues in das Leben des Betrachters eingetreten. So gesehen, kann der Psychiater sagen: Was ist das anderes als eine Wahnwahrnehmung? Zweigliedrigkeit nach Kurt Schneider: Jemand sieht einen gewöhnlichen griechischen Torso – scheinbar nicht anders als alle anderen Besucher – *und* plötzlich fühlt er sich angeblickt und von der Gewissheit durchdrungen, er müsse sein Leben ändern. Ist das nicht eine „Beziehungssetzung ohne Anlaß" (Gruhle), die „letzte nicht rational und nicht emotional verstehbare Strecke" einer Wahnwahrnehmung (K. Schneider)? Was vielleicht bei einer Christus-Statue noch einfühlbar, wenn auch schon auf einen beginnenden religiösen Wahn hin verdächtig wäre, hier – angesichts dieser verwitterten alten Marmorplastik ohne Kopf – ist es das für viele nicht mehr. Gibt es da überhaupt wesentliche Unterschiede vom Erleben des Kranken, dem sich im schimmernden Blau das Wesen der Kunst offenbarte? Wenn ja, worin bestehen sie?

Die profanisierende Wiedergabe des Gedichtes in der Prosa des Psychopathologen bedeutet zweifellos eine beträchtliche Verzerrung des Inhalts. Die Darstellung wurde absichtlich ein wenig auf die Spitze getrieben, um zu provozieren und deutlich zu machen, wie schwierig es ist, innerhalb der psychopathologischen Begrifflichkeit Wesensunterschiede genügend fassbar werden zu lassen, die für die psychiatrische Kennerschaft und den klinischen Blick auf der Hand zu liegen scheinen. Es geht im Folgenden nicht darum, durch eine Merkmalsanalyse die differentialdiagnostischen Möglichkeiten um einige Nuancen zu bereichern[24]. Es soll nur versucht werden, das dabei als Leitbild dienende Wesensgefüge ein Stück weit plastischer herauszuarbeiten – und zwar als den Hintergrund, auf dem alle empirischen Merkmalsabgrenzungen erst ihren spezifischen Stellenwert bekommen. Dieses Wesensgefüge, welches den verschiedenen seelischen Zustandsbildern das ihnen eigentümliche „Gepräge“ (Binswanger, Szilasi) verleiht, bezeichneten wir andernorts[25] als transzendentale Organisation; „transzendental“, weil es sich nicht um psychische Funktionszusammenhänge handelt, sondern um das für sie konstitutive jeweilige Selbst-Welt-Verhältnis.

Wenn man zunächst auf das *Gemeinsame* in beiden Beispielen hinschaut, ergeben sich folgende Vergleichspunkte: Beide Male ist es das wesenhafte Scheinen eines Kunstwerkes, der Kunst überhaupt, das mit überwältigender Eindrucksmacht über das Dasein hereinbricht, es aus sich herauszusetzen und zu vereinnahmen droht. Was sich aufdrängt, ist jeweils ein Stück Welt, das im Scheinen Substanz und blickmächtige Selbstherrlichkeit gewonnen hat. Dem Bewusstsein des Gesunden fast nur im Sich-entziehen[26] vage vernehmlich, wird hier die Welt zu einer eigenen positiven Realität, die die Realität des innerweltlich Begegnenden in seinen vertrauten, alltäglichen Bewandtniszusammenhängen außer Kurs setzt. Die Welt zeitigt sich in der Weise des Jähen, Plötzlichen, Unvorhergesehenen, Unvordenklichen – der Dringlichkeit („urgence“), wie das Binswanger unübertrefflich herausgearbeitet hat. Es ist eine ereignishafte Erfahrung[27], der der Mensch kein Apriori entgegenzustellen vermag, um sie einzuordnen in den Kreis der ihrer Möglichkeit nach bereits vorentworfenen Gegenständlichkeit und Zuhandenheit, d. h. in den Umkreis, in dem er sich mehr oder weniger zu Hause fühlen kann. Diese Erfahrung tritt vielmehr selbst mit Apriori-Charakter auf. Das Kantsche Bild vom Richteramt der Vernunft kehrt sich um. Es ist nicht mehr die Vernunft des Menschen, die das Begegnende vor ihren Richterstuhl fordert und ihm kategorial zudiktiert, wie und wo es sich einzuordnen habe, sondern das Begegnende wird selbst zum allmächtigen Richter, dem gegenüber sich das eigene Dasein zur Verantwortung gezogen, dem es sich ausgeliefert fühlt[28].

Es handelt sich um eine Abwandlung des gesamten Selbst-Welt-Verhältnisses. Daher erfahren beide, sowohl der Kranke wie der

Dichter, zugleich mit der Wandlung der Außenwelt eine Veränderung ihrer selbst – ihrer Innenweltsituation. Beide vermögen darüber nicht nur zu reflektieren, sondern sehen in diesem Vorgang geradezu die Kulmination des ganzen Geschehens. Die Abwandlung der Konstitution der Welt im Bewusstsein verweist also in unseren beiden Fällen auch für die Erlebenden selbst – auf eine Wandlung der Selbstkonstitution. Es ist nicht allein die übermächtig andrängende Physiognomie – der übernatürliche Schimmer des Blaus bzw. der Gott Apoll – welche das Erleben erfüllt, sondern die Art und Weise der Physiognomisierung prägt sich ein, lenkt den Strahl der Aufmerksamkeit zurück auf den Erlebenden selbst. Das heißt: nicht die äußere Erfahrung, sondern die an dieser Erfahrung gemachte Selbsterfahrung wird sowohl für den Dichter wie für den Kranken das letztlich Entscheidende. Das Ineinandergreifen der Abwandlung von Weltkonstitution und Selbstkonstitution prägt der Ereignischarakter dieses Geschehens.

So hat für den Kranken das Bild nicht die Bedeutung, dass die Welt untergeht, dass ihm ein großes Glück bevorsteht oder er dies oder jenes tun solle, sondern dass er geisteskrank ist. Dass das Bild dem Patienten diese unmittelbare Gewissheit gibt, geisteskrank zu sein, hebt unser Beispiel aus der Reihe sonst geläufiger Wahnwahrnehmungen heraus. Das Besondere besteht darin, dass die Wahnwahrnehmung des Patienten letztlich sein eigenes Verändertsein zum Thema hat. Ihr Inhalt, der mit großer Bedeutungsschwere auf dem Kranken lastet, ist nicht etwa das Bevorstehen eines Weltunterganges oder eines anderen numinosen Geschehens, sei es nun fürchterlicher oder erhebender Art. Das Bild gibt ihm vielmehr in erster Linie zu verstehen, dass er geisteskrank ist. Dies ist die Gewissheit, die es ihm zudiktiert. Überspitzt formuliert: das Dialektische besteht eben darin, dass die abnorme Bedeutung dieses Bedeutungsbewußtseins ihre eigene Abnormität zum Inhalt hat. Die Art, wie das Bild dem Kranken dies zu verstehen gibt, besitzt solche Eindringlichkeit und solchen Offenbarungscharakter, dass er sich vor aller Welt bloßgestellt fühlt. Nicht nur er, sondern alle Welt weiß um sein Verändertsein. Das Bild ist ihm daher eine „Seelenprognose“; allerdings eine solche, die nicht nur offenbar macht, dass er ein für allemal geisteskrank ist, sondern die zugleich eine entsprechende Wirkung auf ihn ausübt. Denn in seinen Augen besteht die Krankheit ja gerade darin, dass er sich an dieses Bild „gebunden“ fühlt. – Übermächtiger Eindruck, Bloßgestellt- und Entlarvtwerden, Erleben der Abnormität dieser Beeindruckung, das Sichausgeliefert-, Entmächtigt- und d. h. Sichgebunden-Fühlen sind aufs engste wechselseitig ineinander verfugt. Im Wahrnehmen des Bildes glaubt der Patient, nicht nur idealiter, sondern auch realiter den Stempel der Geisteskrankheit aufgeprägt bekommen zu haben. Man kann die einzelnen Momente in diesem Wechselverhältnis als Glieder eines ineinandergreifenden, sich selbst tragenden Gestaltkreises (v. Weizsäcker) ansehen[29]. Darin ist das eigentümlich Schwebende, Unkonturierte, alle Diskursivität Durchbrechende der Zuständlichkeit begründet, die der Patient in den Selbstschilderungen recht gut zum Ausdruck zu bringen verstand. Das Ineinanderspielen und wechselseitige Sichtragen der einzelnen Momente dieses Gestaltkreises lässt aus sich heraus bereits die relative Stabilität des ganzen Erlebniskomplexes verständlich erscheinen. Die Art und Weise, wie hier unter Durchbrechung aller Diskursivität ein neues Selbst-Welt-Verhältnis sich etabliert, kann zur näheren Bestimmung und Erhellung des Spezifischen der „bestimmten Unverständlichkeit“ (Müller-Suur) dieses seelischen Geschehens herangezogen werden.

Dass eine Krankheitswahrnehmung oder – wenn man will – sogar eine Krankheitseinsicht auf diese Weise in das wahnhafte Erleben hineinverarbeitet erscheint, finden wir bei Schizophrenen nicht oft, wenngleich häufiger, als man zunächst annimmt, solange man nicht eigens darauf achtet[30]. Der Maßstab des Gesunden, woran sich die Krankhaftigkeit der Veränderung bemisst, ist hier in eigentümlicher Weise in die Psychose mit hineingenommen. Bei M. ging das Vermögen, seinen Zustand zu transzendieren, so weit, dass er bei allem psychotischen Enthusiasmus für das Bild doch zugleich mit Tränen in den Augen treuherzig darüber klagen konnte, solch ein „Kindskopf“ – was so viel heiße wie „geisteskrank“ – geworden zu sein. Selbst das wurde von ihm noch einmal reflektiert: In fassungslosem Staunen bekannte der Patient, er könne nicht begreifen, dass sein „Gehirn etwas von Seelenkunde“ verstehe (d. h. wisse, wie es um ihn stehe) „und doch geisteskrank“ sei. Ein Problem, das sich nicht nur dem Kranken stellt, sondern nicht minder der psychopathologischen Forschung.

Darf man von diesem Sonderfall her den kühnen Schluss ziehen, eine gewisse Wahrnehmung des eigenen Verändertseins sei ein konstitutives Moment für jede Wahnwahrnehmung, auch da, wo dies weit weniger greifbar erscheint als in unserem Beispiel?[31].

Kommt das bei anderen Patienten nur verschleierter und unbestimmter zum Ausdruck? Gehört ein dunkles Bewusstsein des eigenen Verändertseins notwendig zur Wahnwahrnehmung, und zwar so, dass es die Ereignishaftigkeit dieses Geschehens mit konstituiert?[32] Wenn diese Fragen zu bejahen wären, schlösse die Konstitution der Wahnwahrnehmung die mehr oder weniger latente Selbsterfahrung des Kranken vom eigenen Verändertsein mit ein. Diese Selbsterfahrung wäre demnach nicht etwas, was dem eigenen Verändertsein beliebig folgen kann oder auch nicht, sondern beides würde im Sinne eines Sein und Bewusstsein umspannenden Gestaltkreises (v. Weizsäcker, Sartre) sich wechselseitig bedingen. Aber auch nur dann könnte man beim Wahnkranken im strengen Sinne von einer eigenen Existenzweise sprechen.

Wie beim Kranken, so resultiert auch beim Dichter aus der ereignishaften Erfahrung nicht die Gewissheit über irgendeinen objektiven Sachverhalt, etwa über die Herkunft des Torsos oder über die griechische Kunst, sondern es ist der Auftrag: „Du mußt dein Leben ändern", der durch das Kunstwerk an ihn ergeht. Was den Betrachter angesichts des Torso mit solcher Blickgewalt trifft, ist ja nicht so sehr und nicht allein das Wesen des dargestellten Gottes oder Jünglings, sondern mehr noch die Reinheit und Unmittelbarkeit, mit denen es hier zum Scheinen gebracht ist. Dieses Scheinen hat sich zu einer Wirklichkeit ganz eigener Art verdichtet. Diese ist es, die aus dem Kunstwerk spricht und sich dem Betrachter in Form eines inneren Anspruches aufnötigt. Vor einem solchen Anblick, der zugleich Anspruch ist, vermag sein aus der Vergangenheit her mitgebrachtes Menschsein nicht zu bestehen. Er fühlt sich vom Blick getroffen[33] und in diesem Getroffensein entlarvt. Was ihn trifft, ist nicht nur ein Scheinen oder gar nur leerer Schein, sondern das Erscheinen-lassende selbst, welches hier das menschliche Dasein bloßstellt; das bedeutet eine partielle Auslöschung, ja Vernichtung. Je mehr das Dasein als gegenwärtiges sich in seiner Nichtigkeit entlarvt fühlt, je weniger es aus den Kräften seiner Vergangenheit zu „bestehen"[34] vermag, desto intensiver sieht es sich an das noch Ausstellende seiner Zeitlichkeit verwiesen, d. h. in seine Zukunft gerufen. Was im Menschen vom Wesensblick des Begegnenden getroffen ist, erfährt sich als ein Nichts, ja mehr noch als ein Schulden. Der Mensch schuldet dem Begegnenden[35] sein eigenes Wesen, um ihm zu seinem vollen Erscheinen zu verhelfen. Dieses Schulden erfährt er nicht nur mit einem isolierten Teil seines Wesens, sondern er erleidet es mit seiner ganzen Existenz. Was ihm widerfährt, wird zum Aufruf an sein Existierenkönnen. Der Auftrag, zu dem sich dieser Aufruf verdichtet, muss daher auch von seiner ganzen Existenz geleistet werden. Aus einer Anmutung von „Wesenseigenschaften"[36] (Metzger, Conrad, Matussek), wie sie das künstlerische Erleben besonders auszeichnet, wird die Zumutung: „Du mußt dein Leben ändern". Faktische Begegnung fordert faktische Entgegnung, Wesensbegegnungen dagegen fordern in einer noch ungeklärten Weise die Wesentlichkeit des Menschen heraus[37].

Was hier der Existenz abgefordert wird, ist nicht eine gewöhnliche, psychologisch interpretierbare Anstrengung, sondern eine transzendentale Leistung[38]. Es geht um eine Abwandlung der Selbst- und Weltkonstitution. Das Leben als Ganzes, als Bedingung der Möglichkeit aller einzelnen Lebensvollzüge – d. h. der Entwurfsstil dieses Daseins – soll sich ändern. Dabei ist allerdings die Art und Weise zu beachten, in der sich eine solche Änderung einerseits dem Dichter, andererseits dem Kranken aufnötigt.

Was wir bisher geschildert haben, ist Vergleichbares beim Kranken und beim Dichter, wie es ganz allgemein zum Wesen eines gesteigerten Bedeutungserlebens überhaupt gehört. Dieses spiegelt sich auch im formalen Aufbau. Schon 1948 hat Matussek gegenüber K. Schneider überzeugend herausgearbeitet, dass außergewöhnliche Bedeutungserlebnisse[39] bei Gesunden und Schizophrenen rein formal keine entscheidenden Unterschiede aufzuweisen brauchen. Hier wie dort tritt eine gewisse Zweigliedrigkeit hervor.

Als Beispiel eines „abnormen Bedeutungsbewußtseins" aus dem Bereich des Gesunden erwähnt Matussek einen Studenten, der angesichts einer Bahnschranke plötzlich die Weisung erlebte, er müsse von einem bestimmten Besuch Abstand nehmen. Ein solches individuelles Symbolerleben schien aktphänomenologisch im Hinblick auf Bedeutungsintention und -erfüllung keine wesentlichen Unterschiede gegenüber der klassischen Wahnwahrnehmung aufzuweisen. Eine analoge Situation liegt auch bei unserem Betrachter des Torso vor. Die Aufforderung „Du mußt dein Leben ändern" entspricht dem zweiten Glied einer Wahnwahrnehmung bzw. eines abnormen Bedeutungsbewusstseins.

Zwar hat K. Schneider (1949) gegen Matussek (1948) eingewandt, er verstehe unter einem „zweiten Glied" allein die „letzte nicht rational und nicht emotional verstehbare Strecke", die von der Wahrnehmung zur Wahnbedeutung, zum Wahnsinn des Wahrgenommenen, führe. Bei einem unschizophrenen Symbolerleben könne man von einem solchen „zweiten Glied“ nicht sprechen, weil es letzten Endes immer verstehbar sei. Die Beziehungssetzung habe stets geheime Sorgen des Erlebenden oder ähnliches – in unserem Falle etwa die Bereitschaft, die Kunst als Auftrag an das Menschsein zu erfahren – zur Voraussetzung. Damit reduziert sich aber das angeblich formale Kriterium der Zweigliedrigkeit auf die Frage nach der Verstellbarkeit bzw. Ableitbarkeit des zweiten Gliedes, eine Frage, der nach Matussek aktphänomenologisch nicht beizukommen ist.

Es bliebe als Kriterium sodann nur noch „jenes persönliche Betroffensein von einer ‚höheren Wirklichkeit'“, wie K. Schneider im Anschluss an Zucker formuliert; allerdings zweifelnd, ob die Qualität dieses Betroffenseins begrifflich fassbar und in differentialdiagnostischer Hinsicht verlässlich sei. – „Die außerordentliche lch-Überwältigung, die ‚Querlage' zu allem Bisherigen, die Offenbarungsfarbe“ charakterisieren nach K. Schneider auch den Wahneinfall. Ihm gegenüber verdankt die Wahnwahrnehmung ihren größeren differentialdiagnostischen Wert eigentlich nur dem unmittelbaren Bezug einer wahnhaften Bedeutung auf eine mehr oder weniger isolierte Wahrnehmung[40]. Dieser Bezug erleichtert den Vergleich mit Bedeutungsverknüpfungen des Gesunden und ermöglicht so eine bessere Abgrenzbarkeit. Der Unterschied liegt jedoch sicher nicht nur in der Beurteilbarkeit für uns. Er besteht vielmehr auch objektiv, insofern das Durchbrechen der dichteren Intersubjektivität der Wahrnehmungswelt eine tiefere Veränderung anzeigt, als nur ein Ausscheren aus der sehr viel dürftigeren und vagen Intersubjektivität des Vorstellungslebens[41].

Allerdings gibt auch die Wahrnehmungswelt keine ganz eindeutige Vergleichsbasis ab. Wiederum war es Matussek (1952 und 1953), der zuerst mit dem Dogma der angeblich völlig unveränderten, schlichten Wahrnehmung als dem ‚ersten Glied' des Bedeutungserlebens gebrochen hat. Versteht man unter ‚Wahrnehmung' nicht nur ein Konglomerat von Sinnesdaten bzw. Sinnesreizen, sondern die Begegnung mit anschaulich erlebter, ‚angetroffener' Wirklichkeit, zeigt sich das sog. erste Glied der Wahnwahrnehmung ebenso wie des nicht krankhaften Bedeutungserlebens keineswegs als unverändert.

Matussek hat eine ganze Reihe beobachtbarer Veränderungen im Einzelnen genau beschrieben[42]. Sie lassen sich zum Teil mit Zutt unter dem Begriff ‚Physiognomisierung' zusammenfassen. Die Physiognomie des Wahrgenommenen ist in der Lage, vom ‚ersten' zum ‚zweiten' Glied hinüberzuführen und den Hiatus zwischen beiden wenigstens teilweise zu schließen. Die Art und Weise, wie wahrnehmungsmäßig Gegebenes sich in Physiognomien auflösen und dadurch ein bestimmtes Bedeutungsbewusstsein motivieren, ja sogar mit Inhalt erfüllen kann, wird an unseren beiden Beispielen ganz besonders durchsichtig.

Bedeutet dies, dass man gegenüber der Aufgabe einer phänomenologischen Differenzierung zwischen außergewöhnlichem (aber nicht krankhaftem) und krankhaftem Bedeutungserleben resignieren müsste? Vielleicht ist es nur eine Frage des Ansatzes, ob und inwieweit über Vergleichbarkeiten hinaus wesentliche Unterschiede zutage treten oder nicht. Kulenkampff (1955) lenkte die Aufmerksamkeit auf die „formalqualitative Struktur des Entwerfens". Ihr soll – im Hinblick auf das umfassendere Gefüge der transzendentalen Organisation – weiter nachgegangen werden.

Zuvor ist aber noch einem wichtigen Einwand zu begegnen: Inwieweit ist es überhaupt möglich, von einem einzelnen Erlebnis her etwas über dessen Krankhaftigkeit oder Nichtkrankhaftigkeit auszusagen? Viele anthropologisch ausgerichtete Autoren kritisieren mit Recht eine skotomisierende Psychopathologie, die glaubt, die Analyse von Einzelsymptomen zur Grundlage der Diagnostik machen zu können. Auch vom rein klinischen Standpunkt aus wurde die Spezifität isolierter psychopathologischer Symptome in Frage gestellt (Weitbrecht 1957). Es bedeutet einen Fortschritt zu erkennen, wie sehr es auf die Einbettung einzelner Erlebnistatbestände in die übrige Lebensgeschichte ankommt. Besonders für hervorstechende Bedeutungserlebnisse hat sich das Studium durchgehender, die Biographie tragender Daseinsentwürfe bewährt. Doch fragt es sich, ob – von diesem weiteren, gleichsam makroskopischen Überblick zurückkommend – eine minutiösere Beschäftigung mit der transzendentalen Konstitution von Einzelerlebnissen nicht neuen Gewinn verspricht. Das ist nur in Untersuchungen möglich, die sich auf eine schmalere Zeitspanne des Lebensvollzuges beschränken, ohne doch in reine Querschnittsbetrachtung auszuarten. Man kann fragen: Wie weit lässt sich die Zeitspanne eingrenzen, innerhalb derer noch etwas von der Zeitigung des Daseins erfahrbar ist? Weiträumigere Durchforschungen der Lebensgeschichte sind zwar in vielem aufschlussreicher, können aber der konstitutionsphänomenologischen Leistungsstruktur einzelner Erlebniszusammenhänge nicht genügend Aufmerksamkeit schenken. Außerdem drohen sie, völlig die Beziehung zu pathophysiologischen Fragestellungen zu verlieren. Diese Rückverbindung ist bei phänomenologischen Strukturuntersuchungen über eine Analyse der Befindlichkeit eher möglich. – Und schließlich: Bedeutet nicht jedes ereignishafte Geschehen bis zu einem gewissen Grade eine Zusammenziehung der Lebensgeschichte in einem Punkt, oder bildlich gesprochen, eine Art Auskristallisation innerhalb ihres dynamischen Feldes? Man sollte biographische Betrachtung und phänomenologische Untersuchungen – also etwa das, was Conrad mit seiner Unterscheidung von Daseinsanalyse und Gestaltanalyse im Auge hatte – nicht gegeneinander ausspielen. Es gilt vielmehr, beide sich wechselseitig beleuchten und ergänzen zu lassen.

Bisher haben wir vornehmlich auf die Gemeinsamkeiten im Erleben des Dichters und des Kranken abgehoben. Sie sind in vollem Umfange ernst zu nehmen, denn nur auf dem Boden möglichst weitgehender Vergleichbarkeit lässt sich das *Unvergleichliche* herausarbeiten, dem wir uns nunmehr zuwenden wollen.

„Der ‚Grund', die Bedrängnis, mag dieselbe sein beim Dichter wie beim ‚metaphysisch aufgebrochenen' Schizophrenen, beim Genie wie beim Wahnsinn", sagt Binswanger[43], aber nur beim Dichter, beim Künstler, beim geistig Schaffenden überhaupt, blühe „auf diesem Grunde die Blüte ‚des Geistes'". Was damit gemeint sein kann, gilt es jetzt phänomenologisch zu klären.

Die gemeinsame Basis des Vergleichs zwischen dem Erleben des Dichters und des Kranken – den Grund ihrer „Bedrängnis" – hatten wir in einer Physiognomisierung des Begegnenden und deren Steigerung bis zur „Blickpenetranz" (Kulenkampff) gefunden. Wollte man die Befindlichkeit von Patient und Betrachter des Torso auf eine Formel bringen, könnte man mit Kulenkampff von der „Seinsverfassung des Erblicktseins" sprechen. Sie korreliert dem Transitivwerden der Welt und kennzeichnet die Ereignishaftigkeit des Geschehens. Mag das in dem Gedichts Rilkes – unter Zuhilfenahme der Übertreibung als einem legitimen künstlerischen Darstellungsmittel – auch deutlicher hervortreten als in den Aussagen des Patienten, so zweifeln wir doch nicht, dass die Intensität und Eindringlichkeit des Erlebniseinbruchs beim Kranken um ein Vielfaches größer ist. Dass dem Intensitätsunterschied in der Beeindruckung nicht nur quantitative, sondern auch qualitative Bedeutung zukommt, schließen wir indirekt aus den Konsequenzen, die sich daraus für den Kranken und für den Dichter ergeben.

Beim Patienten führt der Eindruck, den das Bild auf ihn ausübte, zu der unumstößlichen Gewissheit, geisteskrank zu sein. Die Veränderung ist für ihn unwiderruflich geschehen, ein nicht rückgängig zu machendes Faktum – außerhalb jeglicher eigener Verfügungsgewalt oder auch nur Beeinflussbarkeit – ein Ereignis von Endgültigkeitscharakter, unbeschadet vorübergehender klinischer Besserungen. Beim Dichter wird dagegen eine innere Umwandlung nur angestoßen. Der Eindruck bringt für ihn wie jeder andere gewöhnliche Eindruck unseres Alltags die Aufforderung mit sich, ihn in den übrigen Weltzusammenhang einzuordnen. Diese Einordnung scheint allerdings nicht ohne eine grundlegende Änderung seines gesamten In-der-Welt-seins möglich („Du mußt dein Leben ändern"). Eine *Assimilation* der Erfahrung bleibt aber nicht nur denkbar, sondern wird zur unmittelbaren Aufgabe. Beim Kranken scheidet diese Möglichkeit dagegen aus. Bei ihm trägt die Erfahrung von vornherein das Signum der Unverarbeitbarkeit und wird damit zur sinnkontinuitätdurchbrechenden Widerfahrnis. Der Dichter nimmt seine Erfahrung als sujet für die Gestaltung eines Gedichtes. Er entwirklicht sie dadurch, wendet sie ins Virtuelle, indem er ihr im Raum produktiver Imagination Geltung verschafft. Das Gedicht selbst ist eine erste Antwort auf den Auftrag, den der Anblick des Torso dem Dichter bedeutet. Die dichterische Gestaltung ist ein Muster dafür, auf welche Weise solch ein Vorwurf, wie ihn jede übermächtige Wesensbegegnung für die Existenz darstellt, bewältigt werden kann[44]. Ob Eindrücke pathogene Bedeutung bekommen oder nicht, hängt nicht zuletzt davon ab, ob bzw. inwieweit das menschliche Dasein fähig ist, sich ihnen – in weltgerechter[45] Weise – gegenüber produktiv zu verhalten. „Während der Kranke sich mit der Veränderung, die mit ihm geschieht, abfindet und sich, ohne der gemeinsamen Welt sich anzupassen, in eine autistische Welt verirrt, fixiert der Künstler nicht" das Erfahrene „in einer verfehlten Struktur, sondern setzt sich mit dem Erlebnis aktiv auseinander und gestaltet es" (Spoerri). Ist diese Fähigkeit vorhanden, besser: bleibt ihr trotz der Übermächtigkeit des Andrängenden ein angemessener Spielraum ausgespart, dann bedeutet die ereignishafte Erfahrung einen Einschlag in den Daseinsvollzug, der die Lebenslinie nicht durchkreuzt, sondern – in sie aufgenommen und integriert – ihr vielleicht nur eine neue Richtung vorzeichnet. Der Dichter ist im Gegensatz zum Kranken dem Ereignis nicht hilflos ausgeliefert. Er „hat die Gestaltungskraft, die dem Kranken nicht nur zur Bemeisterung seiner Erlebnisse fehlt, sondern auch zur Aufrechterhaltung seines ursprünglichen seelischen Gefüges ...“[46]. Trotz der mitleidlosen Härte im Pathischen dieser Erfahrung bleibt er *Entwerfend*-Geworfener, wogegen beim Kranken der Gestaltkreis von Spontaneität und Rezeptivität, Aktivischem und Pathischem, von Entwerfend- und Geworfensein aufgebrochen erscheint; aufgebrochen zugunsten einer Isolierung der Geworfenheit, die auf einer anderen Stufe der Konstitution – in Form einer bestimmten „Verweltlichung“ (Binswanger) – sich mit einem nunmehr wahrhaft abgewandelten d. h. von Geworfenheit durchsetzten und somit festgelegten Entwerfen zu einem neuen Gestaltkreis paranoiden Inderweltseins zusammenschließt. Wie wir oben schon andeuteten, beruht auf diesem neuen Gestaltkreis die relative Stabilität der Struktur des krankhaften Erlebens. Dieser neue Gestaltkreis setzt sich an die Stelle desjenigen, der unser Dasein in vertraute Selbstverständlichkeit, in gesunde Gewöhnlichkeit eingebettet sein lässt. In einem verhängnisvollen Circulus vitiosus vereitelt er damit den natürlichen Lebensvollzug, dessen Durchbrechung er zugleich voraussetzt und bewirkt.

Bei Rilke kommt es nicht zu einer solchen Festlegung im Anderssein. Von einer Veränderung ist allerdings auch bei ihm die Rede. Aber da heißt es nicht „Dein Leben *ist* verändert“, wie es der Kranke an sich erfährt, sondern „Du *mußt* dein Leben ändern“. Unter den hier allein angemessenen pathischen Kategorien[47] Wollen, Dürfen, Können, Sollen, Müssen, wählt Rilke die härteste, das Müssen aus. Darin bekundet sich eine äußerste Nähe zum Erleben des Kranken, aber eben auch nur eine Nähe, nicht mehr. Dass er keine Seinskategorie, kein „Ist“ wählt, bezeichnet – bei allem Pathischen – den Freiheitsraum dieses Existierens. Bei unserem Patienten ist es dagegen etwas grundlegend anderes, wenn er davon spricht, dass er an das Bild gebunden sei, dass es eine „Seelenprognose“ darstelle: „Ich weiß, daß ich für das Bild eingestellt bin mein ganzes Leben.“ Es liegt nicht in seiner Macht, sich selber darauf einzustellen, sondern er ist eingestellt, und zwar im Sinne eines Ein für Allemal. Hierher gehört auch, dass er verlauten ließ, er sei „nicht seelisch, sondern organisch“ an das Bild gebunden; es *mache* ihm Illusionen, die Veränderung der Welt und seiner selbst *befehle* das Bild usf. Was Entwurfscharakter tragen, d. h. in die Spontaneität menschlicher Freiheit eingebettet sein sollte, bekommt den Charakter isolierter Geworfenheit, brutaler Faktizität im Sinne Sartres. Mit diesem „Eingestelltsein" – anstelle eines Sicheinstellenkönnens – charakterisiert M. die bei ihm eingetretene Umstrukturierung im Verhältnis von Entwerfend- und Geworfensein. Dieses „Eingestelltsein" beschreibt seine eigentliche Ver-rückung. Der Kranke sagt selbst: „Ich bin für das Bild eingestellt mein ganzes Leben. Das weiß ich. Aber ich seh von einem andern Standpunkt aus: das ist ja Wahnsinn!"

Bei dem Kranken haben wir demnach das vorliegen, was Kulenkampff eine *Erstarrung* in der Seinsverfassung des Erblicktseins nennt. Das Erblicktsein ist dabei im weitesten Sinne als Prototyp eines Einbruchs in die subjektive Transzendenz des Daseins durch transitiv Herandringendes zu nehmen. Dieses Erblicktsein finden wir auch beim Dichter, nicht aber eine Erstarrung. In seiner Erfahrung („Du mußt dein Leben ändern") ist die Veränderung nicht als endgültige *vor*gegeben, sondern nur *auf*gegeben. Der Betrachter des Torso ist nicht ver-rückt, sondern höchstens ent-rückt. Das „Du mußt dein Leben ändern" bedeutet keine „Seelenprognose". Ist es doch der Dichter selbst, der den Zuruf, der von dem Kunstwerk an ihn ergeht, aus eigener Spontaneität in sich zum Leben erwecken und zur Gestaltung führen muss. Er erfährt einen Auftrag, ja eine Nötigung. Aber was genötigt, was provoziert wird, ist seine Freiheit. Alles bleibt Appell an seine Spontaneität. Man kann sagen, die äußerste Unfreiheit liege hier darin, dass der Betrachter durch das Begegnende zu einer höheren Freiheitsstufe sich nicht nur aufgerufen fühlt, sondern dass sie ihm geradezu abgenötigt wird. Dadurch bekommt das Müssen seinen besonderen Charakter. Unter dem Anblick des Torso ist der Dichter gleichsam im Sinne Sartres zur Freiheit „verurteilt".

Ja mehr noch, die besondere Empfänglichkeit, die den Dichter auszeichnet, die ihn an der Welt leiden lässt, ist selbst schon zu einem Teil – soweit sie als Resultat einer strengen Selbsterziehung angesehen werden darf – auf dem Boden der Freiheit gewachsen. Die besondere Art der Rezeptivität, der Empfänglichkeit für die Wesenssprache des Begegnenden, erscheint eingebettet in eine verfeinerte Spontaneität. Die von der Natur verliehene Sensibilität, ja Verwundbarkeit, ist nicht abgemildert, abgeschliffen, reduziert, sondern – in einer Folge bewusst gesteuerter Sensibilisierungsvorgänge – zu einer hohen Kultur des Vernehmen-Könnens gesteigert. Was die Natur auf dem langen Wege von einer objektblinden Schmerzempfindlichkeit zu einer differenzierten Wahrnehmungsfähigkeit für Begegnendes an Entwicklung geleistet hat, scheint hier auf höherer Stufe vollzogen. Das ließe sich für Rilke an einer Fülle von Selbstzeugnissen eindrucksvoll belegen.

Während wir beim Kranken – bildlich gesprochen – von einem „Einbruch" in die transzendentale Organisation reden können, haben wir es beim Dichter mit einem „Ausbau" derselben zu tun. Der verfestigenden Imprägnierung einer „Seelenprognose", die einen „Abruf" aus der Welt bedeutet, steht der Aufruf zu neuer Welterfahrung, zu einer erhöhten Weltoffenheit gegenüber. Hier Rigidität, in der sich die empfangenen Eindrücke verfestigen und so zu bleibenden Umstrukturierungen der kategorialen Organisation führen, bis hin zu einer gleichsam „kataleptischen Starre" derselben. Dort Durchgang zu einer freieren Beweglichkeit und neuen Elastizität[48].

Die Unterschiede zwischen Dichter und Krankem wären demnach nicht so sehr in der Empfänglichkeit, Sensibilität, Beeindruckbarkeit zu suchen – darin liegen sogar, wie wir gesehen haben, wesentliche Vergleichsmomente –, sondern mehr noch in der Fähigkeit bzw. Unfähigkeit, empfangene Eindrücke integrativ zu verarbeiten, d. h. zu assimilieren.

Ein Eindruck, für sich genommen, ist überhaupt keine feststehende, isolierbare Größe. Er hängt vielmehr von der Beeindruckbarkeit des ihn Empfangenden ab. Seine Wirklichkeit beruht – wie das schon Aristoteles[49] für die Aisthesis entwickelt hat – in der Einheit von Beeindruckenkönnen und Beeindrucktwerden können, d. h. von der Eindrucksmächtigkeit des Begegnenden und der Beeindruckbarkeit eines erfahrenen Menschen. Es spricht zwar vieles dafür, dass bereits die Beeindruckbarkeit beim Schizophrenen eine besondere ist, Burckhardt (1962) redet – vielleicht in Anlehnung an den Hölderlin-Biographen W. Michel – von der „Wehrlosigkeit" des Schizophrenen. Doch ist fraglich, ob wir hierin schon etwas spezifisch Schizophrenes zu fassen bekommen. Finden wir die damit verbundene eigentümliche Art von Offensein und Ausgesetztheit nicht auch bei einem Dichter wie Rilke? Ist die schizophrene „Wehrlosigkeit" davon tatsächlich nicht nur quantitativ – sondern auch wesensverschieden?

Ob ein Eindruck im strengen Sinne als „überwältigend" (d. h. zu einem ‚Standverlust' [Kuhlenkampff] führend) bezeichnet werden muss, hängt letztlich nicht von ihm allein, von seiner Art und Stärke ab, sondern ebenso von der Assimilationsfähigkeit des ihn empfangenden Menschen d. h. von seiner transzendentalen Organisation. Eine solche getrennte Betrachtung von Beeindruckung und Auffangen bzw. Verarbeitung des Eindrucks ist nicht ohne Berücksichtigung der *zeitlichen* Struktur möglich. Doch soll die damit verbundene schwierige Frage nach der Zeitigung des Daseins in den Abwandlungen des Bedeutungserlebens nur gestreift werden.

Schon Jaspers[50] hat bei seinem Versuch einer Aufgliederung der Wahngenese eine Zäsur betont: „Nach dem ersten Hervordringen der Wahngedanken aus den Erlebnissen tut der Kranke in vielen Fällen den *zweiten Schritt*, diese Gedanken als Wahrheiten *festzuhalten*." Wesentlich differenzierter untersucht Müller-Suur in der eingangs zitierten Studie diesen zeitlichen Einschnitt. Entscheidend sei nicht so sehr der Moment des überwältigenden Eindrucks als vielmehr dasjenige, was hernach folge. Erst im *Erlöschen* des „Eindrucks von etwas bestimmten Unverständlichen" vollziehe sich das Schizophrenwerden. Er zitiert einen Patienten: „Bruchteile von Sekunden war ich wie tot. Ich hörte auf zu leben, und mein Herz setzte aus. *Und danach* setzte etwas Neues ein ... Irgendwie war alles anders." Das Ereignishafte darin sieht Müller-Suur in einem überwältigend wirkenden „zugleich Sichgeben und Sichentziehen von etwas nicht-dinghaft Realem, das sich in einem es nicht bewältigenden Dasein unmittelbar als etwas Unerkennbares zu erkennen gibt". Im Innewerden eines momentanen zugleich Sichöffnens und Sichverschließens der Transzendenz der realen Welt vollziehe sich eine Daseinswandlung, die im So-wirken des Eindrucks ... einem schizophren werdenden Menschen widerfahre, der sich im bewussten Erfassen dieses Eindrucks schon als schizophren gewordener Mensch vorfinde.

Müller-Suur unterscheidet deutlich zwischen einem schizophren Gewesensein und einem schizophren Gewordensein, und man kann dem folgend die paradox klingende Frage aufwerfen, wie aus dem einen das andere – vielleicht ließe sich auch sagen: wie aus einer Ent-rückung[51] eine Ver-rückung – werde. Nimmt man sie ernst, ergibt sich sogleich die weitere Frage, ob dann das Prädikat „schizophren" in dem gleichen Sinne dem einen wie dem anderen zukomme. Das heißt, gibt es schizophrenieverdächtige Veränderungen der Beeindruckbarkeit ohne eine entsprechende schizophrene Verarbeitung der durch sie ermöglichten Eindrücke? Diese

Frage kann gerade angesichts des Gedichtes von Rilke laut werden. Physiognomisierung und Blickpenetranz, das Transitivwerden des Begegnenden ebenso wie der zugleich damit erfolgende Ruf zur inneren Wandlung – die Tua-res-agitur-Stimmung (Weitbrecht) – erinnern an psychotisches Erleben. Wollte man darin bereits schizophrene Symptome sehen, müsste man an die Möglichkeit von Mikroschüben denken, die symptomlos verheilen oder sogar in gesteigerter Produktivität aufgefangen und bewältigt werden[52]. Sturm (1950) hatte bereits im Hinblick auf das „individuelle Symbolerleben" des Studenten von Matussek diese Möglichkeit von Schüben „extrem kurzer Dauer" diskutiert. Damit geraten wir jedoch in den Bereich von Hypothesen, die zu einer gefährlichen Ausweitung des Schizophreniebegriffes führen können.

Es scheint daher sinnvoller, die Kriterien für „das Schizophrene" nicht in der Ereignishaftigkeit und Eindrücklichkeit bestimmter Erfahrungen zu suchen, sondern in deren Verarbeitungsmodus. Das schließt nicht aus, dass der Art und Intensität des zu verarbeitenden Eindrucks beträchtliche Bedeutung zukommt; etwa in der Weise, dass bei der gemeinhin begrenzten Assimilationsfähigkeit des Menschen bestimmte Eindrücke vielleicht kaum eine andere als schizophrene Verarbeitung erfahren können. Es mag sehr weitgehend von der Eindrücklichkeit eines Eindrucks abhängen, ob er noch in der freien Sphäre z. B. künstlerisch sich auslebender imaginativer Kräfte aufgenommen und verarbeitet werden kann, oder ob er gleichsam „durchschlägt" in den Bereich wahnbildender Organisationskräfte, wo er sich verselbständigen und ein wucherndes Eigenleben zu entfalten beginnen kann[53]. Hingewiesen ist damit auf einen Bereich, auf den unser Kranker vielleicht selber anspielte, wenn er meinte, „nicht seelisch, sondern organisch" an das Bild gebunden zu sein. Innerhalb der transzendentalen Organisation wären demnach gleichsam „freiere" und „unfreiere" Regionen zu unterscheiden. – Diesen schwierigen Problemen können wir hier nicht weiter nachgehen. Doch sei in Parenthese vermerkt, dass die „transzendentale Organisation", wie wir sie verstehen, nicht völlig beziehungslos der leiblichen Organisation gegenübersteht. Insofern dieser Begriff die Geworfenheit jeglichen Entwerfens – hier die besondere Geworfenheit wahnhaften Entwerfens – mit umfasst, öffnet er einen Zugang zu einem „Innenaspekt" der leiblichen Organisation des Menschen, insofern sich in ihr ein bestimmtes begrenztes Selbst-Welt-Verhältnis konstituiert. Das Ziel der in dieser

Richtung gehenden phänomenologischen Bemühungen müsste es sein, u. a. den „biologischen Untergrund" der schizophrenen Psychose in seiner Negativform, d. h. als spezifisch konturierte Privation eines freien Selbst- und Welt-Verhältnis herauszuarbeiten. – Für die vorstehenden Bemerkungen, die z. T. mitten in klinische Probleme hineinführen, ist besonders nachdrücklich an den anfangs hervorgehobenen Unterschied zwischen nosologischer und phänomenologischer Sicht zu erinnern.

Wir mussten die Beeindruckbarkeit und die Assimilationsfähigkeit für ereignishafte Erfahrungen in Hinblick auf das Bedeutungserleben beim Kranken und beim Dichter scharf trennen. Eine solche Trennung behält aber angesichts der Einheit des „transzendental leistenden Lebens" (Husserl) den Charakter eines künstlichen Eingriffs. Beeindruckbarkeit und Assimilationsfähigkeit stehen – jedenfalls beim Gesunden – nicht beziehungslos nebeneinander.

Eigentlich ist es ja ein Wunder, dass nicht jeder Eindruck, den wir empfangen, zu einer umstürzenden Revolution der gesamten Organisation unseres Vernehmen-Könnens führt. Was dies verhindert, sind eine Reihe Akte, deren letzter, der der Vergegenständlichung, uns noch am zugänglichsten ist. Durch sie wird das Begegnende seiner Wesensmächtigkeit weitgehend beraubt. Erst so gewahren wir die ungeheure Macht, mit der unsere „gesunde Gewöhnlichkeit" eine theoretisch denkbare Beeindruckbarkeit und damit zugleich Eindrucksüberflutung fortwährend niederhält – um uns auf diese Weise die kategoriale Bewältigung des Begegnenden zu ermöglichen. Transitiv Herandringendes wird *abgelähmt*, d. h. Eindrücke, denen sich unsere transzendentale Organisation – in ihrer Aufgabe der Selbstkonstitution – nicht gewachsen „fühlt", werden im Allgemeinen abgeschirmt. Diese Abschirmung – nicht so sehr deren Versagen – ist das eigentliche Rätsel, dem es näher zu kommen gilt[54]. Sie gewährleistet, dass das menschliche Dasein sich gegenüber Begegnendem nicht empfänglicher oder gar durchlässiger verhält, als es ohne Standeinbuße oder Standverlust (Kulenkampff) zu ertragen vermag. Inwieweit die transzendentale Organisation ein universales Seinlassen alles Begegnenden (d. h. selbstverständlich nicht nur des draußen in der Außenwelt Begegnenden, sondern vor allem auch des der eigenen Organisation Entstammenden) sich leisten, „erlauben" kann, wäre demnach eine Frage- der Selbstkonstitution[55]. *Beeindruckbarkeit und Assimilati-*

onsfähigkeit stehen beim Gesunden offenbar in einem ausgewogenen Verhältnis, das nur innerhalb gewisser Grenzen variabel ist[56]. Beim Schizophrenen scheint es dagegen mehr oder weniger auseinanderzubrechen.

Bekanntlich kommt es im weiteren Fortgang prozeßhafter Abwandlung des Bedeutungserlebens zu tiefergehenden Störungen. Es bleibt nicht beim Überwältigtwerden durch Bedeutungsgehalte, die auch den Gesunden bewegen, wie etwa die Überwältigung durch das Numinose der „Kunst" bei unserem Patienten. Die Abwandlungen bemächtigen sich immer mehr auch des Inhaltlichen der Bedeutungen. Das charakteristische Nebeneinander des Banalen und Erhabenen fällt ins Auge usf. Doch damit brauchen wir uns hier nicht mehr zu beschäftigen.

Am Ende ist aber noch ein wesentlicher Unterschied zwischen Dichter und Krankem hervorzuheben, der nicht übergangen werden soll. Er liegt in der *Kommunikabilität* des Erfahrenen: Inwieweit besteht die Möglichkeit – das Bedürfnis und die Fähigkeit –, das Erfahrene mitteilbar zu machen? Beim Dichter finden wir sie in hohem Maße entwickelt. Schon damit, dass er das Gedicht beginnen lässt: „Wir kannten nicht ...", wendet er die persönliche Betroffenheit in den Bereich der Intersubjektivität des allen Menschen Erfahrbaren. Jede Wesenserfahrung vereinzelt[57]. Sie stellt den Menschen aus der vorgegebenen Gemeinsamkeit mit anderen heraus und wirft ihn auf sich zurück. Überspitzt kann man sagen, die Wesenserfahrung führe durch einen – beim Gesunden in statu nascendi aufgehobenen – Autismus hindurch, ebenso wie jede echte Wahrnehmung des anderen – sofern man die Sartreschen Blickanalysen ernst nimmt – über eine in statu nascendi aufgehobene Ichstörung führt. Dies sind Thesen, die hier nicht mehr eine nähere Begründung finden können. Auf jeden Fall scheint das entscheidende Moment der „Aufhebung in statu nascendi" beim Kranken mehr oder weniger zu fehlen.

Zwar ringen auch viele Schizophrene – besonders im Beginn ihrer Erkrankung – darum, ihr ihnen unfasslich scheinendes Erleben dennoch anderen und sich selbst fasslich zu machen, um das Erlebte in den bergenden Raum der Intersubjektivität zurückzuretten. Doch fragt es sich, ob wir es dabei nicht nur mit (vorerst) noch gesund verbliebenen Persönlichkeitsanteilen zu tun haben. Entscheidend ist letztlich, inwieweit das auf die Dauer gelingt oder nicht. Im weiteren Verlauf beobachten wir fast stets – als zum Wesen dieses Krankseins gehörig – jene „Schrumpfung des Selbstverhältnisses“ (Kisker), die zugleich eine Schrumpfung der Möglichkeiten des Mitseins wie des Weltverhältnisses überhaupt bedeutet. Bash spricht von der „grundsätzlichen Verstehensweigerung“ des Schizophrenen und hat damit wohl dasselbe im Blick.

Nachdem anfangs die Gefahr einer Grenzverwischung zwischen psychotischem und nichtpsychotischem Bedeutungserleben zu drohen schien, trat im Verlauf unserer phänomenologischen Untersuchung beides mehr und mehr *wesenspolar* auseinander. Wichtig ist, dass die Unterschiede, ja Gegensätze, die sich auf dem Wege über ein Studium des grundgebend Vergleichbaren herauskristallisierten, nicht statischer, sondern dynamisch-dialektischer Art sind. Einem solchen dynamisch-dialektischen Unterscheiden, das umso stärker auseinandertreten lässt, je intensiver Vergleichbares herausgearbeitet wird, liegt ein phänomenologischer Leistungsbegriff zugrunde, der aus der Rückübersetzung des Husserlschen Begriffs eines transzendental „leistenden Lebens“ in die Sphäre der psychiatrischen Anthropologie gewonnen wurde. Das näher zu zeigen und zu begründen, gehört nicht mehr in den Rahmen dieser Untersuchung.

Anmerkungen

1 „Psychopathologie heute“, Festschrift für K. **Schneider,** Stuttgart 1962, S. 81 ff.

2 Wir wissen zwar, dass die seelischen Veränderungen beim Schizophrenen keineswegs immer so schlagartig einsetzen, wie es nach späteren Selbstschilderungen der Kranken oft den Anschein hat. Die Tendenz, das zeitliche Geschehen in Richtung auf Akuität paramnestisch umzudeuten, ist aber nicht zufällig. Sie folgt vielmehr einem Wesenszug des Erlebten, der durch die Selbstschilderungen hindurch fassbar wird. Die „Ereignishaftigkeit“ meint dann weniger den äußerlich fassbaren Geschehensablauf als die Abwandlung der Zeitigung des Daseins im akuten Schub. – Über die Art, wie Schizophrene Vergangenes vergegenwärtigen, finden sich wichtige Hinweise bei Janzarik, „Die Erinnerungen alter Schizophrener und der mnestische Aspekt seelischer Strukturen“, ebenfalls in der Festschrift für K. Schneider, S. 94ff.

3 Zur Methodologie des hier gemeinten phänomenologischen Vorgehens innerhalb der Psychiatrie, vgl. L. Binswanger, Blankenburg, Häfner, Hofer, Kisker, Kuhn, Kunz u.a.

4 Vergl. u. a. Weitbrecht 1948, Heimann 1956 und 1961.

5 Vergl. den Versuch einer Abgrenzung schizophrener Syndrome von exogenen Halluzinosen und postencephalitischen Zustandsbildern. In: Die

Person des Schizophrenen Bern 1949; oder auch: Über die Intuition bei der Erkennung des Schizophrenen. Schweiz, med. Wschr. 76, 1173 (1946).

6 Dieses Paradoxon, dass die naturwissenschaftlich orientierte Medizin ihr eigenstes Thema (den Unterschied zwischen gesund und krank) immer voraussetzt, aber nie einholt, findet sich prinzipiell in jeder unreflektiert vergegenständlichenden Einzelwissenschaft wieder. Heidegger (1954) hat dieses Paradoxon als den „unscheinbaren Sachverhalt" herausgestellt, der das Wesen der gesamten modernen Wissenschaft durchwalte und kennzeichne. – Von einzelnen Forschern ist dies immer schon empfunden und zum Ausdruck gebracht worden. So etwa, wenn der Pathologe G. Ricker in methodisch konsequenter Weise forderte, der Krankheitsbegriff müsse eigentlich aus der Pathologie eliminiert werden.

7 Vergl. Rümke (1958), Müller-Suur (1961), Irle (1962), Spoerri (1963).

8 Überall, wo im Folgenden die Ausdrücke gesund, krank, abnorm, schizophren usw. vorkommen, müssten sie eigentlich in Anführungszeichen stehen, um kenntlich zu machen, dass sie nicht als naiv gesetzte Prädikate der klinischen Empirie zu verstehen sind, sondern lediglich als Leitfäden einer eidetisch ausgerichteten phänomenologischen Untersuchung.

9 Wir danken Herrn Prof. Haddenbrock für die freundliche Erlaubnis, die Krankengeschichte hier verwenden zu dürfen.

10 Wegen der Anfälle der Mutter, einer während der Insulinkur hervortretenden Anfallsbereitschaft des Patienten und einer gewissen „Farbigkeit" seiner Psychose bei auffallender Gemütswärme konnte man bei ihm differentialdiagnostisch an eine exogene Psychose aus dem epileptischen Formenkreis denken. Es ließen sich hierfür aber im Übrigen – auch bei wiederholten EEG-Untersuchungen – keine genügenden Anhaltspunkte finden.

11 Dass es die Farbe Blau war, ist vielleicht nicht ganz zufällig. Goethe schreibt über die sinnlich-sittliche Wirkung des Blaus: „Diese Farbe macht für das Auge eine sonderbare und fast unaussprechliche Wirkung. Sie ist als Farbe eine Energie; allein sie steht auf der negativen Seite und ist in ihrer höchsten Reinheit gleichsam ein reizendes Nichts. Es ist etwas Widersprechendes von Reiz und Ruhe im Anblick …" (Farbenlehre 779). „So sehen wir das Blau gern an, nicht weil es auf uns dringt, sondern weil es uns nach sich zieht" (781).

12 Möglicherweise handelte es sich um die Reproduktion eines Gauguin.

13 Vergl. E. Fink: Sein, Wahrheit, Welt. Vor-Fragen zum Problem des Phänomen-Begriffes. Den Haag 1958. Erscheinen als Anschein und als Vorschein, S. 92ff.

14 Auf diese Wesenszusammenhänge werden wir immer wieder durch die Äußerungen schizophrener Patienten gestoßen, ohne dass sie bis heute genügend durchsichtig geworden wären. Vergleiche hierzu H. Burckhardt (1962, 1964).

15 Blankenburg: Die Verselbständigung eines Themas zum Wahn. Jb. f. Psychother., Psychol. u. med. Anthropol. 12, (1965).

16 Heidegger: Vom Wesen der Wahrheit, IV. Aufl. Frankfurt 1961.

17 „Ideen zu einer reinen Phänomenologie und phänomenologischen Philosophie", Bd. I, Husserliana III, S. 163.

18 a. a. O. S. 16.

19 Eine bestechende Darstellung der Beziehungen zwischen Psychopathologie und Dichtung findet sich bei H. Tellenbach (1964).

20 Sämtliche Werke Bd. I, S. 557. Insel-Verlag 1955.

21 Die abnorme Empfindlichkeit für den Blickcharakter unbelebter physiognomischer Gegebenheiten stellt wohl nur eine Steigerung dar gegenüber der Empfindlichkeit für den Blick, der von einem anderen Menschen ausgehend erlebt wird, eine Steigerung, die allerdings einer gesonderten Untersuchung bedürfte. Hegel [Werke, Berlin 1835, 10. Bd. I, S. 197; zit. n. J. König: Die Natur der ästhetischen Wirkung. In: Wesen und Wirklichkeit des Menschen. Festschr. f. H. Plessner. Göttingen 1957] schreibt, es könne „von der Kunst behauptet werden, dass sie das Erscheinende an allen Punkten seiner Oberfläche zum Auge umzuwandeln habe …“ und führt im Weiteren philosophisch aus, was Rilke (vermutlich ohne Kenntnis des Hegelschen Textes) dichterisch gestaltet.

22 Erste Duineser-Elegie. Sämtl. Werke Bd. I, 685.

23 Nach U. Hausmann, „Die Apollosonette Rilkes und ihre plastischen Urbilder“, Berlin 1947, handelt es sich um den sog. „Torso von Milet“ im Louvre.

24 Dazu wären unsere Beispiele wenig geeignet, da sie nach der Seite des faktisch stattgehabten Erlebnistatbestandes vieles offenlassen.

25 Schweiz. Arch. Neurol. Psychiat. 90, 412 (1962).

26 Welt und innerweltlich Seiendes stehen bis zu einem gewissen Grade zueinander im Verhältnis wechselseitiger Verbergung, gestaltpsychologisch ausgedrückt, in einem Figur- Grund-Verhältnis. Diese Charakterisierung bleibt aber formal und äußerlich. Auf das Verhältnis von Welt und *in* der Welt Begegnendem können wir hier nicht weiter eingehen. Vgl. Heidegger, Sein und Zeit § 16. – Fink (1958) S. 144ff.

27 Das Dialektische im Erfahrungsbegriff hervorhebend, kann man sagen: Es handelt sich um eine Erfahrung, die so sehr Erfahrung ist, dass in ihr letztlich nichts mehr in Erfahrung gebracht zu werden vermag. D. h. Erfahrung i. S. einer vorbehaltlosen Entgegennahme von Eindrücken schlägt – radikalisiert – in ihr Gegenteil um und wird zu bloßer Widerfahrnis.

28 „Die reale Welt ist nur in der beständig vorgezeichneten Präsumption, dass die Erfahrung im gleichen konstitutiven Stil beständig fortlaufen werde“. Auf die Bedeutung dieses Husserlschen Satzes (Logische Untersuchungen, Halle 1929, S. 222) hat Binswanger wiederholt hingewiesen. Die Umstrukturierung der Erfahrung, wie sie oben charakterisiert wurde, zeigt an, dass die beständige Vorzeichnung dieser Präsumption einen empfindlichen Stoß erlitten hat, der das Ganze In-der-Welt-sein zwar nicht aufzuheben vermag, aber in seinen konstitutiven Grundlagen erschüttert und in Frage stellt.

29 E. Wulff (Ausdrucksphänomenologische Interpretation einer katatonen Krise, Inaug.-Diss. Freiburg 1960) hat den bisher umfänglichsten Versuch unternommen, Gedanken V. v. Weizsäckers für die Aufschlüsselung der Struktur schizophrenen Inderweltseins fruchtbar zu machen.

30 Derartiges wird bei Schizophrenen am ehesten in Frühstadien, gelegentlich jedoch auch in chronischen Verläufen beobachtet.

31 Vgl. hierzu u. a. die Überlegungen von W. Janzarik (1955).

32 Diese Fragen nehmen Gedanken auf, die H. Kunz bereits 1931 in seiner

Arbeit über „Die Grenze der psychopathologischen Wahninterpretation" beschäftigten, berücksichtigen aber zugleich die kritischen Anmerkungen L. Binswangers (1958) dazu. Besonders wichtig ist für unseren Zusammenhang das Problem, ob bzw. inwieweit die sprachlich-urteilende Selbstauslegung der Schizophrenen verwertbar ist (Kronfeld), d. h. „dem *gelebten* Geschehen *gerecht*" wird. Denn eine Schwierigkeit, die auch Müller-Suur betont (1962), besteht zweifellos darin, dass uns die psychopathologischen Sachverhalte großenteils nur in doppelter Indirektheit zugänglich sind, nämlich vermittelt 1. durch die Exploration und 2. beim Kranken durch den Erinnerungsakt, der etwas Selbsterlebtes möglicherweise entstellt vergegenwärtigt. (Vgl. hierzu, die schon eingangs genannte Arbeit von Janzarik [1952]). Binswanger (1958, S. 190ff.) begegnet dieser Schwierigkeit mit dem Hinweis auf eine „Doppelung der ‚hermeneutische Kommunikation'", worauf hier nicht weiter einzugehen ist.

33 Es ist im folgenden nicht möglich, an jeder Stelle zu vermerken, wo Formulierungen von anderen Autoren der phänomenologischen Richtung (hier z. B. von Sartre, Kulenkampff und Zutt) mitverwendet werden. Das würde den Text zu sehr unterbrechen und die Konzentration auf die Sache erschweren.

34 Vgl. dieses „Bestehen" mit dem, was Kulenkampff als „Standverlust" umrissen hat. Die Berechtigung der Metapher ‚Stand' haben Kulenkampff und Zutt in Auseinandersetzung mit den kritischen Einwänden Schrenks [Nervenarzt 30, 413 (1959)] ausführlich begründet. Danach müssen „Stand" und „Blick" als leibliche Ausdrucksformen der subjektiven Transzendenz des Daseins (Szilasi) betrachtet werden. – Neuerdings hat Kisker (1964) von klinischen Gesichtspunkten aus den Terminus „Egopathie" vorgeschlagen für Verfassungen, die „bei vielfältigem Verlaufs- und Querschnittsbild dennoch in der Labilität der Ichstrukturen ein phänomenologisch und psychodynamisch Gemeinsames" aufweisen. Vom phänomenologischen Gesichtspunkt aus wäre eine egologische Konstitutionsanalyse dieser „Labilität" von großem Interesse (vgl. auch Broeckman und Müller-Suur, 1964).

35 Hier: Dem Kunstwerk

36 Für ein rein empirisches Interesse, wie es die Gestaltpsychologie verfolgt, ist mit diesem Ausdruck hinlänglich kenntlich gemacht, was gemeint ist. Phänomenologisch wäre aber weiter zu fragen: Was ist das Wesen dieser „Wesenseigenschaften", dass sie dahin tendieren, sich in der menschlichen Erfahrung zu verabsolutieren, blickhaft heranzudrängen und das Dasein in seinem „Stand", das ist in seiner Selbstkonstitution zu gefährden?

37 Die Annahme, Rilke habe vielleicht die Steigerung der Physiognomisierung über das Sicherblicktfühlen bis hin zu einem Wandlungsauftrag nur zu Interpretation der geistesgeschichtlich bekannten Assoziation: delphischer Apoll – „Erkenne dich selbst" sich ausgedacht, würde dem Gedicht nicht gerecht. Seine Bedeutung verdankt es vielmehr der Kraft, mit der es geistesgeschichtlich Tradiertes in die unmittelbare Erfahrung zurückholt. Inwieweit diese Erfahrung nur dichterischer Entwurf ist, inwieweit sie von Rilke tatsächlich faktisch durchlitten wurde, soll uns hier nicht beschäftigen.

38 In diesem Zusammenhang könnte eine gesonderte Erörterung von Rilkes Begriff des „Leistens" aufschlussreich sein.

39 Vgl. dazu die differenzierten Untersuchungen „Über Wahrnehmungs- und

Bedeutungsstrukturen und ihre Beziehung zur emotionalen Einstellung" von Häfner (1953).

40 Zwar hat auch der Wahneinfall einen Erfahrungshintergrund und kann deshalb mit Jaspers als zweigliedrig aufgefasst werden. Aber das Erfahrungsfeld, auf das sich die freisteigenden Wahneinfälle beziehen, ist diffus und für uns nicht überschaubar. Die Vergleichbarkeit fällt weitgehend hinweg.

41 Diese unterschiedliche Einbettung in die Intersubjektivität bedarf nach verschiedenen Richtungen hin noch einer gründlicheren Erforschung. Dabei wird sich zeigen, dass gerade diesem Problem gegenüber eine starre Trennung zwischen Form und Inhalt, Akt und Materie, nicht weiterführt. Vgl. hierzu u. a. Kisker (1961).

42 Nur wo sie vorliegen, will Matussek – in Abhebung vom „Symbolbewußtsein" – den Terminus „Wahnwahrnehmung" angewendet wissen.

43 Ausgewählte Vorträge und Aufsätze, Bd. II, S. 251. Bern 1955.

44 Es fragt sich – das sei am Rande vermerkt – ob nicht auf der anderen Seite auch manche Ästhetizismen und andere zunächst befremdliche Eigentümlichkeiten des Dichters tiefer verstanden werden können als eine notwendige Stütze der Ich-Konstitution inmitten von Erfahrungen, die eine besondere Weise des Ausgesetztseins verraten.

45 Dieser Ausdruck umfasst eine Reihe von Problemen, die hier nicht entfaltet werden können.

46 Spoerri (1952) lässt dabei ausdrücklich offen, ob ersteres die Folge des letzteren ist, oder eine umgekehrte kausale Beziehung oder nur eine Zuordnung oder Gleichzeitigkeit vorliegt.

47 V. v. Weizsäcker, Pathosophie, S. 60ff. Göttingen 1956.

48 Diese bildhafte Gegenüberstellung darf in ihrem Aussagewert selbstverständlich nicht gepresst werden.

49 De anima II. Buch.

50 Allgemeine Psychopathologie, VII. Aufl., 1959, S. 87. Berlin-Göttingen-Heidelberg.

51 Die Frage, ob bzw. in welchen Arten es zwischen „gesunder Gewöhnlichkeit" (Wyrsch) und Verrücktsein ein – gegenüber gesund und krank vielleicht indifferentes – Entrücktsein gibt, ist ein noch offenes, aber doch wichtiges Problem der psycho(patho)logischen Forschung.

52 Die im Ansatz interessante Arbeit von Brzezicki „Über Schizophrenien, die zu einem sozialen Aufstieg führen" erscheint zu unkritisch, als dass auf sie in diesem Zusammenhange verwiesen werden könnte.

53 Vgl. Blankenburg: Die Verselbständigung eines Themas zum Wahn. Jb. Psychol. Psychother. u. med. Anthrop. 12, (1965).

54 Vgl. hierzu E. Wulff, H. Burckhardt u. a. Danach ist von einer Erforschung der Konstitution der natürlichen Selbstverständlichkeit des Gesunden auch eine Aufklärung über die psychotischen Störungen zu erwarten.

55 Die an dieser Stelle sich aufdrängenden weitverzweigten Fragen nach kausalgenetischen Faktoren, die für die Stabilität oder Instabilität der Selbstkonstitution verantwortlich zu machen sind, gehören nicht in den Rahmen dieser Arbeit.

56 Es läge in der Richtung gegenwärtiger wissenschaftlicher Bestrebungen, dieses Verhältnis und seine mögliche Störbarkeiten auf regeltechnische Formu-

lierungen – und damit vielleicht einer künftigen Beherrschbarkeit näher zu bringen.

57 Inwieweit sie nicht zugleich auch schon immer Vereinzelung *vorausgesetzt*, soll hier nicht erörtert werden.

Literatur

Baeyer, W. v.: Nervenarzt 26, 369 (1955), Referat über Situation und Psychose bei der 80. Wander- verslg. Südwestdtsch. Neurologen u. Psychiater am 23.5.64 in Baden-Baden.

Bash, K. W.: Lehrbuch der allgemeinen Psychopathologie. Stuttgart 1955.

Beringer, K.: Z. ges. Neurol. Psychiat. 93, 55 (1924).

Binswanger, L.: Ausgewählte Vorträge und Aufsätze, Bd. I Bern 1947, Bd. II Bern 1955; – Schizophrenie. Pfullingen 1957; – Jb. Psychol. Psychother. 6, 175 (1958); – Melancholie und Manie. Pfullingen 1960.

Blankenburg, W.: Schweiz. Arch. Neurol. Psychiat. 81, 9 (1958); 90, 412 (1962); – Jb. Psychol. Psychother. 12, (1965).

Broeckmann, J. M., u. H. Müller-Suur: Phil. Rdsch. 11, 161 (1964).

Brzezicki, E.: Confin. psychiat. (Basel) 5, 177, 233- (1962).

Burckhardt, H.: Studium gen. 15, 662 (1962); – Nervenarzt 33, 306 (1962).

Conrad, K.: Studium gen. 5, 503 (1952); – Fortschr. Neurol. Psychiat. 25, 56 (1957); – Die beginnende Schizophrenie. Versuch einer Gestaltanalyse des Wahns. Stuttgart 1958.

Fink, E.: Sein, Wahrheit, Welt. Vor-Fragen zum Problem des Phänomen-Begriffes. Den Haag 1958.

Gruhle, W.: Die Schizophrenie, Die Psychopathologie. In: Handbuch der Geisteskrankheiten, Bd. IX. Berlin 1932; – Nervenarzt 22, 125 (1951).

Häffner, H.: Z. exp. angew, Psychol. 1, 568 (1953); – Psychopathen. Berlin-Göttingen-Heidelberg 1961; – Fortschr. Neurol. Psychiat. 31, 393 (1963).

Hausmann, U.: Die Apollosonette Rilkes und ihre plastischen Urbilder. Berlin 1947.

Heidegger, M.: Sein und Zeit. Halle 1927; – Vorträge und Aufsätze. Pfullingen 1954; – Vom Wesen der Wahrheit, IV. Aufl. Frankfurt 1961.

Heimann, H.: Mschr. Psychiat. Neurol. 131, 16 (1956); – Religion und Psychiatrie. In: Psychiatrie der Gegenwart, Bd. III, S. 471.

Berlin-Göttingen-Heidelberg 1961.
Hofer, G.: Nervenarzt 25, 342 (1954).
Husserl, E.: Formale und transzendentale Logik. Halle 1929; Husserliana, Bd. I–IX. Den Haag 1950ff.
Irle, G.,: Arch. Psychiat. Nervenkr. 203, 385 (1962).
Janzarik, W.: Fortschr. Neurol. Psychiat. 23, 533 (1955); – Dynamische Grundkonstellationen in endogenen Psychosen. Ein Beitrag zur Differentialtypologie der Wahnphänomene. Berlin-Göttingen-Heidelberg 1959; – Die Erinnerungen alter Schizophrener und der mnestische Aspekt seelischer Struktur. Psychopathologie heute. Festschr. für K. Schneider. Stuttgart 1962; – Nervenarzt 35, 286 (1964).
Jaspers, K.: Allgemeine Psychopathologie, 6. Aufl. Berlin-Göttingen-Heidelberg 1953.
Kisker, K, P.: Der Erlebniswandel des Schizophrenen. Berlin-Göttingen-Heidelberg I960; – Gedanken zur schizophrenen Wandlung als einer menschlichen Möglichkeit. In: Werden und Handeln. Festschr. zum 80. Geburtstag von V. E. v. Gebsattel. Stuttgart 1962.
Kuhn, R.: Daseinsanalyse und Psychiatrie. In: Psychiatrie der Gegenwart, Bd. 1/2, S. 853ff. Berlin-Göttingen-Heidelberg 1963.
Kulenkampff, C.: Nervenarzt 24, 326 (1953); 26, 89 (1955); 27, 2 (1956); 30, 418 (1959).
Kunz, H.: Z. ges. Neurol. Psychiat. 135, 671 (1931).
Matussek, P.: Nervenarzt 19, 372 (1948); – Arch. Psychiat. Nervenkr. 189, 279 (1952); – Schweiz. Arch. Neurol. Psychiat. 71, 189 (1953).
Metzger, W.: Psychologie, 2. Aufl. Darmstadt 1954.
Michel, W.: Das Leben Friedrich Hölderlins. Darmstadt 1963, I. Aufl. Bremen 1940.
Müller-Suur, H.: Studium gen. 6, 357 (1953); – Fortschr. Neurol. Psychiat, 29, 145 (1961); – Das Schizophrene als Ereignis. In: Psychiatrie heute. Festschr. für K. Schneider. Stuttgart 1962.
Ricker, G.: Wissenschaftstheoretische Aufsätze für Ärzte. Leipzig 1936.
Rilke, R.-M,: Sämtliche Werke, Bd. I. Wiesbaden Insel-Verlag 1955.
Rümke, H, C.: Nervenarzt 29, 49 (1958).
Sartre, J.-P.: L'être et le néant. Paris 1943; – Die Tranzendenz des Ego. Drei Essays. Hamburg 1964.
Schneider, K.: Fortscr. Neurol. Psychiat. 17, 26 (1949); – Klinische

Psychopathologie, IV. Aufl. Stuttgart 1955.
Spoerri, TH.: Mschr. Psychiat. Neurol. 124, 384 (1952); – Confin. psychiat. (Basel) 6, 53 (1963).
Sturm, G.: Nervenarzt 21, 181 (1950).
Szilasi, W.: Die Erfahrungsgrundlage der Daseinsanalyse Binswangers. In: Philosophie und Naturwissenschaft. Bern u. München 1961.
Tellenbach, H.: Jb. Psychol. Psychother. 11, 60 (1964).
Weitbrecht, H. J.: Beiträge zur Religionspsychopathologie, insbesondere zur Psychopathologie der Bekehrung. Heidelberg 1948; – Fortschr. Neurol. Psychiat. 25, 41 (1967); – Grundriß der Psychiatrie. Berlin-Göttingen-Heidelberg: Springer 1964.
Weizsäcker, V. v.: Der Gestaltkreis, 3. Aufl. Stuttgart 1947; – Pathosophie. Göttingen 1956.
Wulff, E.: Ausdrucksphänomenologische Interpretation einer katatonen Krise. Inaug.-Diss. Freiburg 1960.
Wyrsch, J.: Schweiz. Med. Wschr. 76, 1173 (1946); – Die Person des Schizophrenen. Bern 1949; – Klinik der Schizophrenie. In: Psychiatrie der Gegenwart, Bd. II. Berlin-Göttingen-Heidelberg 1960.
Zucker, K.: Arch. Psychiat. Nervenkr. 110, 465 (1939).
Zutt, J.J Auf dem Weg zu einer anthropologischen Psychiatrie. Berlin-Göttingen-Heidelberg 1963; – Über verstehende Anthropologie. Versuch einer anthropologischen Grundlegung der psychiatrischen Erfahrung, In: Psychiatrie der Gegenwart, Bd. 1/2, S. 763ff. Berlin-Göttingen-Heidelberg 1963.

Hysterie in anthropologischer Sicht*

Was heißt „anthropologische Sicht"? Um dies zu verdeutlichen, gehen wir nicht von theoretischen Erörterungen und Definitionen aus, sondern von Schwierigkeiten, die uns in der psychotherapeutischen Arbeit mit hysterischen Patienten immer wieder begegnen. Eine dieser Schwierigkeiten besteht darin, erst einmal ein verlässliches, tragfähiges Arbeitsbündnis[1] mit ihnen aufzubauen. Dies scheitert nicht selten an Widerständen, die gleich zu Beginn der Therapie auftauchen. Es fragt sich aber, ob diese Widerstände in jedem Fall ausschließlich von den neurotischen Persönlichkeitsallteilen des Patienten ausgehen – etwa vom Nichtaufgeben-Können auf Seiten des Therapeuten [entsprechen]**. Gerade das fällt bei hysterischen Patienten oft nicht leicht. Der Arzt bewegt sich ihnen gegenüber eigentlich immer zwischen zwei Gefahren: der Gefahr, von ihnen „eingewickelt" zu werden, und der Gefahr, sie bewusst oder unbewusst abzulehnen (etwa unter dem Eindrucke der Unechtheit von Symptomatik und Persönlichkeit oder infolge wiederholter Enttäuschungen usf.). Es ist ein schmaler Grat, auf dem er zwischen Faszination und Ablehnung das rechte Verhältnis zu ihnen finden muss. Deshalb ist gerade gegenüber hysterischen Patienten die Frage wichtig: Wie gehe ich mit meinen Gegenübertragungsreaktionen um? Jenseits von Faszination und – wie auch immer begründeter – Ablehnung gilt es, ein Stück *Solidarität* herzustellen, das sich als tragfähig für eine therapeutische Beziehung erweist. Dazu bedarf es einer Verständigungsbereitschaft, die nicht ausschließlich vergangenheitsorientiert nach der Genese des Syndroms (z. B. aus unbewussten Reminiszenzen und Konflikten) fahndet, sondern darüber hinaus nach den prospektiven Potenzen dieser – nun einmal so und nicht anders gelaufenen Lebensentwicklung[2]. Das ist nur möglich, wenn die eigenen Maßstäbe der Beurteilung – z. B. auch die Reifemaßstäbe, die wir anlegen – stets mit in Frage gestellt werden.

Für die Begründung der hier geforderten Solidarität geben die gängigen Defizienz-Theorien (nach dem Muster: psychopathologisches Syndrom = „Störung von ...") wenig her. Das gilt nicht nur

---

* Kurzfassung eines im Rahmen der Lindauer Psychotherapiewochen 1974 gehaltenen Referates.

** Anm. d. Hg.: Eckige Klammern ergänzt, da „entsprechen" sich nicht in den Satz einfügt.

für die klassischen psychopathologischen und analytischen Auffassungen, sondern auch für die älteren sich ausdrücklich als „anthropologisch" deklarierenden Konzeptionen.

Es ist hier an die Studie von E. Michel „Zur anthropologischen Deutung der Hysterie" (1950) zu erinnern. Danach stellt sich die Hysterie dar als „spezifische Ausdrucksform und zugleich als behelfsmäßiger Kompensationsvorgang für einen grundhaften Ausfall ... der antwortenden und verantwortenden Personenmitte". Die Instanz des Selbst sei beim Hysteriker dissoziiert und desintegriert. Dem liege ein „Mangel an personaler Integrationskraft" zugrunde. Die daraus resultierende Angst erzeuge das „Bedürfnis, ein haltgebendes Gegenüber zu finden", dem der Hysteriker in Faszination verfalle, wodurch er die Wirklichkeit verfehle. Der Liebesunfähigkeit im sexuellen Sinn komme nur sekundäre Bedeutung zu. Die Grundstörung sei vielmehr in einer „Verhinderung der einheitlichen Bildung des Gemüts" in der frühen Kindheit zu suchen.

Hysterie als „Mangel", als „Ausfall" – Michel spricht sogar von einer „zentralen Mangelkrankheit". Derartige Formulierungen machen deutlich, dass auch im Rahmen dieser anthropologischen Konzeption der Kern der hysterischen Neurose in einer *Defizienz* gesehen wird. Nur dass dieser Mangel aufgrund eines anderen Konstrukts anders beschrieben wird. Dem entspricht es, wenn J. H. Schultz die Hysterie auf eine „Zentralschwäche" zurückführt. Lersch, Klages, Jaensch, Wellek u. a.[3] hatten schon früher auf einen grundlegenden Mangel an Echtheit abgehoben. Lersch bezeichnet den Hysteriker geradezu als Prototyp des habituell Unechten.

Diese Ansätze haben ihr Verdienst. Sie ersetzen die technischen Modellvorstellungen eines ‚psychischen Apparates' durch Leitbilder vom Aufbau des seelischen Lebens, die zwar weniger handlich sind, dafür aber der Mehrdimensionalität menschlicher Existenz eher gerecht werden. Der Ansatz bei einer statisch vorausgesetzten Norm des Normalen bleibt jedoch derselbe wie auch der undialektische Umgang mit ihr. Wir haben es letztlich nur mit Übersetzungen der aus methodischen Gründen notwendig reduktionistischen psychodynamischen Modellvorstellungen zu tun. Man kann fragen, ob dadurch tatsächlich etwas Neues zu Gesicht gebracht wird. Was ‚anthropologischer' aufgefasst wird, ist die Norm, nicht aber das von ihr Abfallende und die Art dieses Abfalls. Es droht die Gefahr eines von existentiellem Pathos getragenen Pharisäertums gegenüber dem hysterischen Patienten. Muss er sich durch eine existentialontologisch interpretierte oder auch nur ‚anthropologischer' gefasste Norm nicht am Ende noch stärker ausgegrenzt fühlen?

Demgegenüber ist der im Folgenden geltend gemachte anthropologische Ansatz ein dialektischer, der – ohne das Pathologische hysterischer Symptomatik und Verhaltensweisen zu leugnen – zuvor nach einer möglichen Positivität des Negativen fragt[4]. Das Dialektische dieses Ansatzes besteht darin zu fragen, *wogegen*, gegen welche Einseitigkeit, ein abweichendes Verhalten gerichtet ist. Diese Frage ist überall da am Platz, wo wir eine tiefere Solidarität mit dem Patienten und der Leitlinie seiner Lebensentfaltung anstreben. Eine solche Gegenregulation muss natürlich nicht als solche bewusst sein. Sie schlägt sich in dem gesamten Selbst- und Weltverhältnis nieder, in welchem die Symptomatik eingebettet ist, die den Patienten zum Arzt führt. Für den Therapeuten beinhaltet das die Frage: inwieweit kann, darf, muss ich mich sogar innerlich zum Bundesgenossen machen desjenigen, was eine bestimmte Symptomatik hervorgetrieben hat? Inwieweit kann ich – auch im Hinblick auf das Pathologische – mit v. Weizsäcker sagen: „Ja, aber nicht so!" Es gilt demnach, die Einseitigkeit polar entgegengesetzter Daseinsverfassungen zu vergegenwärtigen, die sich durch ein Übermaß an Solidität, Gediegenheit, Echtheit usw. auszeichnen, wie z. B. zwangsneurotische Strukturen oder auch die prämorbide Persönlichkeitsstruktur endogen Depressiver (Kraus, Tellenbach), um dagegen das Selbst- und Weltverhältnis der hier ins Auge gefassten Patienten abzuheben.

Für das Problem der Hysterie hat das die Konsequenz, dass wir nicht von einer Theorie der „Echtheit", „Eigentlichkeit", „Wahrhaftigkeit", „Seinsidentität" ausgehen, die hier verfehlt würden, sondern von einem Plädoyer für den Stellenwert des Scheins, der Mittelbarkeit, der Rollenhaftigkeit im menschlichen Dasein. Erst wenn wir uns der Bedeutung des Scheinens gegenüber dem Sein, des Spielens einer Rolle gegenüber der Seinsidentität, der Mittelbarkeit gegenüber der Unmittelbarkeit in vollem Umfange bewusst geworden sind, können wir vermeiden, den hysterischen Patienten an einem Maßstab zu messen, der ihm nicht auf den Leib geschrieben ist; können wir vor allem vermeiden, ihn auf etwas hintherapieren und hinrehabilitieren zu wollen, was ihm gar nicht angemessen ist.

Die Frage ‚Wogegen?' dient nicht nur dem psychotherapeutischen Einstieg. Sie kann darüber hinaus zur Bildung *pathoge-*

netischer Hypothesen anregen. Dazu muss man nicht gleich hysterische Symptome als quasi ‚gesunde' Reaktion auf bestimmte missliche Verhältnisse der gesellschaftlichen Situation ansehen. Es genügt im Sinne einer Arbeitshypothese zu fragen, ob nicht ein – vielleicht noch so kleiner – Teil jener Dynamik, der die Neurose ihre Entstehung verdankt, als Gegenregulation gegen Einseitigkeiten zu verstehen ist, die in gemeinhin als ‚normal' akzeptierten Lebenssituationen begründet sein könnten. Für die Hysterie liegt es in Anbetracht der einseitigen Verteilung zugunsten des weiblichen Geschlechts nahe, in der patriarchalischen Struktur unserer Gesellschaft einen Stein des Anstoßes für das Ingangkommen oder Manifestwerden hysterischer Neurosen zu vermuten. – Dabei ist nicht nur an die Elektra-Konstellation in der Kindheit zu denken, sondern auch an die Rolle der Frau in der traditionellen Ehe[5]. Es wäre interessant, zu verfolgen, inwieweit Emanzipation und zunehmende Gleichberechtigung der Frau dazu beitragen, die Zahl der hysterischen Neurosen zu verringern[6]. Es ist vermutlich kein Zufall, dass unter den Frauenrechtlerinnen – man denke an das weitere Schicksal der „Anna O." al. Berta Pappenheim[7] – wohl stets ein beträchtlicher Anteil hysterisch strukturiert war. Handelt es sich dabei um einen Selbstheilungsversuch auf der sozialen Ebene?[8] – Die Untersuchung solcher Zusammenhänge stößt methodisch auf große Schwierigkeiten. Es liegt nahe, die transkulturell vergleichende Psychiatrie zu befragen. Aber auch diese hat es in methodischer Hinsicht kaum leichter, so dass empirisch hinreichend gesicherte Aussagen – etwa über die Häufigkeit weiblicher Hysterien in matriarchalischen Gesellschaften im Vergleich zu der unsrigen – gegenwärtig kaum möglich sind.

Im Folgenden geht es nicht um Fragen der Ätiologie, sondern um eine *Erfassung jener Strukturabwandlungen*, welche den Erscheinungsbildern hysterischer Neurosen zugrunde liegen. Dahinter steht die These: eine differenziertere, unvoreingenommene Wahrnehmung dieser Strukturabwandlungen *ermöglicht* eine *adäquatere Therapie*. Nicht nur das Wie (die psychotherapeutische Technik), sondern auch das Woraufhin (unser Therapieziel) ist jeweils neu zu konzipieren[9]. Wir dürfen nicht unbesehen die Echtheit und Unmittelbarkeit, d. h. die relative Identitätsverfassung, des durchschnittlich „Gesunden" zum Maßstab nehmen, sondern sollten dem *vermittelteren Realitätsverhältnis* dieser Patienten Rechnung tragen.

Wie sieht dieses vermitteltere Realitätsverhältnis aus? Es liegt nahe, das Selbst- und Weltverhältnis hysterischer Patienten zunächst einmal an ihrem *Verhältnis zum Leib* zu verdeutlichen. Wir können uns an dieser Stelle nicht im Detail mit der Vielfalt konversionsneurotischer Symptomatik beschäftigen. Über sie existiert eine umfangreiche Literatur. Es geht nicht um die einzelnen körperlichen Symptome, sondern um die Art der Verleiblichung, welche diese Form der Symptombildung überhaupt erst möglich macht. Aus dem Blickwinkel einer Phänomenologie der Leiblichkeit, wie sie Marcel, Merleau-Ponty, Sartre, Buytendijk, Plügge, Schmitz, Straus, Wyss, Zutt und andere in unterschiedlicher Weise herausgearbeitet haben, ist vor allem das Verhältnis zum Leib-Sein und Leib-Haben von Interesse. Hysterische Patienten neigen in hohem Maße dazu, ihr Leib-Sein zu verleugnen. Das Leib-Haben bekommt eine spielerische, schauspielerische Note.[10] Man kann von einer *Instrumentalisierung*[11] bestimmter Regionen der Leiblichkeit sprechen. Der Leib wird in einem erstaunlichen Ausmaß zu einem Werkzeug, zu einem Sprachorgan des Geistes – sei es auch eines nur unbewusst wirkenden.

Das lässt verständlich erscheinen, warum Charcot und mit ihm viele seiner jüngeren Zeitgenossen die an der Hysterie (wie auch an der Hypnose) gemachten Erfahrungen als Meilensteine auf dem Weg zur Überwindung des Materialismus feiern konnten. Am beredtsten hat das wohl C. L. Schleich in verschiedenen populär gehaltenen Darstellungen des Hysterieproblems getan. Dieser Aspekt hat bis in die neueste Zeit hinein immer wieder fasziniert: „Die proteischen Leistungen der Hysterie, die den Leib zum Symbol psychosozialer Konflikte werden lässt, bezeugen in nuce die Wandlungsfähigkeit der Menschennatur in der Geschichte (ihrer Selbsterzeugung)“ (Dahmer 1973, 53).

Der Begriff einer „Instrumentalisierung“ ist nicht identisch mit dem der „Konversion“. Er hängt schon eher mit dem zusammen, was Freud Konversionsfähigkeit („somatisches Entgegenkommen“) nannte, ist aber auch diesem Begriff gegenüber der weitere und neutralere. Eine Instrumentalisierung sonst motivationsfreier, d. h. nicht weltbezogener Vorgänge und Erscheinungen *muss* nicht in jedem Fall unbewussten Tendenzen dienen. Voraussetzung ist lediglich eine Dissoziation bestimmter Funktionszusammenhänge, die sich sonst einer Steuerung durch bewusste oder unbewusste Motive entziehen. Eine solche Dissoziationsneigung kann nicht nur erblich bedingt, sondern auch durch exogene Labilisierung etwa im Gefolge von Krankheiten, toxischen Einwirkungen, Schockereignissen wie auch durch bewusstes Training erworben sein.

Dabei ist nicht nur auf Yoga, Autogenes Training und ähnliche Praktiken zu verweisen. Eine gewisse Dissoziation einzelner Funktionen kann auch durch bestimmte Ausbildungen (z. B. bei Gesangspädagogen, Stimmbildnern, Atemtherapeuten, Schauspielern u. Ä.) gefördert werden. Wenn gerade in den zuletzt genannten Berufen Persönlichkeiten mit hysterischem Einschlag überrepräsentiert zu sein scheinen, so ist nicht nur daran zu denken, dass Menschen mit hysterischer Struktur solche Berufe bevorzugen, sondern auch daran – und dafür sprechen einige klinische Beobachtungen –, dass eine Sensibilisierung bzw. artifizielle Durchgestaltung von sonst weitgehend automatisch ablaufenden Funktionen – z. B. der Atmung und der Sprache – einen funktionellen Leerraum entstehen lässt, den sich nicht nur das bewusste Ich etwa zur Steigerung der künstlichen Ausdrucksfähigkeit zunutze machen kann, sondern auch unbewusste Egoität mit ihren uneingestandenen Motiven.

Die durch eine solche Dissoziation ermöglichte Instrumentalisierung muss keineswegs in den Dienst einer unbewussten Strategie gestellt werden, aber sie bringt entsprechende Versuchungen mit sich. Der entstehende funktionelle „Leerraum" bietet sich gleichsam den jeweils stärksten Motivationen an, und dies sind häufig unbewusste. Man kann von einer „Versuchungssituation"[12] sprechen. Von dem Ausmaß einer solchen Versuchung kann sich eine nur am Bewusstsein orientierte Psychologie naturgemäß keine hinreichenden Vorstellungen bilden. Doch bleibt es wichtig, das vermitteltere Verhältnis zum Leib einerseits und den in Richtung Konversion weisenden Konfliktlösungsdruck andererseits getrennt voneinander ins Auge zu fassen, so nahe es auch liegt, dass ein maligner Zirkel zwischen beiden entsteht. Trotz der Möglichkeit wechselseitiger Provozierung und Steigerung bleiben das in der Instrumentalisierung sich manifestierende *mittelbare Verhältnis* zum eigenen Leib und die psychoanalytisch aufzudeckende *unbewusste Strategie zweierlei*. Es ist oft schwer zu sagen, was früher war. Ein vermittelteres Verhältnis zum eigenen Leib verleitet zwar einerseits nur allzu leicht dazu, es zur Befriedigung nicht wahrgehabter Bedürfnisse – im Dienste unbewusster Fremd- und Selbsttäuschung – zu missbrauchen. Es kann andererseits sogar eigens zu diesem

Zwecke herangezüchtet werden[13]. Doch muss dies keineswegs so sein. Das belegen allein schon die oben angeführten Beispiele. Nur bedarf es, um ein solches mittelbares Verhältnis zum eigenen Leib (mit der dazugehörigen Erweiterung des Verfügbarkeitsspielraums) nicht zu missbrauchen, offenbar einer entschiedeneren, bis ins Unbewusste hinabreichenden Moral[14], insbesondere eines stärkeren Gesundheitsgewissens, als sie der in einem unmittelbaren Verhältnis zum eigenen Leib lebende Durchschnittsmensch benötigt.

Bisher wurde nur vom „Leib" gesprochen. Gilt dies alles bis zu einem gewissen Grade nicht auch für das Verhältnis des hysterischen Patienten zu seiner Umwelt? Ist nicht auch sein Verhältnis zu den anderen Menschen, d. h. zur Mitwelt und – soweit die Realität durch die andern intersubjektiv mitkonstituiert wird – zur Realität überhaupt, ein vermittelteres? Artifiziell instrumentalisiert werden nicht nur bestimmte körperliche Funktionen, sondern auch psychische: das Bewusstsein in Form von Bewusstseinsdämpfungen, -einengungen, -abspaltungen (hy. Dämmerzustände), das Erinnerungsvermögen in Form gezielter Amnesierungen, die Intelligenz in Form von Pseudo-Demenzen[15], die Affektivität in Form anempfundener, künstlich nuancierter und hochstilisierter Gefühle usw. Nicht nur die psychischen Funktionen für sich allein werden instrumentalisiert, mit ihnen werden es die psychosozialen Beziehungen. Das einzige, was der hysterische Patient mit Sicherheit nicht instrumentalisiert bzw. in die Mittelbarkeit einbezieht, ist die eigene Egoität. Diese bringt sich mit ihren unbewussten Motiven in einer Unmittelbarkeit zur Geltung, die in scharfem Kontrast zum sonstigen mittelbaren Realitätsverhältnis steht.

Diese Betrachtungsweise ermöglicht es, das Selbst- und Weltverhältnis sowohl des Patienten mit hysterischer Symptomneurose wie auch desjenigen mit hysterischer Charakterneurose – unbeschadet der zwischen beiden bestehenden gewichtigen Unterschiede – unter *einem* Aspekt zu begreifen; beide rücken damit wieder näher zueinander. Ob jemand nur einzelne Körperfunktionen oder ausschließlich seine psychosozialen Beziehungen zur Umwelt unbewusst in neurotische Konfliktlösungsversuche einspannt, ist letztlich von sekundärer Bedeutung, ohne dass die damit verbundenen beträchtlichen Unterschiede im Erscheinungsbild geleugnet werden sollen.

Es wäre dementsprechend im Dienste einer Vereinheitlichung der Begriffsbildung zweckmäßig, wie bereits Mentzos (1971) anregte, den Begriff der *Konversion*, der in seiner klassischen Verwendung bei Freud nur Konversion ins Körperliche meint, so auszudehnen, dass er auch Metamorphosen von Konfliktlösungsversuchen in die psychosoziale Ebene (Verhaltenssymptome) mitumfasst. Konversion bezeichnete dann nicht nur den rätselhaften „Sprung aus dem Seelischen in die somatische Innervation" (Freud VII, 382), sondern jede Metamorphose von eigentlich im Bewusstsein Auszuhandelndem in Bereiche, die normalerweise nicht motivgesteuert erscheinen. „Hysterisch" und „konversionsneurotisch" wären dann dasselbe, nämlich jedes Verhalten und jedes Symptom, das als Mittel und zugleich Ausdruck eines Kompromisses (zwischen Abwehr bzw. Tarnung und partieller Befriedigung nicht voll akzeptierter bzw. verdrängter Bedürfnisse) angesehen werden kann; und zwar in Bereichen, die keineswegs der willentlichen Steuerung ganz entzogen sein müssen, nur für gewöhnlich nicht in Motivationszusammenhänge eingespannt sind. Nach dieser Definition würde auch die unbewusste Manipulation zwischenmenschlicher Beziehungen, wie sie bei hysterischen Charakterneurosen an der Tagesordnung sind, unter den Begriff der Konversion fallen. Jede Manifestation unbewusster Motive mit Ausdruckscharakter in sonst motivationsfreien Zonen wäre dann als „Konversionssymptom" anzusprechen. Die Vokabel „hysterisch" ließe sich durch „konversionsneurotisch" ersetzen, was der von Harlfinger u. a. empfohlenen Ausmerzung des Begriffs „Hysterie" entgegenkäme. Dass der dem Wort „hysterisch" anhaftende Makel dann bald auf die Bezeichnung „konversionsneurotisch" überginge, ist zu erwarten; doch vielleicht nicht in dem gleichen Maße, da dieser terminus technicus mehr zu denken gibt, was einer Vorurteilsbildung nachteilig zu sein pflegt.

Was sich beim hysterischen Patienten als verändert erweist, ist, ganz global gesprochen, seine „Inkarnationsweise"[16]. Dabei erweitern wir den Begriff „Leib" auch auf den sozialen Organismus, insoweit er vom Individuum, das in ihn eingelassen ist, mitorganisiert wird. Diese Begriffserweiterung bietet sich beim hysterischen Patienten sogar in besonderem Maße an. Denn er verwendet seine nächste Umgebung so, wie der Konversionsneurotiker i. e. S. seinen Körper verwendet, wenn er ihn in unbewusst gesteuerte Arrangements einbezieht. Umgekehrt geht dieser mit bestimmten Bereichen bzw. Funktionen seines Körpers wiederum so um, wie der hysterische Charakterneurotiker mit seinen Mitmenschen umspringt. In der Normalpsychologie gibt es eine Parallele in der Art und Weise, wie wir mit bestimmten Umweltdingen, nämlich unseren Kleidern, umgehen („Kleider machen Leute"). Das „In-Erscheinung-Stehen" – ein Begriff, den Zutt ganz allgemein für die Weltbezogenheit unseres Daseins prägte – tritt hier aus dem Verband der übrigen menschlichen Seinsmöglichkeiten heraus und verselbständigt sich. Im Dienste seines „In-Erscheinung-Stehens" für Andere und für sich selbst spielt der Hysteriker auf der Klaviatur des körperlichen und sozialen Organismus gerade dort, wo er eigentlich in ihn eingebettet sein sollte. Was spielt er? Eine „Rolle".

Es ist von daher verständlich, dass der Begriff der *Rolle* von jeher zur Kennzeichnung des hysterischen Selbst- und Weltverhältnisses herangezogen wurde, allerdings bisher noch kaum in systematischer Weise[17]. Dass aber hysterische Patienten ein besonderes Geschick besitzen bzw. entwickeln, auf der Flucht vor der Faktizität ihrer Existenz unter Einbeziehung des körperlichen und / oder sozialen Organismus eine besondere „Rolle" zu spielen, ist nur allzu bekannt. Dabei ist hier weniger von Interesse, welche Rolle sie im Einzelnen spielen, als vielmehr, *wie* sie sie spielen. Im Gegensatz zur „Rollenidentität" und pathologischen „Echtheit" Prädepressiver (Kraus) setzt die Art und Weise, wie sie sich mit einer Rolle identifizieren, eine übergroße Rollenflexibilität voraus, und das heißt eine besondere Rollendistanz. Sie zeichnen sich durch eine Labilität der sozialen Bindungen wie auch der Verankerung in einer intersubjektiv konstituierten Lebenswelt aus. Dies erklärt die Fähigkeit zu raschem, äußerlich situationsangepasstem Rollenaustausch, wie sie – neben einem jahrzehntelangen zähen Festhalten an einer einzigen Rolle – bei hysterischen Patienten immer wieder beeindruckt. Darauf, welche (unter anderem „ich-entlastende") Funktion der Rolle im Rahmen der „exzentrischen Positionalität" (Plessner) des menschlichen Daseins zukommt und welche Bedeutung sie für das In-der-Welt-Sein des hysterischen Patienten gewinnt, kann hier nicht mehr näher eingegangen werden. Lediglich als These sei formuliert: hysterische Patienten brauchen die Rolle in weit stärkerem Maße als andere Menschen zur Deckung ihrer (aus der Kindheit stammenden) Lücken in der Selbstkonstitution. Das wäre näher auszuführen und zu begründen.

Das Ärgerliche bei hysterischen Patienten pflegt zu sein, dass sie sich und uns *täuschen*; sei es, dass sie eine Krankheit Vortäuschen, ein Gefühl und damit eine nahe zwischenmenschliche Beziehung oder was auch immer. Was vordergründig imponiert, ist der *Schein*;

oft – wenn narzisstische Züge das Bild stärker mitbestimmen – ein „schöner Schein". Er verführt uns, die Entlarver-Rolle zu übernehmen.

Der Patient spielt sie uns unbewusst zu, wobei er nicht selten das Entlarvtwerden und die vorprogrammierte Enttäuschung, die er der Umwelt (z. B. seinem Arzt) bereitet, wie auch das entsprechende „feed-back" – d. h. die Unbeliebtheit, die er sich dadurch einhandelt – masochistisch zu genießen scheint. Es gehört zur Kunst im Umgang mit hysterischen Patienten, *dieser* Verführung ebenso wenig zu erliegen wie jener, die vom trügerischen Schein selbst ausgeht.

Zweierlei dürfen wir nicht übersehen: Das *eine* ist die tiefe *Not*, die sich hinter der Scheinfülle hysterischen Gebarens, auch noch hinter jedem vordergründigen Krankheitsgewinn, verbirgt. Bastiaans spricht von einem „Notschreiverhalten", das von der frühen (präödipalen) Kindheit her persistiert. Das *andere* ist, dass der hysterische Patient in seine Scheinwelt mitunter so viel an Eigenem und für ihn – gelegentlich auch für seine Mitwelt – Wesentlichem mit hineinverbaut, dass wir nicht einfach, wie in eine Seifenblase, hinein stechen dürfen. Das Farbenspiel der Seifenblase ginge mit verloren. Es gibt auch eine Tiefe der Oberfläche (Rumke), für die wir uns bei allem analytischen Impetus den Blick bewahren sollten.

Das bedeutet nicht, dass der Verdacht einer gähnenden Leere, die sich hinter dem Pseudoreichtum „hysterischen Gehabes" (J. H. Schultz) verbirgt, etwa unbegründet wäre. Doch bleibt zu überdenken, welcher Stellenwert einem solchen „existenziellen Vakuum" im Gesamt der menschlichen Daseinsentfaltung zukommen kann. Zumeist wird dieses Vakuum als etwas Letztes konstatiert; allenfalls wird noch die Möglichkeit einer nachträglichen Auffüllung bzw. Nachreifung im Verlauf einer psychotherapeutischen Behandlung eingeräumt. Und doch scheint es Menschen zu geben, denen es ohne ärztliche Hilfe gelungen ist, dieses „existenzielle Vakuum" im Sinne eines dialektischen Prozesses für sich und andere fruchtbar zu machen[18]. Nur begegnen wir ihnen naturgemäß kaum in der Klinik oder in der psychotherapeutischen Praxis[19].

Mit dem Bild, das wir uns im allgemeinen von diesen Patienten machen, will nicht recht zusammenpassen, dass viele hysterisch strukturierte Menschen nicht nur für sich selbst, sondern auch für ihre Mitwelt einiges bedeutet haben; keineswegs immer nur im negativen Sinne. Die ‚lockerere' Art der Verleiblichung fördert nicht selten im Verein mit ihrem gesteigerten Erlebnisbedürfnis[20] eine geradezu seismographische Sensibilität für neue Einschläge und Impulse, die die Menschheit braucht – auch da, wo sie sich noch nicht voll realisieren lassen. Es ist interessant, dass einzelne Kulturepochen (z. B. Romantik, Spätantike) mehr als andere einen Nährboden für hysterisch strukturierte Persönlichkeiten abgegeben und ihnen auch selber viel verdankt haben. Leicht hysterische Züge finden sich häufig bei künstlerisch begabten Naturen, und umgekehrt ist bei vielen hysterischen Patienten eine gewisse kreative Fähigkeit in der Selbstdarstellung wie auch in ihren Träumen unverkennbar[21]. Für die Praxis unterstreicht das die Bedeutung einer (zusätzlichen) künstlerischen Therapie. Gestaltungstherapeutisch und psychodramatisch ist für hysterische Patienten manches rascher und fruchtbarer aufzuarbeiten als im Verlauf einer ausschließlich verbalen Therapie. Angesichts der infantilen Züge hysterischer Patienten liegen Vergleiche mit der Kinder-Psychotherapie nahe.

Hinsichtlich des vermittelteren Realitätsverhältnisses, von dem oben die Rede war, lassen sich zweierlei therapeutische Konsequenzen ziehen: Wir können durch nachträgliche Auffüllung der von der Kindheit her tradierten Leerstellen bzw. durch eine Schließung der Lücken in der Identitätsfindung auf ein unmittelbareres Verhältnis zur Realität (zur eigenen Leiblichkeit wie auch zur mitmenschlichen Umwelt) abzielen und dadurch unter anderem die „geistige Hyperorexie" zu stillen suchen. Wir können aber auch folgern: das Realitätsverhältnis des Hysterischen krankt nicht daran, dass es zu vermittelt, d. h. nicht unmittelbar genug wäre, sondern daran, dass es nicht nach allen Seiten den gleichen Grad von Mittelbarkeit erreicht wie gegenüber dem eigenen Leib und der Mitwelt. Im Kontrast zu dem vermittelteren Verhältnis zum eigenen Leib und zur mitmenschlichen Umwelt steht der Mangel an Mittelbarkeit gegenüber dem eigenen Ich und seinen unbewussten Motiven. Dieses wird in einer Unmittelbarkeit dargelebt, die sich drastisch von der Mittelbarkeit im übrigen Weltverhältnis abhebt. Die daraus zu ziehende therapeutische Konsequenz müsste sein, die Identifikation des Patienten mit den eigenen unbewussten Ich-Anteilen aufzulösen. Das Resultat wäre, sofern dies gelingt, ein neues, freieres Verhältnis zur Welt und zu sich selbst; ein freieres Verhältnis sogar als das des durchschnittlich Gesunden. Bis dahin ist es freilich ein weiter Weg.

Welchen Beitrag kann dieses Plädoyer für den Stellenwert der Mittelbarkeit, des Scheines – wenn man will; des Theatralischen – im menschlichen Dasein für den therapeutischen Umgang mit hysterischen Patienten leisten? Indem wir die uns tief eingewurzelten Ideale der Echtheit[22], Bodenständigkeit, Gediegenheit, Seinsidentität („Mehr sein als scheinen") ein wenig in Frage stellen, statt sie ihnen unreflektiert oder unbewusst entgegenzuhalten, gelingt es uns vielleicht eher, auch da einen therapeutischen Zugang zu finden, wo wir sonst nur Widerstände provozieren würden.

Unsere therapeutische Geduld stellen hysterische Patienten oftmals auf eine harte Probe. Und so mag ein Teil von dem, was hier auszuführen versucht wurde, in dem – unseren Patienten in den Mund gelegten – Satz ausklingen: „So laßt mich scheinen, bis ich werde ..." Dieser Satz will, als Motto verstanden, zum Ausdruck bringen, um welchen Vorschuss der hysterische Patient – unausgesprochen – den Therapeuten und seine Mitwelt bittet. Wenn wir darauf hinhören, wird sich inhaltlich und methodisch vielleicht nicht einmal so viel an der Behandlung ändern, wohl aber an der Atmosphäre, innerhalb der sie sich vollzieht; doch ist diese nicht selten ausschlaggebend für den Verlauf einer Therapie.

Anmerkungen

1 Das ‚Arbeitsbündnis' wird bekanntlich definiert als die nichtneurotische, rationale, vernunftsmäßige Verbindung des Patienten mit dem Therapeuten, die ihn befähigt, trotz der verschiedenartigen Übertragungsimpulse, die während der Behandlung aufkommen, in der analytischen Situation mitzuarbeiten (Bibring 1936, Greenson 1966, Greenson und Wexler 1971, Sterba 1934, Stone 1967, Zetzel 1956). Dazu bedarf es einer „therapeutischen Ich-Spaltung" (Argelander 1968). Es ist in der Tat so etwas wie eine ‚doppelte Buchführung' beim Patienten erforderlich: Auf der einen Seite müssen wir mit Widerständen gegen die Auflösung neurotischer Arrangements rechnen, auf der anderen Seite aber doch auch mit einer gewissen Krankheitseinsicht, die den Patienten an die Therapie bindet. Diese Krankheitseinsicht ist bei manchen hysterischen Patienten – insbesondere solchen mit charakterneurotischem Einschlag – nur in geringem Ausmaß vorhanden.

2 In diesem Sinne hat v. Gebsattel (1956) ein spezifisch „therapeutisches" Verstehen von einem ausschließlich „psychologischen" Verstehen unterschieden; vgl. hierzu außerdem Bräutigam (1961 a, b).

3 Zusammenstellung der älteren Literatur bei Winkler (1959), speziell zur Psychopathologie der Echtheit bei Stoffel (1963), vgl. auch H. Schneider (1965).

4 Hinsichtlich der positiven Eigenschaften relativ gesunder Menschen mit hysterischem Persönlichkeitseinschlag vgl. Riemann, 1967, S. 117).

5 Hinsichtlich der hysterisch strukturierten Ehe ist auf die einschlägigen Arbeiten von Willi (1970, 1972) zu verweisen.

6 Daran, dass die gröberen Formen hysterischer Manifestationen in unserem soziokulturellen Umkreis abgenommen haben, besteht kein Zweifel. Dies ist zum guten Teil auf die in das Allgemeinbewusstsein eingedrungene Aufklärung ihrer Genese zurückzuführen. Ob die von v. Baeyer und nach ihm von Kranz, Petrilowitsch, Janz, Winkler u. a. geäußerte Vermutung einer Metamorphose der gröberen hysterischen Symptomatik in sog. „Intimformen" – und damit einer relativen Zunahme letzterer – zutrifft, lässt sich streng empirisch kaum beweisen oder widerlegen.

7 Vgl. L. Freeman (1973)

8 Die therapeutische (nur kompensatorische?) Wirkung sozialer Initiativen wurde bei mehreren vom Verf. psychotherapeutisch behandelten Patientinnen mit hysterischer Symptomatik und Struktur sehr deutlich.

9 Es ist eine kaum zu verantwortende Abstraktion, von „dem" Hysteriker zu sprechen. Wir laufen dabei ständig Gefahr, einem selbstgefertigten Stereotyp zu verfallen. Das Ziel muss sein, den Ansatz, das Wie des Vorgehens und das Woraufhin einer jeden Therapie fallspezifisch je neu zu konzipieren. Dazu wäre es besser, von Einzelfällen auszugehen. Dies ist aber in dem vorgegebenen Rahmen nicht möglich. Auch gibt es sicher einige Struktureigentümlichkeiten, die es rechtfertigen, das Selbst- und Weltverhältnis hysterischer Patienten trotz aller bestehenden Unterschiedlichkeiten auf einen gemeinsamen Nenner zu bringen.

10 Dabei gewinnt die „Vor-stellung" einen besonderen Stellenwert im Leben dieser Patienten. Dies in der mehrfachen Bedeutung des Wortes. Zunächst einmal ist die Leichtigkeit hervorzuheben, mit der sie sich nicht nur in relativ willkürliche Vorstellungen über die Wirklichkeit hineinleben, sondern – im Gegensatz zu Schizophrenen – letztere auch ersteren anzugleichen vermögen. Diese Leichtigkeit entspricht der „Luftigkeit" hysterischer Existenz. Die Realität als vorgegebene erscheint vermittelter und wird weniger ernst genommen. Gerade dies erlaubt innerhalb gewisser Grenzen einen freieren Umgang mit ihren Möglichkeiten. Die Vorstellung stellt sich hier – wörtlich verstanden – vor die Faktizität des menschlichen Daseins und verschleiert diese. Als ‚bloße' Vorstellung zeichnet sie eine relative Unverbindlichkeit und Beliebigkeit wie auch eine ungebundenere Zeitigung aus. Die Prädominanz des Sich-Vorstellen-Könnens bringt den Aspekt des Entwerfendseins des menschlichen Daseins einseitig und trügerisch zur Geltung. Daraus resultiert letztlich der Eindruck einer „Vorstellung" i. S. einer *Inszenierung* des Daseins. – Ein Eingehen auf die Theorie der Selbst- und Objektrepräsentanzen (Beres, Lorenzer), die Mentzos für die Hysterielehre heranzieht, ist hier nicht möglich.

11 In gewisser Hinsicht ist natürlich auch der Leib des Gesunden Instrument, Werkzeug. Die Worte „Organ" und „Organismus" besagen ja im Grunde nichts anderes. Aber damit ein Teil unserer Leiblichkeit welt-

bezogene Funktionen übernehmen kann („welthafter Leib" i. S. von Zutt), muss ein anderer Teil sich darauf beschränken, nur die Voraussetzungen dafür zur Verfügung zu stellen („tragender Leib" i. S. von Zutt). Die Grenzen zwischen beiden sind bewegliche. Sie verschieben sich bei der Konversionsneurose zugunsten des ersteren, wobei das In-Erscheinung-Stehen (Zutt) bzw. Für-Andere-Sein (Sartre) desselben, soweit die hysterische Symptomatik reicht, aus dem Verband der übrigen Seinsmöglichkeiten isoliert, zum Zielpunkt einer besonderen Intentionalität wird.

12 Vgl. die auch heute noch interessante ärztliche Selbstbeobachtung einer hysterischen Reaktion in statu nascendi von Ambold (1922), die bereits E. Kretschmer für seine Hysterielehre heranzog.

13 Wo dies vordergründig und relativ bewusstseinsnah geschieht, sprechen wir gemeinhin von hysterischer Psychopathie.

14 Der an dieser Stelle hervortretende „moralische" (auf Verantwortlichkeit und Wahrhaftigkeit ausgerichtete) normative Maßstab wird sich aus der Beschäftigung mit der hysterischen Symptombildung nie ganz eliminieren lassen. In der ärztlichen Perspektive kommt es aber in erster Linie darauf an, zu verstehen, warum und auf welchen Wegen die Patienten in dieser Hinsicht überfordert wurden.

15 Pseudodemenzen in der groben Form des Ganser-Syndroms sind selten geworden; aber leichtere Spielarten – z. B. im Rahmen der weiblichem Koketterie – können im außerklinischen Alltag weiterhin beobachtet werden, wenn auch ihr soziales Prestige abgenommen hat.

16 Der Begriff „Inkarnation" wird hier nicht dogmatisch als Festlegung eines Status der Leibverhaftung menschlicher Existenz überhaupt (im theologischen Sinne) verstanden, sondern als ein mannigfaltig modifikables, zwischen Leib-Sein und Leib-Haben oszillierendes, empirisch-deskriptiv zu erfassendes Geschehen.

17 Vgl. die Verwendung der Rollentheorie zur Interpretation hypnotischer Phänomene (Sarbin, Shor). – In der älteren Literatur findet sich eine einschlägige Analyse des hysterischen Selbst- und Weltverhältnisses bei Zutt (1929, 2, 1963), in Bezug auf die Unechtheit bei Kuiper (1961). Der Begriff ‚Rolle' kommt dort allerdings nicht vor. An seiner Stelle steht der der ‚Inneren Haltung'. Diese ist jedoch nichts anderes als Rollenbewusstsein bzw. Rollenverhalten aus der introspektiven Sicht des Subjekts.

18 In diesem Zusammenhang wäre an den Briefwechsel zwischen Rilke und u. Gebsattel über die Indikation zu einer psychotherapeutischen Behandlung zu erinnern. (Damit soll Rilke nicht zum „Hysteriker" abgestempelt werden; doch ist unverkennbar, dass seine Neurose neben narzisstischen und angstneurotischen auch hysterische Züge trug.)

19 Man sollte diese Beobachtungen nicht mit dem Hinweis abtun, dass es sich dabei – was de facto sicher zutrifft – zumeist um leichtere Neurosen handele. Sie sind wichtig, weil sie auf Kompensationsvorgänge vom Gesunden her aufmerksam machen, deren Bedeutung wir – von unserer Ausbildung her zu sehr am Pathologischen orientiert – oft unterschätzen. Der Arzt kann m. E. gar nicht genug (unter Einklammerung seiner

eigenen theoretischen Konzepte) an den Selbstheilungsversuchen außerhalb des medizinischen Bereichs lernen.

20 „Geistige Hyperorexie" (Bastiaans); bei dem für hysterische Patienten charakteristischen Missverhältnis zwischen Erlebnisbedürfnis und Erlebnisfähigkeit (vgl. J. H. Schultz, Winkler u. a.) ist zu berücksichtigen, dass es ein relatives ist. Ein an sich nicht als pathologisch zu beurteilendes Übermaß an Erlebnisbedürfnis kann den Mangel an Erlebnisfähigkeit größer erscheinen lassen, als er tatsächlich ist.

21 Es wäre reizvoll, den Inkarnationsprozess bei der künstlerischen Produktion und bei der hysterischen Symptombildung miteinander zu vergleichen. Über dem Vergleichbaren dürfte dabei freilich nicht das Unterschiedliche, ja Gegensätzliche aus dem Auge verloren werden.

22 Wie sehr der Eindruck eines Mangels an Echtheit die Gegenübertragungsreaktionen des Therapeuten bestimmen können, zeigten Erfahrungen in verschiedenen Supervisionsseminaren. Wir geraten gegenüber hysterischen Patienten nur zu leicht in die Haltung eines „Champions der Echtheit" (Sartre).

Literatur

Ambold, A.: Eine Kriegsneurose in ärztlicher Selbstbeobachtung. Münch. Med. Wschr. 69, 311 (1922).

Argelander, H.; Der psychoanalytische Dialog. Psyche 22, 325-339 (1968).

Baeyer, W. v.: Zur Statistik und Form der abnormen Erlebnisreaktionen in der Gegenwart. Nervenarzt 19, 402-408 (1948).

Balint, M.: The Basic Fault. Tavistock, London; dt: Therapeutische Aspekte der Regression. Klett, Stuttgart 1970.

Bastiaans, J.: Neue psychodynamische und psychobiologische Aspekte der Hysterie. Vortrag bei den Lindauer Psychotherapiewochen 1974.

Beres, D.: Symbol und Objekt. Psyche 24, 921-941 (1970).

Bibring, E.: Kongressvortrag 1936, zit. n. Balint.

Bräutigam, W.: Psychotherapie in anthropologischer Sicht. Enke, Stuttgart 1961.

Bräutigam, W.: Genetisch-deterministische oder präsentisch-offene Einstellung in der Psychotherapie. Jb. Psychol. Psychother. 8, 202-274 (1961).

Buytendijk, F. J.: Prolegomena einer anthropologischen Physiologie. Müller, Salzburg 1967.

Charcot, J. - M.: Clinique des maladies du système nerveux. Ed. G. Guinon. Progrès Médical, Paris 1893.

Dahmer, H.: Libido und Gesellschaft. Suhrkamp, Frankfurt a. M.

1973.
Freeman, L.: The Story of Anna O. Walker & Co., New York 1972. Dt.; Die Geschichte der Anna O. Kindler, München 1973.
Freud, S.: Gesammelte Werke. Fischer, Frankfurt a. M. 3. Aufl. 1969.
Gebsattel, V. E. v.: Prolegomena einer Medizinischen Anthropologie. Springer, Berlin-Göttingen-Heidelberg 1954.
Greenson, R. R.: The Technique and Practice of Psychoanalysis. New York 1967.
Greenson, R. R., M. Wexler: Die übertragungsfreie Beziehung in der psychoanalytischen Situation. Psyche 25, 206-230 (1971).
Jaensch, E.: Grundformen menschlichen Seins. Elsner, Berlin 1929.
Janz, H. W.: Psychopathologische Reaktionen der Kriegs- und Nachkriegszeit. Fortschr. Neurol. Psychiat. 17, 264-293 (1949).
Kluges, L.: Die Grundlagen der Charakterkunde. Bouvier, Bonn, 10, 1948.
Kranz, H.: Die Entwicklung des Hysterie-Begriffs. Fortschr. Neurol. Psychiat. 21, 223-237 (1953).
Kranz, H.: Abgrenzung gegenüber Psychopathie und Psychose. In: HB. der Neurosenlehre und Psychotherapie Bd. I, Urban & Schwarzenberg, München-Berlin 1959.
Kraus, A.: Die „Echtheit" der Melancholiker. Vortrag 1973 in Heidelberg.
Kretschmer, E.: Hysterie, Reflex und Instinkt. Thieme, Stuttgart 6. Aufl. 1958; 7. Aufl. neu bearb. u. erg. von W. Kretschmer 1974.
Kuiper, P. C.: Die Bedeutung der „Inneren Haltung" i. S. von Zutt für die Psychologie der Unechtheit. Nervenarzt 32, 461-467 (1961).
Lersch, Ph.: Das Problem der Echtheit. Zschr. f. angew. Psych. u. Charakterkunde 48 (1935).
Lorenzer, A.: Kritik des psychoanalytischen Symbolbegriffs. Suhrkamp, Frankfurt a. M. 1970.
Marcel, G.: Etre et avoir. Paris 1935.
Mentzos, St.; Die Veränderung der Selbstrepräsentanz in der Hysterie: Eine spezifische Form der regressiven De-symbolisierung. Psyche 25, 669-684 (1971).
Merleau-Ponty, M. : Phénomenologie de la perception. Gallimard, Paris 1945.
Michel, E.: Zur anthropologischen Deutung der Hysterie. In: Der leidende Mensch; hrsg. v. A. Sborowitz. Wiss. Buchgesellsch., Darmstadt 1960.

Petrilowitsch, N.: Zur Auflösung des Hysterie-Begriffes (1956). In: Charakterstudien. Karger, Basel 1969.
Plessner, H.: Diesseits der Utopien. Diederichs, Düsseldorf-Köln 1966.
Plessner, H.; Conditio humana. Neske, Pfullingen 1964.
Plügge, H.: Vom Spielraum des Leibes. Müller, Salzburg 1970.
Rangell, L.: The Nature of Conversion. Dt.: Die Konversion. Psyche 23, 121-147 (1969).
Riemann, F.: Grundformen der Angst und die Antinomien des Lebens. Reinhardt, München-Basel.
Sarbin: Zit. n. Shor.
Sartre, J. - P.: L'être et le néant. Gallimard, Paris 1943.
Schleich, C. L.: Gedankenmacht und Hysterie. Rowohlt, Berlin 1922.
Schneemann, N.; Ein psychoreaktives Zustandsbild in daseinsanalytischer Interpretation. Psychother. Psychosom. 17, 257-280 (1969).
Schneider, H.: Echt und unecht. Confin. psychiat. 8, 206-214 (1965).
Schultz, J. H.: Grundfragen der Neurosenlehre. Thieme, Stuttgart 1955.
Schwidder, W.; Klinik der Neurosen. In: Psychiatrie der Gegenwart, hrsg. v. K. P. Kisker et al. Bd. It/l S. 351 ff. Springer, Berlin-Heidelberg-New York 1972.
Shor, R. E.: Hypnosis and the Concept of the Generalized Reality-Orientation. In: Ch. T. Tart (Ed.) Altered States of Consciousness. J. Wily & Sons, New York-London-Sydney-Toronto 1969.
Sterba, R.: Das Schicksal des Ichs im therapeutischen Verfahren. Int. Z. Psychoanalyse 20, 66-73 (1934).
Stoffer, H.: Die Echtheit in anthropologischer und konfliktpsychologischer Sicht. Reinhardt, München-Basel 1963.
Stone, L.: The Psychoanalytic Situation. Int. Univ. Press, New York 1961.
Straus, E.: Psychologie der menschlichen Welt. Springer, Berlin-Göttingen-Heidelberg 1960.
Tellenbach, H.: Melancholie. Springer, Berlin-Heidelberg-New York 2. Aufl. 1974.
Thomä, H.: Bemerkungen zu neueren Arbeiten über die Theorie der Konversion. Psyche 16, 801-813 (1963).
Vallet, R.: La participation volontaire dans la conduite hystérique. Evol. psychiatrique 28, 467-491 (1963).

Wellek, A.: Die Polarität im Aufbau des Charakters. Francke, Bern-München 3. Aufl. 1966.

Willi, J.: Zur Psychopathologie der hysterischen Ehe. Nervenarzt 41, 157-165 (1970).

Willi, J.: Die hysterische Ehe. Psyche 26, 326-356 (1972).

Winkler, W. Th.: Die hysterische Fehlhaltung. In Hb. der Neurosenlehre und Psychotherapie. Bd. II. Urban & Schwarzenberg, München-Berlin 1959.

Wyss, D.: Beziehung und Gestalt. Vandenhoeck & Ruprecht, Göttingen 1973.

Zetzel, E. R.: Current concepts of transference. Int. f. Psycho-Anal. 37 (1956).

Zetzel, E. R.: The socalled good hysteric. Int. J. psychoanal. 49, 256 (1968).

Zutt, J.: Auf dem Wege zu einer anthropologischen Psychiatrie. Springer, Berlin-Göttingen-Heidelberg 1963.

Weizsäcker, V. v.: Fälle und Probleme. Enke, Stuttgart 1947.

Grundlagenprobleme der Psychopathologie

Zusammenfassung. Praxis und Theorie (Paradigmakrise) fordern eine Neubesinnung auf die Voraussetzungen und den Gegenstand der Psychopathologie (Ps.p). Folgende Thesen werden erörtert: 1. Gegenstand der Ps.p. ist nicht „abweichendes Verhalten“ (soziolog. Gegenstandsbestimmung), sondern – wenn schon nur auf Verhalten bezogen – beeinträchtigtes Sichverhalten*können*. Dies wird begründet und in seinen Konsequenzen erläutert. 2. Der Zugang bleibt einseitig, solange nicht das *Erleben* als komplementärer Sachverhalt gesondert ins Auge gefasst wird. Wie beim Verhalten geht es nicht um beliebige Abweichungen. sondern um Einschränkungen der Freiheitsgrade des Erlebenkönnens. 3. Einschränkungen der Freiheitsgrade im Erleben- und Sichverhaltenkönnen konstituieren demnach den Ps.p. Befund. Inwieweit wir Patienten i. S. einer „pathologie de la liberté" (H. Ey) Freiheitsgrade zu- oder absprechen ist kein metaphysisches Problem, sondern Sache einer den klinischen Alltag bestimmenden Pragmatik und verlangt eine eigene „Diagnostik“, die mit der nosologischen Diagnostik nicht zusammenfällt. Wir können sie in foro von uns weisen, die alltägliche Praxis bestimmt sie – ob wir es wollen oder nicht – bereits vorbewusst schon allein durch die Art, wie wir mit einem Patienten umgehen. Die Frage nach dem Gegenstand der Ps.p. lenkt somit die Aufmerksamkeit auf den *vor*gegenständlichen Bezug zum begegnenden Patienten. 4. Wir gelangen damit zur „Beziehungsstörung“ als einer weiteren konkurrierenden Bestimmung des Gegenstandes der Ps.p. Sie bezeichnet jedoch nur das äußerst wichtige Vorfeld, innerhalb dessen er einzugrenzen ist. Vorwiegend auf Schizophrenien und Neurosen ausgerichtet, lässt sie im Stich, wenn es darum geht zu präzisieren, welche unter der Vielzahl möglicher Beziehungsstörungen als Ps.p. anzusprechen sind und welche nicht. 5. Wir werden dadurch auf die individuenübergreifende Ps.p. interpersonaler Prozesse verwiesen. Sie bildet zusammen mit der Erforschung der pathogenetischen Relevanz scheinbar ‚normaler‘ Umwelt- und Persönlichkeitsstrukturen das wichtigste Neuland innerhalb der Ps.p. Eine Klärung der Begriffe „pathogen“ und „pathologisch“ erweist sich hier als besonders dringlich. 6. Eine Besinnung auf die Grundlagen der Ps.p. bleibt unvollständig ohne Reflexion auf ihre Grenzen. Sie werden im Schlussabschnitt sichtbar gemacht.

Das Berufsbild des Psychiaters macht gegenwärtig einen Wandel durch. Nachdem er früher notgedrungen seine Kompetenzen in verschiedenen Richtungen ständig überschreiten musste, kann er jetzt im Teamverband mit Psychologen, Soziologen, Sozialarbeitern, Pädagogen u. a. eine neue Berufsidentität [25] entwickeln. Anlass genug, sich über die Voraussetzungen des eigenen Fachs erneut Gedanken zu machen. Diese Voraussetzungen entstammen zu einem guten Teil der Psychopathologie. Sie sind – nicht zuletzt durch die von einer anderen Sichtweise her diktierten Kritik der genannten Berufsgruppen – fragwürdig geworden; dies nicht nur hinsichtlich ihrer Eignung, psychiatrische Praxis zu fundieren, sondern auch hinsichtlich ihres theoretischen Begründungsanspruchs. Die Psychopathologie ist in eine Grundlagenkrise geraten, mit der sich Janzarik [20], Glatzel [12], v. Zerssen* und andere Autoren [1, 6, 8-10, 16, 17, 21-23, 30, 31, 32, 37] auseinandergesetzt haben. Doch hat es den Anschein, als ob sie aus dieser Krise gestärkt hervorgehen wird. Nach einer langen Pause seit Jaspers (1913/1946) und Bash (1952) mehren sich jetzt wieder grundlegende Veröffentlichungen [13, 27, 29, 36], darunter auch eine – an ein oft vernachlässigtes Werk Freuds anknüpfende – „Psychopathologie des Alltags" aus pädagogischer Sicht [4].

Diese sich andeutende Renaissance wäre aber trügerisch, würde die Grundlagenkrise nicht durchgestanden und für die kommende Entwicklung fruchtbar gemacht. Dem will das vorliegende Referat dienen. Wir beschränken uns dabei auf die *eine* Frage, was denn eigentlich der Gegenstand der Psychopathologie sei.

„Gegenstand" meint Gegenständlichkeit. Wo innerhalb einer Einzelwissenschaft die (transzendentale) Frage nach ihrem Gegenstand und dessen Gegenständlichkeit aufbricht, sprechen wir seit T.S. Kuhn [26, 8a] von einer Paradigma[1]-Krise. Während man früher geneigt war, derartige Fragen der Philosophie zu überlassen, ist in den letzten Jahrzehnten zunehmend deutlich geworden, dass sie den Einzelwissenschaften immanent sind, ja ihr eigentliches Leben ausmachen. Die Krisenfähigkeit einer Wissenschaft bezeugt ihre Lebendigkeit und zugleich ihre Nähe zur Realität, sofern man unter ‚Realität' nicht die durch Vorerwartungen und Begrifflichkeit kategorial schon immer erschlossene und vorstrukturierte Welt

* Im Originaltext fand sich an dieser Stelle ein Verweis auf eine Publikation von Detlev von Zerssen, die jedoch im Quellenverzeichnis fehlte bzw. sich nicht zuordnen ließ (Anm. d. Hg.).

versteht, sondern das Begegnende in seiner nie endgültig bestimmbaren Vielgesichtigkeit.

Was ist der Gegenstand der Psychopathologie? In der Vergangenheit war dies klar. Der Name sagte es bereits: psychische Krankheit (bzw. seelische Störungen krankhafter Art). An die Stelle dieses seit dem letzten Jahrhundert nahezu selbstverständlich gewordenen „medizinischen Modells" ist seit einer Reihe von Jahren die These getreten: Gegenstand der Psychopathologie ist nicht „Krankheit", sondern „abweichendes Verhalten“ [6, 22, 23, 31, 32 u. a.]. So sehr für die klassische Psychopathologie das „Krankheitsmodell“ zu einer kaum noch reflektierten Voraussetzung geworden war, so sehr droht gegenwärtig diesem neuen Paradigma ein gleiches, nämlich: zu einem unbedachten Dogma [22] zu werden, das nicht nur den Sprachstil, sondern auch den Umgangsstil, nicht nur die Fachsprache, sondern auch die Beziehung zum Patienten („Klienten") bestimmt. „Verhalten" ist zu einem Schlüsselwort[2] geworden, das uns als ein Entmythologicum vom „Krankheitsmythos" in der Psychopathologie [21, 32] befreien soll. Darin sind sich Antipsychiater, Soziologen und Verhaltenstherapeuten einig, so unterschiedliche Zielrichtungen sie damit auch verbinden.

Der Ansatz beim ‚Verhalten‘ ist faszinierend. Seine Vorzüge bestechen. Er verspricht 1. Beschränkung auf Beobachtbares, Registrierbares, 2. Vergleichbarmachung durch Projektion auf eine Ebene, die 3. das Begegnende als unter bestimmten Bedingungen Veränderbares und damit letztlich Manipulierbares in den Blick bringt.

Demgegenüber werden Nachteile und Gefahren – insbesondere die mögliche Inadäquatheit – dieses Ansatzes unterbelichtet: 1. Was gut beobachtbar und registrierbar ist, muss nicht immer das Wesentliche sein. 2. Herstellung von Kommensurabilität durch Projektion auf eine kategoriale Ebene verwischt spezifische Unterschiede. Die Reflexion auf das „Sich-“ in der Rede vom „Sichverhalten" kommt zu kurz: die Frage, „wer“ es denn ist, der sich da verhält, wird uninteressant. Auch wo dies keineswegs beabsichtigt ist, droht letztlich die Eliminierung des Subjekts. 3. Die Kategorie „Verhalten“ fixiert seelisches Leben (als output einer „black box“) auf der Produktstufe. Woheraus und Wie des Produzierens von Verhalten sind nicht gefragt. Dieser kategoriale Ansatz präzisiert zwar die psychopathologische Erfahrung, nivelliert sie jedoch zugleich und nimmt ihr die Tiefendimension. Er provoziert ein ausschließlich konditionalanalytisches Vorgehen, das letztlich auch da naturwissenschaftlich orientiert bleibt, wo es um psychosoziale und personale Sachverhalte geht. Konditionalanalyse bedeutet Heteronomieforschung. Mögliche Autonomie-Aspekte können aus methodologischen Gründen nicht hinreichend ins Blickfeld treten. Der Ansatz beim „Verhalten" erschließt das Begegnende in erster Linie als Bedingtes, und zwar nicht nur als Manipulation, sondern auch als Manipulandum.[3]

Dies alles wäre nicht bedenklich, wenn Arbeitshypothesen und Konstrukte blieben, was sie sein sollten: wenn es nicht analog einer „selffullfilling prophecy" auch so etwas wie eine „selfrealisation" von Hypothesen, Modellvorstellungen, Constructen gäbe und nicht am Ende Methodologie mitbestimmen würde, was als „wirklich" zur Geltung kommt und was nicht.

Über die Frage, welches Verhalten als „abweichend" zu bezeichnen ist, gewinnt der Begriff der (gesellschaftsbezogenen) Norm – sei es nun i. S. der Durchschnittsnorm, einer Idealnorm oder sonst wie definierten Norm – kein innerhalb der ärztlichen Situation inadäquates Übergewicht. Dies paradoxerweise gerade dort, wo man sich gegen ein Denken in Normen zu wenden vermeint. Bekanntlich erweisen sich Proteste oft stärker von dem abhängig, wogegen sie protestieren, als die Protestierenden wahrhaben wollen. Festzuhalten bleibt, wo sich Normabgrenzungen auf Verhalten als fertiges Produkt beziehen und nicht auf das Produzieren-Können von unterschiedlichem Verhalten, verlassen wir den Bereich ärztlicher Sicht und damit auch die Psycho*patho*logie.

Auf die umfangreiche Paradigma-Diskussion [5-7, 9, 12, 22, 31, 32] soll hier nicht näher eingegangen werden. Ich beschränke mich auf eine Gegenthese: Gegenstand der Psychopathologie ist nicht „abweichendes Verhalten sondern – wenn schon nur auf Verhalten bezogen – eine Vielfalt von Beeinträchtigungen des Sichverhalten*könnens*. Das ist etwas ganz anderes. Sichverhaltenkönnen lässt sich, insoweit es Verhalten bedingt, nicht selbst wieder unter dieses subsumieren. Es geht nicht darum, ob jemand sich so oder so verhält, nicht um Verhalten als fertiges Produkt, sondern um Freiheitsgrade im Produzierenkönnen eines wie auch immer gearteten Verhaltens. Nicht ob jemand sich abweichend (unangepasst) verhält, ist psychopathologisches Problem – wohl eines für die Soziologie, von der wir Psychiater einiges zu lernen haben[4] – sondern ob er sich nicht angepasst oder auch (wenn es Gründe dafür gibt) sich nicht *un*angepasst verhalten kann. Auf das Können bzw. Nichtkönnen[5] kommt es an. Ein Sich-nicht-abweichend-verhalten-Können ist im Grunde ebenso sehr psychopathologisches Symptom (und als solches zu analysieren) wie ein Sich-nicht-anders-als-abweichend-verhalten-Können[6].

Nicht zufällig hat das Problem der „Normopathie“ [35] in den letzten Jahren zunehmendes Interesse gefunden. Die Aufdeckung einer Pathologie des Nichtabweichens gehört zu den wesentlichen Fortschritten, die wir in unserem Fach zu verzeichnen haben: sie steckt gleichwohl noch in den Anfängen. Die überzeugendsten Befunde einer „pathologischen Normalität” [33] bzw. „Hypernomie“ [24] wurden bei der Analyse prädepressiver Persönlichkeitsstrukturen erhoben[7]. Eine andere Form von „Pseudonormalität“ diskutiert die neuere, Persönlichkeitsstrukturen von Neurotikern und psychosomatisch Erkrankten gegeneinander abhebende Forschung im Hinblick auf letztere. Die Diskussion darüber ist in vollem Gang.[8] Die Befunde bedürfen der Präzisierung, und die verschiedenen Formen von „pathologischer Normalität" müssen noch klarer voneinander abgegrenzt werden.

In Bezug auf das Normproblem bedeutet dies: es geht in der Psychopathologie im Gegensatz zur Soziologie nicht um Normen des Verhaltens, sondern um solche des Sichverhaltenkönnens. „Norm“ bezeichnet dabei jeweils etwas durchaus Unterschiedliches. Die Vermengung beider Normbegriffe[9] hat zu einer beträchtlichen Begriffsverwirrung geführt, die sich unter anderem in der Bewertung mancher Befunde der transkulturellen Psychiatrie bemerkbar macht[10]. Im Übrigen kann an dieser Stelle auf die breite Diskussion um die Begriffe „Norm“ und „Normalität“ [2, 5-7, 13, 14, 18, 19, 28, 31, 34-36] nicht weiter eingegangen werden, obwohl die Frage nach dem Gegenstand der Psychopathologie eng mit ihr verflochten ist.

„Verhalten“ ist somit für den Psychopathologen – hart formuliert – überhaupt kein Gegenstand. Er muss vielmehr durch das Verhalten hindurch sich ein Bild von dem dahinterstehenden Sichverhalten*können* bzw. von den Einschränkungen desselben machen. Allerdings ist nicht zu leugnen, dass im psychiatrischen Alltag oft relativ unvermittelt vom jeweiligen Verhalten auf Defizite des Sichverhaltenkönnens geschlossen wird. Doch der Schein, als ob Verhalten dabei gleichsam für bare Münze genommen würde, trügt. Ein solches Vorgehen impliziert vielmehr Schlussfolgerungen, die – auf dem Boden langer psychiatrischer Erfahrung und ‚Kennerschaft' gewachsen – kaum noch reflektiert werden. Zumeist liegen wir mit ihnen richtig, doch sind Täuschungen leicht möglich.

Psychopathologische Syndrome lassen sich bekanntlich auch simulieren. Davon abgesehen kann gleiches Verhalten Unterschiedliches bedeuten: Wenn z. B. ein Pubertierender sich ‚daneben' (abweichend) verhält, ist daraus keineswegs immer schon eindeutig zu entnehmen, ob dieses Verhalten Symptom einer beginnenden Hebephrenie, eines Drogenabusus, einer neurotischen Entwicklungskrise ist oder nur Akt der Erprobung beginnender Eigenständigkeit oder völlig belanglos (d. h. ob überwiegend therapeutische, soziale, pädagogische oder überhaupt keine Maßnahmen erforderlich sind). Man sagt, der situative bzw. soziale Kontext [13] sei entscheidend für die Zuordnung. Dies aber nur, weil wir von ihm her Rückschlüsse ziehen auf die jeweilige Motivations- bzw. Determinationsstruktur des Verhaltens (d. h. auf mögliche Einschränkungen der Freiheitsgrade des Sichverhaltenkönnens).

Das bedeutet: obschon wir im klinischen Alltag daran gewöhnt sind, von bestimmten Verhaltensabweichungen auf psychopathologische Tatbestände zu schließen, weil sich solche Schlüsse in vielen Fällen als zutreffend erwiesen haben, so bleiben es dennoch Kurzschlüsse; Kurzschlüsse, die nicht verlässlicher sind, als wenn ein Physiker aus einem registrierten Bewegungsablauf mit Sicherheit auf die dahinterstehende Dynamik schließen wollte.[11]

Ist demnach der Gegenstand der Psychopathologie nur ein – wie auch immer – erschlossener? Wenn „Erfahrung" gleichzusetzen wäre mit Registrierung von Beobachtungsdaten aus distanzierter Position, müsste diese Frage bejaht werden. Fasst man aber den psychopathologischen Erfahrungsbegriff weiter, derart, dass er den Umgang mit dem Patienten einschließt (also nicht nur die „Erfahrungen von ...", sondern auch die Erfahrungen, die wir *mit* ihm machen), können wir sehr wohl davon sprechen, dass wir nicht nur Verhalten, sondern auch Sichverhaltenkönnen (bzw. Nichtkönnen) erfahren.

Der Ansatz beim Verhaltenkönnen trifft eher den Gegenstand der Psychopathologie als derjenige beim Verhalten. Dennoch reicht er nicht aus. Was dabei zu kurz kommt, ist das *Erleben*.[12] Zwar wird alles Erleben durch Verhalten (Ausdrucksverhalten, Sprache) vermittelt. Doch nimmt ihm dies nicht seine Eigenständigkeit. Eine pauschale Subsumierung des Erlebens unter das Verhalten lässt sich von daher nicht rechtfertigen, führt vielmehr zu einer beträchtlichen Einebnung und Verkürzung der psychopathologischen Erfahrung. Trotz der damit verbundenen methodischen Probleme müssen wir am Erleben als einem eigenständigen (zum Verhalten komplementären) Geschehen festhalten (Scharfetter, 1976). Doch gilt hier das gleiche wie für das Verhalten: als Psycho*pathologen* haben wir es nicht mit (von welchen Normen auch immer) ‚abweichendem' Erleben zu tun, sondern mit Beeinträchtigungen des Erleben-Könnens. Den Arzt interessieren primär nicht Abweichungen, sondern Beeinträchtigungen. Das Moment des Pathischen ist für ihn entscheidend. Dieses lässt sich weder ausschließlich somatisch noch ausschließlich psychosozial fassen. Bereits bei der Gegenstandsbestimmung, nicht erst bei der Frage nach der Ätiologie, müssen „Krankheitsmythos" (Szasz) und „Sozialmythos" (Schimmelpenning) einer vorurteilsfreieren Betrachtung weichen.

Beeinträchtigungen des Erleben- und Sichverhaltenkönnens konstituieren demnach den psychopathologischen Befund. Bei der Abhebung auf das „-können" handelt es sich in beiden Fällen um dieselbe sachlogische Operation: um einen Rückbezug auf den Ermöglichungsgrund menschlichen Verhaltens und Erlebens. Dieser Rückbezug spiegelt sich noch einmal subjektiv innerhalb des Erlebens als *Sichbefinden.*[13] Ohne einander stets zu entsprechen, stehen objektiver Befund und subjektives Befinden – hier wie auch sonst in der Medizin – in einem fundamentalen wechselseitigen Verhältnis,[14] auf welches alles ärztliche Bemühen bezogen bleibt. Von hier aus sind die Beziehungen zwischen Somatopathologie und Psychopathologie in Richtung auf eine übergreifende Allgemeine Pathologie neu zu durchdenken.

Entscheidend für den Psychopathologen sind letztlich Beeinträchtigungen von Freiheitsgraden[15] im Erleben- und Sichverhaltenkönnen, die sich keineswegs immer adäquat in einem entsprechenden subjektiven Befinden spiegeln müssen. Sie lassen sich am ehesten in einer methodologisch durchgearbeiteten „Pathologie de la liberte" fassen, wie sie der Altmeister der französischen Psychiatrie Henri Ey [11] immer wieder gefordert hat. Dass wir eine solche Psychopathologie der Freiheit (noch) nicht besitzen, bekommen wir am empfindlichsten zu spüren, wenn wir als Gutachter nach der Schuldfähigkeit, nach der Testier- und Geschäftsfähigkeit, nach der Zumutbarkeit einer bestimmten „Willensanspannung" usw. gefragt werden. Bislang herrschte die Praxis vor – und ein Gutteil der Forensischen Psychiatrie diente diesem Ziel[16] –, sich gegenüber diesen Fragen so weit wie möglich auf die klinische Nosologie zurückzuziehen, von der wir aber sehr wohl wissen, dass sie sie nicht angemessen zu beantworten vermag. Es wird geltend gemacht, die Fragen seien inadäquat gestellt und überforderten die Aussagefähigkeit der Psychopathologie. Letzteres ist de facto richtig, spricht aber nicht gegen die Berechtigung der Fragen, sondern gegen den gegenwärtigen Stand der Psychopathologie und ihr Selbstverständnis: gehört doch das Erfragte in den Bereich ihrer bisher nur vorwissenschaftlich erschlossenen Voraussetzungen, die gleichwohl Gegenstand wissenschaftlicher Reflexion werden können.

Dabei haben wir keineswegs nur als Gutachter zum Erleben- und Sichverhaltenkönnen eines Patienten Stellung zu beziehen. Auch nicht nur, wenn es um die Frage einer Zwangsunterbringung geht. Vielmehr stellen wir – und darauf sei hier der Nachdruck gelegt – tagtäglich im Umgang mit psychisch Kranken oder Behinderten außer der nosologischen Diagnose – zumeist noch vor ihr – eine andere, damit nicht kongruierende „Diagnose", die das Erleben- und Sichverhaltenkönnen bzw. die Art und das Ausmaß der Beeinträchtigung derselben betrifft. Nur machen wir uns diese „Diagnose" im allgemeinen kaum bewusst. Sie wird erst neuerdings Gegenstand wissenschaftlicher Untersuchungen.[17] Und doch stellen wir sie ständig – schon allein durch die Art und Weise, wie wir mit dem Patienten umgehen. Also keineswegs nur bei der Entscheidung, ob wir ihn auf einer offenen oder geschlossenen Station aufnahmen, ob wir ihm Ausgang geben, allein oder in Begleitung, ob wir ihn für wohnheimfällig halten, ob wir ihn allein einen Arbeitsplatz suchen lassen oder inwieweit wir ihm dabei behilflich sind usw., ob wir ihn mehr aufdeckend oder mehr ichstützend behandeln – alles Fragen, die in der alltäglichen Praxis eine beträchtliche, ja vordringliche Rolle spielen, deren Beantwortung aber bisher sehr weitgehend der „Intuition" oder Pragmatik (sprich: Routine) des Psychiaters bzw. des Teams überlassen blieb –, sondern darüber hinaus durch unser Ausdrucksverhalten und unseren Umgangsstil, welche die therapeutische Atmosphäre einer Station mit prägen. Was bisher Sache von Intuition („Fingerspitzengefühl") und Routine war, gilt es durchsichtig und begründbar zu machen. Fehldiagnosen auf diesem Feld wurden bisher weniger beachtet als Fehldiagnosen in nosologischer Hinsicht. Das hat der Psychiatrie geschadet. Die Grundlagen für *diese* Diagnostik zu erarbeiten, gehört ebenso zu den Aufgaben der *Allgemeinen* Psychopathologie, wie es zu den Aufgaben der *Speziellen* Psychopathologie gehört, Materialien für eine nosologische Diagnostik herbeizuschaffen.

Die klassische Psychopathologie ist auf Syndrome bezogen, in denen ein freies Erleben- und Sichverhaltenkönnen offenkundig – d. h. bereits für die *vor*wissenschaftliche Erfahrung – mehr oder weniger beeinträchtigt erscheint. Diese Zustandsbilder werden zurück- und weiterverfolgt, so dass sich Verlaufsgestalten abzeichnen, die, zu Krankheitseinheiten formiert, auf ihre Entstehungsbedingungen hin untersucht werden können. Dass sie krankhafte Störungen darstellen, basiert letztlich auf dem Urteil einer vorwissenschaftlichen Kennerschaft.[18] Das Anstößige daran ist die mangelnde wissenschaftliche Fundierung und die Unabgeklärtheit dieser Urteilsbasis.[19] Das „Pathische", dessen Logos die Psychopathologie erforschen sollte – d. h. „Leiden" im objektiven und erst recht im subjektiven Sinn – entzieht sich vorerst noch weitgehend der objektivierenden Forschung. Gleichwohl bleibt die Psychopathologie, insofern sie es mit Beeinträchtigungen von Freiheitsgraden im Erleben- und Sichverhaltenkönnen zu tun hat, auf „Freiheit" als unumgänglichen[20] Bezugspunkt zurückbezogen. Eine Psychopathologie, die diesen Bezugspunkt aufgibt, gerät in Gefahr sich selbst aufzugeben.

Das Eigentümliche ist, dass die scheinbar sehr theoretisch anmutende Frage nach den Voraussetzungen der Psychopathologie uns zur alltäglichen Praxis, ihre Mittelbarkeit zum Unmittelbaren in der Beziehung zum Patienten geführt hat. Das erscheint paradox und gibt Anlass zu der Frage: „Wie theoretisch ist eigentlich die Beschäftigung mit den theoretischen Grundlagen unseres Faches?" Diese Frage kann als das durchgehende Leitmotiv des vorliegenden Referats angesehen werden.

Theorie bedeutet zunächst einmal Meta-Wissenschaft, d. h. nicht Beschäftigung mit den Gegenständen einer Wissenschaft, sondern mit den möglichen Zugangswegen zu ihnen, also *Methodologie.* Auf methodologischen Reflexionen hatte K. Jaspers das Gebäude der Allgemeinen Psychopathologie aufgebaut. Methodologie ist bis zu den jüngsten Versuchen von P. Marchais [27] die Leitlinie der Grundlagenforschung in unserem Fach geblieben. Solchen Bemühungen scheint notwendig ein nur sehr vermitteltes Verhältnis zur Praxis beschieden zu sein. Dies jedoch allein dann, wenn sie auf halbem Weg stehen bleiben. Die methodologische Reflexion zeigt eine Vielfalt von sehr verschiedenen kategorialen Ansätzen und ihnen korrelierenden Gegenständlichkeiten bzw. Paradigmen. Die zugrunde liegenden transzendentalen Entwürfe relativieren einander. Was liegt da näher, als die jeweiligen Konzeptionen samt ihrer Methodenlogik und den ihnen zugehörigen Gegenständlichkeiten phänomenologisch[21] ‚einzuklammern'. Einklammerung beinhaltet nicht Zweifel an der relativen Berechtigung und Nützlichkeit des jeweiligen Entwurfs, sondern nur die Ablösung der methodenbedingten Gegenständlichkeit vom Gegenstand. Sie ermöglicht damit einen unmittelbareren Zugang zu ihm und lässt wissenschaftliche Empirie als Handlung verstehen, die dem Begegnenden ‚angetan' wird und ihm gegenüber verantwortet werden muss.

Die oben gestellte Frage ist also dahingehend zu beantworten: die theoretische Beschäftigung mit den Voraussetzungen unseres Faches führt, wenn sie gründlich genug ist, nicht zu Abstraktionen, sondern zu einer größeren Offenheit für das, was wir im alltäglichen Umgang mit psychisch Kranken und Behinderten wahrnehmen. Die Mittelbarkeit methodologischer Reflexion schlägt um in die Unmittelbarkeit der Konfrontation mit dem Patienten und dem, was ihm ‚fehlt'. Die Frage nach dem Gegenstand der Psychopathologie lenkt somit die Aufmerksamkeit auf den *vor*gegenständlichen Bezug zum Begegnenden.

Dies führt zur „Beziehungsstörung" als der anderen, konkurrierenden Gegenstandsbestimmung innerhalb der Psychopathologie. Seit Sullivan in der amerikanischen Psychiatrie heimisch, die moderne Familienforschung wie die gesamte Sozialpsychiatrie prägend, hat sie neuerdings auch in die an ältere Traditionen anknüpfende deutschsprachige Psychopathologie Eingang gefunden (Glatzel, 1977). Ihr kommt eine entscheidende Schlüsselstellung auf dem Weg zu einer dynamischen Psychopathologie zu. Gleichwohl umschreibt „Beziehungsstörung" nur das Vorfeld, innerhalb dessen der Gegenstand der Psychopathologie einzugrenzen ist. Vornehmlich auf Schizophrenien und Neurosen bezogen, lässt diese Gegenstandsbestimmung offen, welche Beziehungsstörungen denn nun als psychopathologische anzusprechen sind und welche nicht. Denn man wird wohl kaum jede Beziehungsstörung im menschlichen Miteinander als psychopathologischen Tatbestand deklarieren wollen. Beiden Gegenstandsbestimmungen – „Beziehungsstörung" wie „Verhaltensabweichung" – ist gemeinsam, dass sie den Gegenstand der Psychopathologie zu weit fassen – was allenfalls dann berechtigt sein mag, wenn dies nicht als Freibrief für ausufernde Spekulationen verstanden wird, sondern als Chance, ihn von diesem weiteren Umkreis her in neuer Weise einzugrenzen und angehbar zu machen.

Die interaktionale Psychopathologie gehört zu den wichtigsten Neuentwicklungen in unserem Fach. Sie gibt das Gefühl, am Anfang einer neuen Epoche zu stehen. Nicht nur, dass die Betrachtung über das Individuum hinaus auf Paare, Gruppen, Gruppenverbände, Sozialgefüge unterschiedlichster Art ausgedehnt wird. Wichtiger ist, dass die Gegenstandsbestimmung sich auf nichts Substanzielles mehr bezieht, sondern auf das „Zwischen". Psychopathologie scheint zur Sozialpathologie zu werden. Aber mit welchem Recht und mit welchen Methoden kann man wissenschaftlich verbindlich feststellen, inwieweit ein Sozialgefüge nicht nur pathogen, sondern selbst als ein solches „pathologisch" sei? Ebenso wie die Erforschung der pathogenetischen Relevanz unauffälliger, scheinbar „normaler" Umwelt- und Persönlichkeitsstrukturen (s. o.) ist auch auf diesem Gebiet eine begriffliche Klärung dringend erforderlich, wobei faszinierende Hypothesen und gesicherte Befunde sorgfältig unterschieden werden sollten.

Mit diesem Ausblick darf das Referat nicht abschließen. Die Besinnung auf die Grundlagen der Psychopathologie bleibt unvollständig ohne Reflexion auf die Grenzen ihrer Basisfunktion für die Psychiatrie. Die psychopathologische Sicht, so sehr sie deren Voraussetzung ist und bleiben wird, bedarf der Ergänzung. Seelische Gesundheit lässt sich nicht hinreichend durch Abwesenheit, ihre Wiederherstellung nicht hinreichend durch Beseitigung psychopathologischer Symptome definieren. Dort, wo der Psychiater in erster Linie Psychopathologe ist, droht das vorwiegende Interesse an dem, was dem Patienten „fehlt", die Sensibilität und kreative Fantasie für das, was an gesunden Persönlichkeitsanteilen und gesundenden Umweltfaktoren zu mobilisieren wäre, zu verdrängen. Anstelle theoretischer Erörterungen sei auf die unterschiedlichen Erfahrungen verwiesen, die wir mit ein und demselben Patienten in verschiedenen Institutionen – etwa Klinik und Berufsförderungswerk – machen können.[22] Dass die klassische Psychopathologie für die Rehabilitation psychisch Kranker nur eine untergeordnete Bedeutung besitzt, wurde von verschiedenen Autoren überzeugend belegt. Daher ist die (anfangs betonte) Zusammenarbeit von psychopathologisch orientierten Psychiatern mit anderen Berufsgruppen auf diesem Feld besonders wichtig.

Die Psychopathologie darf also nicht das Einzige bleiben, woran sich die Behandlung psychisch Kranker orientiert. Noch fehlt es an einer komplementären Wissenschaft von der psychischen Gesundheit. Sie bedarf der Zusammenarbeit verschiedener Humanwissenschaften, unter denen auch die Psychopathologie ein gewichtiges Wort mitzureden hat, ohne allein den Ton anzugeben.

Anmerkungen

1 Der Begriff des „paradigm" ist gegenüber dem des ‚transzendentalen Entwurfs' vordergründiger und weniger präzise. M. Masterman hat in „The Nature of a paradigm" (1974) nachgewiesen, dass er bei Kuhn mit 21 verschiedenen Bedeutungen versehen vorkommt [6, 8]. Doch hat er den Vorzug der Griffigkeit und Plastizität. Heute bevorzugt Kuhn [26] den Begriff der „disziplinären Matrix". Zur Diskussion vgl. Diemer (1977).

2 Schlüsselwort hier in dem weiten Sinn einer Gegenständlichkeiterschließenden Vokabel. Trennt man mit v. Baeyer (1976) die nicht operationalisierbarmachenden „Schlüsselwörter" von den operationalisierungsförderlichen „Wissenschaftswörtern", so gehört „Verhalten" zweifellos zu den letzteren.

3 Im Rahmen dieser Konzeption ist es nur konsequent, wenn nicht mehr von „krankhaftem", sondern nur noch von „abweichendem" Verhalten gesprochen wird; inkonsequent dagegen, das Wort „Therapie" zu verwenden. Verhalten kann man nicht therapieren, sondern nur (in dieser oder jener Weise) verändern. „Verhaltenstherapie" ist ein Zwitterbegriff, der zwei heterogene Paradigmen vergebens nachträglich zu versöhnen trachtet. Neuere Publikationen ersetzen ihn denn auch zu Recht durch den der „Verhaltensmodifikation".

4 So ist zweifellos die Labeling-Hypothese von beträchtlicher Bedeutung für die Psychiatrie. Sie sensibilisiert den psychopathologischen Blick für eine mögliche Soziogenese sekundärer Behinderungen, speziell für die möglichen Folgen psychopathologischer „Etikettierungen". Deswegen alle primären Behinderungen in sekundäre umdeuten zu wollen, dürfte nicht weniger schädlich sein als die umgekehrte Verkennung (vgl. hierzu Glatzel 1975, 1977).

5 Dieses ärztlich relevante (psychopathologische) Nichtkönnen wäre freilich noch genauer zu spezifizieren und von einem – pädagogisch relevanten – Nichtkönnen i. S. von Nichtgelernt-haben zu unterscheiden. Mit dem Einbruch der Lerntheorie in die pathogenetische Forschung ist hier freilich eine scharfe Abgrenzbarkeit fraglich geworden.

6 Das bedeutet: „Abnorme Persönlichkeiten" – und mögen ihre Normabweichungen noch so sehr ins Auge springen – sind solange kein Thema für die Psychopathologie, wie die Normabweichung nicht Ausdruck einer Einschränkung der Freiheitsgrade im Erleben- und Sichverhaltenkönnen sind. Wenn K. Schneider den „Psychopathie"-Begriff auf solche

(im autistischen Sinne) abnorme Persönlichkeiten eingrenzte, die an ihrer Abnormität leiden oder unter deren Abnormität die Gesellschaft leidet, so hat er damit die Bewertung des psychopathologischen Befundes an das Befinden des einzelnen bzw. der Gesellschaft und damit – ohne es im Grunde zu wollen – an die Soziologie ausgeliefert. Grund dafür war sein Agnostizismus im Hinblick auf die Möglichkeit, unabhängig von nosologischen Einordnungen Grade des Nichtkönnens bzw. der Unfreiheit eines Menschen näher bestimmbar zu machen. Mit diesem Agnostizismus entzieht sich die Psychopathologie selbst den Boden, auf dem sie steht.

7 Einen Überblick über die konzeptionell und methodisch sehr heterogene, in ihren Resultaten aber auffallend konvergierende Forschung vermittelt A. Kraus (1977).

8 Hinsichtlich des gegenwärtigen Standes der Diskussion vgl. M. v. Rad (1977).

9 Zu unterscheiden sind eine vertikale (Funktionstüchtigkeit quantitativ bewertende) und eine horizontale (qualitativ ausgrenzende) Norm. Erstere wird hier als die für die Pathologie relevante gegen letztere geltend gemacht. Trübt dies nicht den (durch eine anthropologisch orientierte Psychopathologie geschärften) Blick für das *Aliier* in allem psychisch Kranken und Abnormen? Zu zeigen, dass beide Gesichtspunkte sehr wohl miteinander verbunden werden können, ist hier nicht der Ort (vgl. Blankenburg. 1976).

10 Die Normen für die Spielbreite des Sichverhalten*könnens* sind weit weniger kultur- und gesellschaftsabhängig als die Normen für faktisches Verhalten in bestimmten Situationen.

11 Das heißt: Der Gegenstand der Psychopathologie ist deskriptiv nicht hinreichend zu fassen, sondern dynamischer Art. Die damit verbundenen wissenschaftstheoretischen Probleme können hier nicht weiter verfolgt werden. Es sei nur auf den Streit verwiesen, ob die Neurosen deskriptiv (symptomatologisch) oder psychodynamisch zu definieren seien.

12 Erleben umfasst hier alle sog. „innerpsychischen“ Funktionen wie Wollen. Fühlen. Empfinden. Wahrnehmen. Vorstellen. Denken, Reflektieren usf.

13 Dass es das Erleben- und Sichverhaltenkönnen ist, welches sich im Erleben noch einmal als *Befinden* widerspiegelt und zugleich misst, wird besonders deutlich am Gefühl des Fit-seins bzw. dessen Beeinträchtigungen. Das Bemerkenswerte am Befinden, was ihm eine Sonderstellung in Bezug auf alles übrige Erleben gibt, ist nicht nur seine besondere Leibnähe, sondern dass es einen (je individuellen) internalisierten Maßstab enthält, an dem das Erleben- und Sichverhalten*können* gemessen wird.

14 Gelegentlich kann man auch ein vikariierendes Verhältnis beobachten (Blankenburg, 1965). – Ohne auf die verwickelten Beziehungen zwischen Verhalten, Erleben und Befinden (bzw. zwischen Befund und Sichbefinden) einzugehen, spricht v. Baeyer (1977) neuerdings ganz global von einer „VBE-Einheit“ (Nachtrag bei der Korrektur).

15 Vgl. hierzu auch Heimann (1976).

16 Die Kenntnis der einschlägigen Literatur – speziell zur Auseinandersetzung zwischen „Agnostiken" und „Gnostikern" – muss hier vorausgesetzt werden

17 Vgl. die z. T. noch unabgeschlossenen Untersuchungen der mit dem Rüstzeug der Ethnomethodologie und Frame-Analysis operierenden Konstanzer Arbeitsgruppe von Grathoff, Bergmann, Hildenbrand, in denen die wesentlichen Entscheidungsprozesse im Umgang mit psychisch Kranken analysiert werden.

18 Der Psychopathologe vermag Gesundes und Krankes, Normales und Abnormes im Grunde nicht besser voneinander zu unterscheiden als der Laie. Er zeichnet sich nur durch subtilere Kenntnisse der Vorstadien (der z. T. unscheinbaren Symptome, die anzeigen dass solche Veränderungen sich anbahnen, die am Ende auch dem Laien als „krank" imponieren), der Verläufe sowie der Entstehungsbedingungen und Beeinflussungsmöglichkeiten aus. Es bleibt der Rückbezug auf das vorwissenschaftliche Urteil, das stillschweigend vorausgesetzt wird.

19 Es ist kein Zufall, dass die mangelnde Fundierung der Psychopathologie von Psychologen und Soziologen oft deutlicher gesehen wird als von Psychiatern. Zumeist sind sie gegenwärtig noch nicht voll in die Verantwortung einbezogen. Das erleichtert ihnen die hierzu erforderliche Distanz. Mit der Verantwortung fehlt ihnen aber zugleich auch ein wichtiges Erfahrungsorgan im Umgang mit psychisch Kranken und Behinderten: ein Organ für das „Pathische", das die Psychopathologie voraussetzt.

20 „Unumgänglich" in dem doppelten Sinn von 1. nicht zu umgehen, weil ständig darauf bezogen bleibend, 2. nie ganz einzukreisen, bzw. objektivierbar zu machen. Diesen Doppelsinn hat Heidegger [15] in die wissenschaftstheoretische Diskussion eingeführt. Wenn er im „Da-sein" das „Unumgängliche der Psychiatrie" sah, bedeutet das keinen Widerspruch, weil die hier zur Diskussion stehenden Freiheitsgrade des Erleben- und Sichverhaltenkönnens in der daseinsanalytischen Konzeption, auf die an dieser Stelle nicht einzugehen ist, impliziert sind.

21 „Phänomenologisch" hier nicht i. S. von Jaspers, sondern i. S. der die Konstitution von Subjektivität, Gegenständlichkeit und Gegenseitigkeit erhellenden phänomenologisch-anthropologischen Forschung.

22 Unsere Kliniken lassen hinsichtlich der Stimulierung von Gesundungspotenzen trotz aller Bemühungen noch viel zu wünschen übrig. Daraus bezog die Mental-Health-Movement ihre Stoßkraft. Die Fehler, die von dieser Bewegung gemacht wurden, sollten nicht das Berechtigte vergessen lassen, das ihr zugrunde lag. Die WHO hat diesen Impuls aufgenommen. Auch die Idee einer „Lebensschule" (Foudraine) ist von daher motiviert. Aber so sehr es das Ziel sein muss, nach Heilungspotenzen innerhalb des Gesunden zu fahnden, so sehr wird auch weiterhin eine gründliche psychopathologische Forschung notwendig sein, wenn das, was durch die Integration der Psychiatrie in die Medizin gewonnen wurde, nicht durch wohlmeinenden Dilettantismus wieder verloren gehen soll.

Literatur

1. a) Baeyer, W.v.: Über Schlüsselwörter moderner Psychiatrie. In: Hofer, 6., Kisker, K.P. (Hrsg.): Die Sprache des Anderen. Basel: Thieme 1976.
   b) Baeyer, W.v.: Die Rolle der Psychopathologie. In: Vogel, Th. u. Vliegen, J. (Hrsg.): Diagnostische und therapeutische Methoden in der Psychiatrie. Stuttgart: Thieme 1977.
   c) Bash, K.W.: Lehrbuch der Allgemeinen Psychopathologie. Stuttgart: Thieme 1955.
2. a) Blankenburg, W.: Verhalten und Befinden beim Hebephrenen. Nervenarzt 36. 460-464 (1965).
   b) Blankenburg, W.: Ein Beitrag zum Normproblem. In: Brockman, J.M. (Hrsg.). Die Wirklichkeit des Unverständlichen. Den Haag: Nijhoff 1972.
3. Blankenburg, W.: Wie weit reicht die dialektische Betrachtungsweise in der Psychiatrie? (Im Druck) [Wieder abgedruckt in: W. Blankenburg: Psychopathologie des Unscheinbaren. Ausgewählte Aufsätze. Herausgegeben von Martin Heinze. Parodos Verlag: Berlin 2007, 149 ff.].
4. Boesch, E.E.: Psychopathologie des Alltags. Bern-Stuttgart-Wien: Huber 1976.
5. Canguilhem, G.: Le normal et la pathologique. Paris: Presses Univ. de France 1966; dt.: Das Normale und das Pathologische. München: Hanser 1974.
6. Coulter, J.: Approaches to Insanity. London: Robertson 1973.
7. Devereux, G.: Normal und Abnormal. Aufsätze zur allgemeinen Ethno-Psychiatrie. Frankfurt: Suhrkamp 1974.
8. Dieckhöfer, K.: Probleme des sprachlichen und wissenschaftsgeschichtlichen Standortes der Psychopathologie im Rahmen der heutigen Psychiatrie. Schweiz. Arch. Neurol. Neurochir. Psychiat. 118. 137-146 (1976).
   a) Diemer, A. (Hrsg.): Die Struktur Wissenschaftlicher Revolutionen und die Geschichte der Wissenschaften. Meisenheim: Hain 1977.
9. Dörner, K.: Wohin sollen wir den Krankheitsbegriff in der Psychiatrie entwickeln? Psychiat. Prax. I. 123-129 (1974).
10. Dörner, K.: Diagnosen in der Psychiatrie. Frankfurt: Campus

1975.

11. Ey, H.: La psychose et les psychotiques. Évolut. psychiat. 40. 103-116 (1975).

12. Glatzel, J.: Antipsychiatrie. Stuttgart: G. Fischer 1975.

13. Glatzel, J.: Das psychisch Abnorme. Kritische Ansätze zu einer Psychopathologie. München-Wien-Baltimore: Urban & Schwarzenberg 1977.
a) Glatzel, J.: Soziologischer und psychopathologischer Situationsbegriff. Nervenarzt 48. 427-432 (1977).

14. Grathoff, R.: Zur soziologischen Bestimmung von Normalität. Vortrag am 14.2.1977 in Bielefeld.

15. Heidegger, M.: Wissenschaftl. und Besinnung, ln: Vorträge und Aufsätze. Pfullingen: Neske 1954.

16. Heimann, H.: Psychiatrie und Menschlichkeit. Confin. psychiat. (Basel) 19. 24-34 (1976).

17. Hippius, H. u. Lauter. H. (Hrsg.): Standorte der Psychiatrie. Zum Selbstverständnis einer angefochtenen Wissenschaft. München-Wien-Baltimore: Urban & Schwarzenberg 1976.

18. Hunger, J.: Zum Krankheits-, Normen- und Verantwortungsbegriff in der psychiatrischen Begutachtung. Psychiat. clin. 6. 211-225 (1973).

19. Huppmann, G.: Zum Begriff der Norm in der deutschen Psychiatrie (vom Jahre 1800 bis zur Gegenwart). Würzburg: Inaug.-Diss. 1975.

20. Janzarik, W.: Die Krise der Psychopathologie. Nervenarzt 47. 73-80 (1976).

21. Keupp, H.: Der Krankheitsmythos in der Psychopathologie. München-Berlin-Wien: Urban & Schwarzenberg 1972.

22. Keupp, H.: Modellvorstellungen von Verhaltensstörungen: „Medizinisches Modell“ und mögliche Alternativen. In: Kraiker, H. (Hrsg.). Handbuch der Verhaltenstherapie. München: Kindler 1973.

23. Keupp, H.: Psychische Störungen: Krankheit oder abweichendes Verhalten? In: Reimann H. u. Reimann H. (Hrsg.): 11-30. Psychische Störungen. München: Goldmann 1975.

24. Kraus, A.: Sozialverhalten und Psychose Manisch-Depressiver.

Stuttgart: Enke 1977.

25. Krell, R., Fine, St., Stephenson, P.S.: The psychiatrist as the vulnerable mental health consultant. Exploring the role of the psychiatrist. Comprehens. Psychiat. 15. 519-560 (1974).

26. Kuhn, T.S.: The Structure of Scientific Revolutions. Dt.: Die Struktur wissenschaftlicher Revolutionen. 2. rev. u. erg. Aufl. Frankfurt: Suhrkamp 1976.
a) Kuhn, T.S.: Die Entstehung des Neuen. Studien zur Struktur der Wissenschaftsgeschichte. Frankfurt/M.: Suhrkamp 1977.

27. Marchais, P.: Métapsychiatrie. Paris. Masson et Cie 1974.
a) Masterman, M.: The Nature of a paradigm. In: Lakatos, Musgrave. A. (Eds.): Criticism and the Growth of Knowledge. Cambridge: Univ. Press 1970.
b) Minkowski, E.: Traté de Psychopathologie. Paris: Presses Univ. d. France 1966.

28. Offer, D., Sabshin, M.: Normality. Theoretical and Clinical Concepts of Mental Health. New York: Basic Books, Inc. Publishers 1974.
a) Pohlmeier, H., Biefang. S.: Kann man Krankheit messen? MMG 2. 158-165 (1977).
b) Rad. M.v.: Das psychosomatische Phänomen. Eine empirische Vergleichsuntersuchung psychosomatischer und psychoneurotischer Patienten. Heidelberg: Habil.-Schrift 1977.

29. Scharfetter, C.: Allgemeine Psychopathologie. Eine Einführung. Stuttgart: Thieme 1976.

30. Schimmelpenning, G.W.: Psychiatrie – Wissenschaft und Praxis. Dtsch. Ärztebl. 21. 1429-1436 (1977).

31. Scheff. Th.J.: Being Mentally Ill; A Sociological Theory Chicago Ill.: Aldine Publ. Co. 1966; dt. Das Etikett ‚Geisteskrankheit'. Soziale Interaktion und psychische Störung. Conditio humana. Frankfurt: Fischer 1973.

32. Szasz, D.S.: The Myth of Mental Illness, Foundation of a Theory of Personal Conduct. New York: Harper & Row; dt.: Geisteskrankheit – ein moderner Mythos? München: Kindler 1975.

33. Tellenbach, H.: Melancholie. 3. Aufl. Berlin-Heidelberg-New York: Springer 1976.

34. Titze, M.: Die Organisation des Bewußtseins in der normalen

paranormalen und abnormalen Dimension. Konstanz: Inaug. Diss. 1974.

35. Wulff, E.: Psychiatrie und Klassengesellschaft, Frankfurt: Fischer 1972.
36. Wyss, D.: Beziehung und Gestalt. Göttingen: Vandenhoek & Ruprecht 1973. Mitteilung u. Antwort. Göttingen: Vandenhoek & Ruprecht 1976.
37. Zeh, W.: Die Psychiatrie und die Methodenfrage. Stud. generale 24, 440-461 (1971).

Psychopathologie und psychiatrische Praxis

Psychiatrie heißt zu Deutsch „Seelen*heil*kunde". Lange Zeit stand in der Psychiatrie notgedrungen aber nicht Heilen im Vordergrund, sondern Diagnostizieren. Das Diagnostizieren stützt sich auf Psychopathologie. Und so konnte man den Eindruck gewinnen, als ob Psychiatrie als Wissenschaft mit Psychopathologie – und zwar deskriptiver – nahezu identisch sei. Dies ist freilich eine europäische Eigenheit. Wir wissen, dass die amerikanische Psychiatrie in der Nachfolge von Adolf Meyer schon früher eigene und zwar praxisnähere Wege ging, d. h. eher so etwas wie eine „Handlungswissenschaft" war. Psychiatrie als Handlungswissenschaft[1] ist das eigentliche Thema dieses Beitrages.

Es ist kein Geheimnis, dass die deskriptive Psychopathologie, wie sie vor allem in der Heidelberger Schule gepflegt wurde, für die therapeutische Praxis nicht allzu viel hergab[2]. Karl Jaspers, der selbst Wesentliches zu ihrer Begründung beitrug, schrieb in einem Rückblick (1958, 291):

„Man war im Grunde therapeutisch ohne Hoffnung, aber menschenfreundlich, verhütete nach Kräften Unheil, das unnötigerweise aus dem Dasein der Geisteskranken folgen kann. Das Verhalten zu den Kranken war human ohne Pathetik, war heiter und tolerant. Die ‚psychiatrische Milde' galt als selbstverständliche Haltung nicht nur dem Kranken, sondern auch dem Leben gegenüber. Großes Interesse hatte man für soziologische und juristische Fragen . . . All das fand ich vor . . ."

Darin spiegelt sich eine bestimmte Einstellung zur seelischen Störung. Sie war vorwiegend die eines Betrachters. Man versuchte sich in den Patienten hineinzufühlen, ihn zu verstehen, aber in erster Linie: um zu konstatieren, d. h. um einen psychiatrischen Status festhalten zu können.

Auch heute ist das nicht wesentlich anders. Die Psychopathologie dient der Beschreibung und Einordnung von Vorgefundenem. Sie bildet damit die Grundlage einer Diagnose, die nach Einführung des ICD-Schlüssels den Anspruch internationaler Gültigkeit erheben kann. Für die Praxis, wenn man darunter noch etwas anderes versteht als Diagnostizieren, bedeutet sie wenig. Darauf ist von verschiedenen Autoren immer wieder hingewiesen worden. Doch sollte eine recht konzipierte Psychopathologie nicht nur Anhaltspunkte für die ätiologische Forschung, sondern auch für das praktische Handeln an die Hand geben. Ich glaube jedenfalls mit Scharfetter (1981), dass es sich lohnt, an einer Psychopathologie zu arbeiten, aus der sich unmittelbar Handlungsanweisungen für die Praxis ableiten lassen. Demnach wäre es eine zentrale Aufgabe der Psychopathologie, so etwas wie ein Rüstzeug oder gar „Werkzeuge" (Bochnik (2a)) für die psychiatrische Praxis zu liefern. Dies ist *ein* Gesichtspunkt, unter dem das Verhältnis zwischen beidem gesehen werden kann und muss; die Praxis hat hier von der Psychopathologie zu lernen. Ein *anderer* Ansatz ist folgender: Die Praxis (wie auch die vorwissenschaftliche Sprache) hat ihre eigene welterschließende Potenz. Sie ist darin der wissenschaftlichen Theorie und Methodologie in manchen Stücken – wenn auch auf eine unkritische, Objektives mit Subjektivem vermengende Weise – voraus. Phänomenologische Hermeneutik[3] kann versuchen, diesen Vorsprung der Praxis kritisch interpretativ einzuholen und in gereinigter Form der wissenschaftlichen Methodologie, Hypothesengenerierung[4] und Theorienbildung zur Verfügung zu stellen.

Wie sieht nun die psychiatrische „Praxis" aus? Sicher benötigt sie ein nosologisches Diagnostizieren (auch wir in Marburg diagnostizieren nach dem ICD-Schlüssel). Aber damit allein ist dem Kranken noch nicht geholfen. Wir müssen sogar aufpassen – und dann ist es auch möglich! –, ihm damit nicht zu schaden. Darüber hinaus können wir der Psychopathologie Zielsymptome (Freyhan 1957) für die Pharmakotherapie entnehmen. Doch das ist rasch geschehen. Für die genauere Wahl des Mittels und der Dosierung ist mit objektivierender Psychopathologie schon weit weniger anzufangen. Hier dominiert die klinische Erfahrung hinsichtlich der Beeinflussbarkeit von Verhalten, Erleben und Befinden eines Patienten durch bestimmte Medikamente in bestimmter Dosierung. Im Übrigen gibt es im klinischen Alltag eine Fülle von Entscheidungen, für die die genauere Kenntnis der deskriptiven Psychopathologie bestenfalls einen gewissen Hintergrund abgibt, aber nicht mehr. Entscheidend ist vielmehr, was sich im Umgang mit dem psychisch Kranken erschließt. Dies lässt sich nicht ohne weiteres in das Tableau objektivierbarer Fakten einordnen. Es gehört vielmehr einer anderen Dimension der Wirklichkeit an.

Unser Thema „Psychopathologie und Praxis" soll im Folgenden auf zwei Ebenen angeschnitten werden:

1. Psychopathologie im Hinblick auf die Praxis des Patienten. Hier lautet die Frage: Welche Form von Psychopathologie erschließt

die Praxis des Patienten (d. h. den Aufbau seiner alltagsweltlichen Orientierung und Handlungsmuster)?
2. Welche Art von Psychopathologie ist in die Praxis des Psychiaters (in seinen Umgang mit dem Kranken) immer schon mehr oder weniger impliziert? Psychopathologie wird hier nicht mehr für sich isoliert ins Auge gefasst, um sodann als Instrument für die Praxis verwendbar zu sein. Vielmehr wird die Praxis als eine eigenständige Zugangsweise zum Begegnenden anerkannt, deren Erschließungsgehalt es kritisch zu prüfen und auszuschöpfen gilt.

In beiden Fällen richtet sich das Hauptaugenmerk auf die realitätserschließende Potenz der Praxis (I. des Patienten, II. des Psychiaters).

I

Eine wichtige Voraussetzung, das Thema „Psychopathologie und Praxis" nicht in Form von Gemeinplätzen, sondern im Rahmen eines methodologisch abgrenzbaren Forschungsfeldes anzugehen, ist die Entdeckung des „Alltags" und der Spezifika „alltagsweltlicher Orientierung" in den Wissenschaften vom Menschen. Diese Entdeckung vollzog sich methodologisch auf dem Boden der – an die Spätschriften Husserls anknüpfenden – neueren Entwicklung der Phänomenologie; nicht einmal sosehr im Gefolge der Umweltanalysen und Analysen der Alltäglichkeit Heideggers (1927) als vielmehr im Gefolge der soziologisch orientierten Lebensweltanalysen von A. Schütz (1971-72, 1979). Grundlegend war die phänomenologische Frage nach den selbst- und weltkonstituierenden Prozessen, aus denen sich das Alltagsleben herausbildet. Besonderes Interesse beanspruchten Analysen der intersubjektiven Konstitution der Lebenswelt. Der ethnographische und der ethnomethodologische Ansatz[5] tragen entschieden zur Differenzierung und empirischen Konkretisierung bei, ohne dass diese methodischen Ansätze bereits als hinreichend adäquat und in sich ausgereift zu betrachten wären.

Es geht darum, ganz konkret aufzuzeigen, wie ein einzelner Mensch – in unserem Falle ist es der Patient, mit dem wir es zu tun haben, oder die gesamte Familie, *in* der er und *mit* der er lebt – Wirklichkeit für sich konstituiert. (Die Soziologen gebrauchen auch das härtere Wort: Wirklichkeit „konstruiert")[6]. Die genauere

Untersuchung zeigt, dass, was für den einzelnen Wirklichkeit ist – sei es in seinem Tun, Erleben, Vorstellen, Überzeugtsein –, ständig „ausgehandelt" wird. Dieses Aushandeln ist beim Gesunden immer schon mehr oder weniger geschehen. Es bestimmt unseren Ausgangspunkt ohne – abgesehen von Ausnahmefällen – noch eigens thematisch zu werden. Dennoch ist es durch genauere (z. B. sprachanalytische) Analysen nachweisbar. Aus diesem „Aushandeln" erwächst die intersubjektive Konstitution der Lebenswelt. Diese wiederum bestimmt die Art und Weise, wie wir uns verständigen bzw. basal immer schon verständigt haben, wenn es darum geht, im Alltag etwas konkret miteinander zu tun oder zu besprechen.

Sicher ist es nicht bei allen psychopathologischen Syndromen notwendig, auf dieser elementaren Stufe der Konstitution anzusetzen. Neurotische und depressive Patienten weisen hier zumeist keine tiefergreifenden Störungen auf. Anders ist es bei Schizophrenen. Bei ihnen springt die Irritation der alltagsweltlichen Orientierung oft auf Anhieb ins Auge. Nicht erst die Art und Weise, wie sie auf Begegnendes reagieren, ist verändert, sondern bereits die Art und Weise, wie sich Begegnendes überhaupt für sie konstituiert. Die Veränderungen sind nicht rein kognitiver Art, sondern betreffen den elementaren (vorgegenständlichen) Bezug zur Lebenswelt. Selbst bei Wahnkranken sind es nicht so sehr Wahrheiten, die uns von ihnen trennen, als vielmehr die Wahrscheinlichkeiten, d. h. unser Gespür für das Wahrscheinliche bzw. die alltagsweltliche – intersubjektiv konstituierte – Bahnung der Wege zum Wahrscheinlichen. Der Sinn für die Nähe des Naheliegenden bzw. für die Abwegigkeit des vielleicht theoretisch Möglichen, aber von der lebensweltlichen Erfahrung her Unwahrscheinlichen, geht verloren. Mit der Frage nach Störungen der alltagsweltlichen Orientierung ist die Frage nach der Praxis des Patienten angeschnitten, d. h. wie baut der Patient – in Interaktion mit seinen nächsten Bezugspersonen, mit seiner Familie oder am Arbeitsplatz usw. – Welt auf? Wie konstituiert sich Welt für ihn? Wie konstituiert er den Rahmen, in dem ihm Welt und er sich selbst begegnet? Diese Fragestellung – mit ihrem *shift* zwischen transitiven und intransitiven Ausdrücken, zwischen aktiv und passiv – signalisiert eine ganze Reihe von grundlegenden, nicht zuletzt methodischen Problemen. Sie bildet den Hintergrund eines von der DFG geförderten Forschungsprogramms über „Alltagsweltliche Orientierung und Familie Schizophrener", das Mitarbeiter von mir (vgl. Hilden-

Brand 1982) gegenwärtig in Marburg in der Form teilnehmender Beobachtung von Kommunikation und Interaktion in den Familien Schizophrener unter Zuhilfenahme „narrativer Interviews" (F. Schütze, H. Hermanns) verfolgen. Die Psychopathologie gewinnt dadurch m. E. eine wichtige Tiefendimension in psycho- und soziodynamischer Richtung. Doch ist damit noch nicht unmittelbar der Bezug zur Praxis des Psychiaters hergestellt. Dieser Bezug erschließt sich erst, wenn wir den Gesichtspunkt des ständigen Sichkonstituierens von Selbst und Welt in die Interaktion zwischen Therapeut und Patient hinein verfolgen.

II

Das Verhältnis zwischen Psychopathologie und psychiatrischer Praxis erschöpft sich eben nicht darin, dass erstere für letztere wesentliches Rüstzeug, Hintergrundwissen, Zielvorgabe (z. B. Definition von „target Symptoms"), Aufgabenstellung („Was gilt es zu beseitigen?") bereitstellt. Eine andere Beziehung zwischen beiden verdient Beachtung: Nicht nur die Praxis des Patienten erschließt auf ihre Weise Wirklichkeit, sondern auch die Praxis des Psychiaters; auch sie hat immer schon – auf ihre je unterschiedliche Weise – interaktionell die Wirklichkeit des Patienten „entworfen" bzw. konstituiert. Dies in einem viel weiteren Maße, als ein allein auf deskriptiver Psychopathologie basierender Zugang es erlauben würde.

In Marburg und zuvor in Bremen habe ich gelegentlich überprüft, wieviel von den Alltagsentscheidungen eines Psychiaters, die z. B. während einer Visite – auch, und erst recht, im Rahmen einer Gruppenvisite – getroffen werden, tatsächlich auf Voraussetzungen, die die objektivierende – insbesondere psychopathologische – Forschung zur Verfügung stellt, beruhen. Der Prozentsatz liegt außerordentlich niedrig, auf jeden Fall weit unter 50 %. Bei einer zuletzt vorgenommenen Visitenanalyse (es handelte sich nicht um Neuaufnahmen) waren es 28 %. Allerdings können Prozentzahlen in diesem Zusammenhang keinerlei verallgemeinerungsfähigen Aussagewert beanspruchen.

Abgesehen von der methodischen Frage, was gezählt werden soll und was nicht, unterliegen sie großen Schwankungen, je nach Art der Patienten (Erstaufgenommene, schon länger Hospitalisierte, Rehabilitationsfälle, unterschiedliche Diagnosegruppen) und je nach Stil bzw. Einstellung des Therapeuten und vielen akzidentellen Faktoren. Der Hinweis auf die relativ niedrigen Prozentzahlen soll nur intensiver ins Bewusstsein rufen, dass wir wesentlich mehr und auch anderes berücksichtigen (müssen) als dasjenige, was sich mit Hilfe der klassischen Psychopathologie objektivieren lässt.

Maßgeblich für den alltäglichen Umgang mit dem Patienten und damit auch für seine psychiatrische Behandlung ist nicht allein das Feststellen und Einordnen von Symptomen, sondern darüber hinaus eine Fülle differenzierter Wahrnehmungen, für die bislang – Subjektives und Objektives trennende – Kategorien fehlen. Das Wort „Wahrnehmungen" ist problematisch, weil es sich mehr um Zuschreibbares als um schlicht Beschreibbares handelt. Da aber die Aufmerksamkeit hier auf dasjenige gelenkt werden soll, was dabei nicht nur subjektiver oder intersubjektiver Willkür unterliegt, sondern dem Begegnenden selbst entnommen ist, sprechen wir ganz bewusst dennoch von „Wahrnehmungen". Dazu gehört unter anderem das Wahrnehmen von Beeinträchtigungen der Freiheitsgrade im Erleben- und Sichverhaltenkönnen eines Patienten. Daraus resultieren wesentliche Alltagsentscheidungen, die für den Patienten kaum weniger wichtig sind, als die Medikation: Es geht nicht nur um Entscheidungen wie geschlossene oder offene Unterbringung, Ausgang ja/nein und wenn ja, unter welchen Vorsichtsmaßregeln usw. Vorprädikativ gibt es noch weit basalere (oft vorbewusst bleibende) „Entscheidungen", die den Rahmen einer Begegnung abstecken, damit zugleich aber auch den Begegnenden in seiner Seinsweise kategorialisieren. Wir machen uns oft nicht genügend klar, dass wir implizit nicht nur mit unserem Handeln, sondern schon durch die Art und Weise, wie wir – auch nonverbal - mit dem Patienten umgehen, de facto ständig „Feststellungen" treffen, ständig „Diagnosen" im Hinblick auf die Freiheitsgrade seines Erleben- und Sichverhaltenkönnens stellen. Was diesbezüglich alles nonverbal (durch Mimik, Gestik, Verhaltensformen hindurch) signalisiert wird, ist erst in den beiden letzten Jahrzehnten nicht zuletzt auch durch Zuhilfenahme der Videotechnik fassbar geworden[7]. Zuvor hatte die Kommunikationsforschung durch die Unterscheidung verschiedener Informationsebenen wichtige begriffliche Voraussetzungen geschaffen[8].

Die Aufmerksamkeit wurde aber zunächst in eine einseitig-kritische Richtung gelenkt, wodurch mehr das Abträgliche als das Zuträgliche, mehr Wirklichkeit-Verzerrendes als – Erschließendes in den Blick trat. Dies gilt insbesondere für die Art und Weise, wie Freiheitsgrade im Erleben- und Sichverhaltenkönnen eines Menschen zugänglich werden. Was der theoretischen Vernunft bestenfalls spekulativ erschließbar erscheint, ist für die praktische Vernunft, die im alltäglichen psychiatrischen Umgang mit dem Patienten ihr Recht behauptet, ein durchaus differenzierbarer Tatbestand, nach dem sich dieser Umgang modifiziert. Gegen die These, dass es sich dabei um ein *globales* Vorurteil[9] der praktischen Vernunft handele, spricht, dass wir im Umgang mit verschiedenen Patienten und bei ein und demselben Patienten zu verschiedenen Zeiten beträchtliche Unterschiede machen, die keineswegs ausschließlich von subjektiven und intersubjektiven Vorurteilen bestimmt sind. In die intuitiv geleitete Alltagspraxis des Psychiaters geht eben nicht nur mehr Subjektivität und Intersubjektivität, sondern auch mehr Sachbezogenheit ein als in den psychopathologischen Merkmalskatalog.

Wenn der wohl bedeutendste französische Psychiater der letzten Jahrzehnte, Henri Ey, bis zu seinem Tode hin nicht müde wurde, immer wieder für eine „pathologie de la liberté" (1975) einzutreten, so entspricht das nicht nur einem theoretischen, Jackson nachgebildeten Modell der leiblich-seelisch-geistig-sozialen Organisation des Menschen, sondern auch der hier angesprochenen Alltagserfahrung eines jeden Psychiaters.

Gefordert ist eine Psychologie und Psychopathologie der Freiheit. Dass wir über eine solche nicht verfügen (und im Rahmen der gegenwärtig vorherrschenden Wissenschaftstheorie auch prinzipiell gar nicht verfügen können), bekommen wir zwar am deutlichsten zu spüren, wenn wir als Gutachter nach der Schuldfähigkeit, nach der Testier- und Geschäftsfähigkeit, nach der „Zumutbarkeit" einer bestimmten „Willensanspannung" usw. gefragt werden (wobei auch ich – im Interesse einer möglichst großen Intergutachterübereinstimmung und damit Rechtsgleichheit – in der Praxis für zurückhaltende Äußerungen plädiere). Aber im Grunde viel eindringlicher und vor allem unausweichlicher stellen sich solche Fragen nach der Selbstverfügbarkeit, nach der Selbstverantwortlichkeit, nach den Freiheitsgraden des Erleben- und Sichverhaltenkönnens usw. im psychiatrischen Alltag. Nur führen Routine und eine an der Objektivierbarkeit orientierte wissenschaftliche Einstellung dazu, dass wir über die faktischen Differenzierungen der getroffenen impliziten Entscheidungen wenig reflektieren; dies so wenig, dass mögliche und notwendige Differenzierungen de facto verloren gehen. Auf all dies wurde früher schon einmal mit Nachdruck abgehoben (Blankenburg 1978, 1979). Wenn wir einen Patienten von einer Behandlung erzählen hören, die er in irgendeiner Institution oder ambulant bei einem Psychiater erfahren hat, dann spielt oft für ihn eine Hauptrolle, wie er sich „genommen"[10] fühlte. Die Erfahrung zeigt, dass für den gesamten weiteren Verlauf davon mitunter nicht weniger abhängt als von einer exakten psychopathologischen Symptomerfassung und -beschreibung.

Um Missverständnissen vorzubeugen: Es geht keineswegs darum, ganz generell etwa einem psychisch Kranken eine Freiheit oder Selbstverfügbarkeit zuzusprechen, die er im speziellen Fall de facto gar nicht besitzt. Ein Umgang, der dem Patienten mehr Freiheitsraum zuspielt, als ihm angemessen ist, kann genauso schädlich sein wie ein entmündigender Umgang (ein Fehler, der vor allem engagierten jüngeren Kollegen unterläuft, wogegen ältere eher zum Letzteren neigen). Häufig wird dieses Problem in irreführender Weise „ethisiert"; d. h. es wird – unter dem Stichwort „Würde des Menschen" – daraus ein Grundsatzproblem ärztlicher Einstellung zum Patienten überhaupt gemacht. Solch ein Problem – und grobe Verstöße dagegen – gibt es natürlich. Aber nicht darum geht es hier. Es geht vielmehr um eine differenziertere Wahrnehmung der Autonomie*fähigkeit* oder *-unfähigkeit* des Kranken mit dem Ziel, aufgrund einer solchen Wahrnehmung mit größerer Sensibilität – und das heißt in einem strengen Sinne: sachlicher – auf ihn eingehen zu können. Was in dieser Richtung wahrzunehmen ist, gehört im Grunde zum psychopathologischen Befund, ist integrativer Bestandteil einer *erweiterten* Psychopathologie. Allerdings ist bei einer solchen Erweiterung Vorsicht geboten. Bei vorschneller Einführung drohen unausgegorene Urteile, die u. U. größeren Schaden anstiften können als eine fortgesetzte Unterbelichtung dieser Realitätsebene.

Handelt es sich doch dabei nicht um untersucherunabhängige „harte Daten". Der interaktionale Charakter dessen, was hier zu erfahren ist, lässt sich kaum übersehen. Die Art, wie ein Psychiater dem Patienten gegenübertritt, ist hier oft von entscheidendem Einfluss. Das bedeutet aber nicht, dass diese Erfahrungsdimension nicht in die Psychopathologie hineingehören würde, vielmehr nur: dass eine interaktionale Psychopathologie (Sullivan 1953, Glatzel 1979, 1981) nottut. Nicht jeder psychopathologische Tatbestand trägt interaktionalen Charakter, wohl aber dasjenige, was hier im Blick ist. Dabei ist zu unterscheiden zwischen solchen psychopathologischen Auffälligkeiten, für die die Interaktion nur den Manifestationsort eines im übrigen psychiaterunabhängigen bzw. überhaupt begegnungsunabhängigen Symptoms abgibt, und solchen, bei denen die Art, wie der Therapeut oder eine andere Bezugsperson mit dem Patienten umgeht, darüber hinaus von beträchtlichem modifizierendem Einfluss ist.

Bei dem DGPN-Kongress 1976 in Düsseldorf wurde das hier Angesprochene als ein Problem der „Zumutbarkeit“ bezeichnet und in den Rahmen einer Psychopathologie der Freiheitsgrade menschlichen Erleben- und Sichverhaltenkönnens gestellt (Blankenburg 1978). Zwei Jahre später ging es bei dem DGPN-Kongress in Konstanz erneut um die Frage „Was heißt psychisch krank?“ Degkwitz und Mitarbeiter (1981) hoben in diesem Zusammenhang ebenfalls auf den Begriff der Zumutbarkeit ab. Was hat es mit diesem Begriff auf sich?

Der Terminus begegnet uns zunächst einmal in der *Jurisprudenz.* Dort besitzt er seit langem ein – freilich umstrittenes – Heimatrecht. Im *Strafrecht* kommt er gemäß Schönke-Schröder (1981) in folgenden Bereichen zur Anwendung:

- bei Fahrlässigkeitsdelikten,
- bei Unterlassungsdelikten (eher als bei Begehungsdelikten), z. B. bei unterlassener Hilfeleistung, bei Wartepflicht (z. B. Entfernung vom Unfallort),
- bei zu entschuldigendem Notstand (z. B. „Befehlsnotstand“),
- bei einem „Verbotsirrtum“,
- ganz generell bei einem Irrtum des Betroffenen über die Zumutbarkeit eines Handelns oder Unterlassens,
- letztlich bei allen Grundsatzdiskussionen über die „Zumutbarkeit normgemäßen Verhaltens“ überhaupt. Diese als eine materielle Grundlage der Schuldzurechnung anzusehen, wird allerdings heute von der Mehrzahl aller Juristen entschieden abgelehnt. Nach Schönke-Schröder (1981) ist die Zumutbarkeit nicht mehr als ein allgemeines „regulatives Rechtsprinzip“, das selbst keinerlei sachliche Aussagen enthalte und deshalb für Schuld ebenso wenig eine Erklärung biete wie die Unzumutbarkeit für Entschuldigungsgründe.

Festzuhalten bleibt für die Verwendung des Begriffs in anderen Gebieten die Festlegung seines wissenschaftlichen Stellenwertes als desjenigen eines *„regulativen Prinzips"*. Regulative Prinzipien sind nach Kant maßgebend für die Bereiche zwischen theoretischer und praktischer Vernunft, die sich bei ihm in der „Kritik der Urteilskraft" abgehandelt finden. In welcher Weise der psychiatrische Normbegriff dorthin gehört, wurde in einer früheren Arbeit (Blankenburg 1974/80a) näher erläutert.

Eine imponierend einfache Unterscheidung zwischen „Zurechenbarkeit" und „Zumutbarkeit", welch letztere er allein in das Ermessen des Juristen gestellt wissen will, vertritt Luthe (1981) wie auch Witter. Es ist die Unterscheidung zwischen formalen und inhaltlichen Kriterien. Sie bietet sich für die forensische Begutachtung an, stellt allerdings eine Vereinfachung der Problematik dar, die die Trennbarkeit von Form und Inhalt sowie von Seinswissenschaften und Sollenswissenschaften in einer der Realität nicht gerecht werdender Weise voraussetzt.

Mehr noch als im Strafrecht, wo er seinen umschriebenen Platz hat, wird die Verwendung des Begriffs der Zumutbarkeit im *Zivilrecht* bekämpft. Hier taucht der Begriff z. B. in der versicherungsrechtlichen Krankheitsdefinition auf. So heißt es in einem Urteil des BSG (11/1 RA 158/61): „Seelische Störungen (z.B. neurotische Hemmungen), die der Versicherte – auch bei zumutbarer Willensanspannung – aus eigener Kraft nicht überwinden kann, sind eine Krankheit i. S. des AVG § 23 Abs. 2 (RVO § 1246 Abs. 2)"; in einem anderen Urteil (BSG 11/1 RA 90/60): „Für eine Berentung scheiden . . . Störungen aus . . ., die der Betroffene bei der ihm zumutbaren Willensanpassung selbst sogleich oder doch bald überwinden kann."

Der Arbeitsrechtler E. Wolf[11] spricht davon, dass es sich bei der „Zumutbarkeit" um eine „Generalklausel" handele, um eines jener „Wörter ohne Begriffe" mit denen man „alles machen" könne. Der Begriff solle eigentlich in der Rechtswissenschaft und Nationalökonomie ebenso wenig einen Platz haben wie in der exakten Medizin. Wolf räumt zwar ein, dass der Begriff de facto nicht nur im Strafrecht, sondern auch im Zivilrecht noch eine beträchtliche Rolle spielt. Habe sich doch sogar das Bundessozialgericht (in Übernahme einer Reichsgerichtsentscheidung) verleiten lassen, damit zu operieren. Doch sei das im Grunde abzulehnen. Der Begriff müsse nach Möglichkeit gänzlich eliminiert werden. Das mag für das

Kündigungsrecht, woran Wolf (1978) in erster Linie denkt, durchführbar sein, in anderen Bereichen wohl sehr viel schwerer. So radikal wie Wolf denken nicht alle Juristen. Nach E. Brocke (stellvertretender Vorsitzender des Bundessozialgerichts) besteht jedoch eine zu unterstützende Tendenz, generalisierende Festlegungen nach Möglichkeit zu vermeiden[12].

Dies bedeutet, dass in verschiedenen Gebieten der Rechtsprechung im Hinblick auf das Problem der Zumutbarkeit unterschiedlich gedacht und geurteilt wird. Auch in jenen Bereichen, in denen die Rechtsprechung der Sache, die mit diesem Begriff zur Debatte steht, in keiner Weise aus dem Wege gehen kann, wie z. B. bei der Renten- und Unfallneurose, vermeidet sie Festlegungen allgemeinverbindlicher Art und verweist auf die Besonderheiten des Einzelfalles[13], die jeweils entscheidend seien. Bei der Unfallneurose hat sich folgende Rechtsauffassung weitgehend durchgesetzt: Entscheidend für die Anerkennung oder Nichtanerkennung eines Rentenanspruchs ist nicht, ob eine Störung durch eigenes Mitverschulden (z.B. Rentenwunsch) zustande gekommen ist, sondern ob der Betroffene derzeit noch in der Lage ist, durch eigene Willenskraft die Störung zu überwinden oder nicht. Da dies nicht unabhängig von der eigenen Anstrengungsbereitschaft des Patienten ist, zielt die Frage damit natürlich implizit doch wieder darauf ab, ob es für den Betroffenen „zumutbar" ist, unbewusste, halbbewusste oder bewusste Widerstände zu überwinden bzw. sich dabei (z. B. mittels einer Therapie) helfen zu lassen. Nicht selten versuchen Juristen und Mediziner die Verantwortung für die Entscheidung, die sich in keinem der beiden Bereiche mit befriedigender Exaktheit begründen lässt, einander wechselseitig zuzuspielen. Schuld an dem Dilemma ist nicht erst – wie gerne behauptet wird – eine Unklarheit der Begriffe oder auch nur der Kompetenzen, sondern beidem zugrunde liegend die mangelnde Sachklärung: nämlich die mangelhafte Beantwortung der Frage, wo und wie die Grenze zwischen Sollen, Wollen und Können anzusetzen sei. Wissenschaftstheoretische Voreingenommenheit möchte ein sachliches Problem, das sich unabweisbar stellt, einer Unklarheit der Begriffe zur Last legen oder durch eigene Inkompetenzerklärung dem je anderen Fachgebiet überantworten. Es handelt sich dabei um einen jener Verdrängungsprozesse, die zustande kommen, wenn man an bestimmten wissenschaftstheoretischen Dogmen, wie z. B. der säuberlichen Trennbarkeit von Seinswissenschaften und Sollenswissenschaften festhält. Dass dies methodologischen Bedürfnissen entspricht, aber nicht der Sache, um die es geht, ist relativ leicht deutlich zu machen, – sehr viel schwerer aber, daraus die notwendigen Konsequenzen zu ziehen.

Einfach wäre die Trennung, wenn sich im Hinblick auf menschliches Verhalten ein klarer Schnitt zwischen erwartbarer Selbstverfügbarkeit bzw. Verantwortlichkeit und fremdbestimmter Determiniertheit ziehen ließe. Dies ist nicht der Fall. Wieweit Selbstverfügbarkeit und Selbstverantwortlichkeit reichen, ist weder rein seinswissenschaftlich noch rein sollenwissenschaftlich festzulegen, weil die Grenze als eine von beiden Seiten her verschiebbare anzusetzen ist. Dieses Ineinandergreifen ganz unterschiedlicher Wirklichkeitsdimensionen ist bis heute nicht befriedigend geklärt. Dabei geht es um die Differenzierung: 1. zwischen „Wollen-Können“ und „Können-Wollen“, 2. zwischen Können-Wollen und der Realisierbarkeit eines solchen Wollens, soweit es als vorhanden angesetzt werden kann.

Es ist ein Irrtum zu meinen, diese Probleme bestünden nur im Grenzgebiet zwischen Medizin und Rechtswissenschaften. Bei genauerem Zusehen erweist sich vielmehr, wie bereits früher betont (Blankenburg 1978), dass die Mehrheit dessen, was der Psychiater mit seinen Patienten tut – ob er es will oder nicht – sich im Bereich dieser Problematik abspielt. Der Psychiater hat es eben keineswegs nur als Gutachter mit dem Erleben- und Sichverhaltenkönnen seines Patienten zu tun; auch nicht nur, wenn es darum geht, ob er Zwangsmaßnahmen treffen muss oder nicht. Nicht nur bei Entscheidungen des Stationsalltags, bei Fragen wie die, ob wir ihn für wohnheimfähig halten oder nicht, ob wir ihn allein einen Arbeitsplatz suchen lassen oder ihn dabei – in welchem Umfang? – unterstützen usw., bewegen wir uns in dem besagten Grenzgebiet, auch nicht nur, wenn es in der Psychotherapie darum geht, ob wir aufdeckend-provokativ, ichstärkend oder nur ichstützend-kurativ vorgehen, sondern darüber hinaus bei jeglichem Umgang mit dem Patienten. Wir haben es in der Praxis niemals nur mit der – sei es naturwissenschaftlich und/oder psychologisch-soziologisch – d. h. scheinbar rein seinswissenschaftlich erforschbaren (mehr oder weniger großen) Determiniertheit eines Patienten zu tun. Vielmehr wenden wir uns, soweit wir nicht ausschließlich pharmakologisch behandeln oder operant konditionieren, an das, was Fremddeterminiertheit mehr oder weniger relativiert – ob wir dies nun Person,

Ich, Selbst, Autonomie, verbliebenen Freiheitsspielraum oder wie auch immer nennen.

Selbst der überzeugteste Determinist straft im alltäglichen Umgang mit den Patienten seine theoretische Einstellung Lügen. Er kann sich – auch wenn er es möchte – nicht auf Medikamentenverordnung oder operantes Konditionieren beschränken. Schon in der Art und Weise, wie er solche Methoden appliziert, kommt er nicht umhin, dem Patienten, indem er ihn z. B. animiert zu kooperieren, einen noch so kleinen Freiheitsspielraum einzuräumen.

Es wird häufig nicht genug bedacht, dass jede Erwartung, die wir einem Patienten entgegenbringen, mehr ist als die Erwartung, die wir in Bezug auf ein Naturereignis (bzw. ein menschlicher Selbstverfügbarkeit gänzlich entzogenes Geschehen) hegen. Wir gehen ständig mit etwas um, was dem „sauberen" Wissenschaftler ein Greuel sein muss. Dies ist nicht neu. Versierte Kliniker pflegen ihren Studenten klarzumachen, dass es gut sei, zwischen Station und Forschungskeller, zwischen Sprechstunde oder Visite und Wissenschaft streng zu trennen. Dies dürfte für den Psychiater noch mehr als für jeden anderen Kliniker Gültigkeit haben. Die Haltung des objektivierenden Forschers kann den Arzt steril werden lassen, – solange objektivierende Forschung = Heteronomie-Forschung bedeutet; dies ist aber für das bisherige Wissenschaftsverständnis der Neuzeit fast selbstverständlich. So schreibt Luthe (1981): „Erkennen ist nur möglich, wenn das, was erkannt werden soll, . . . naturgesetzlich determiniert ist" und zitiert dazu Sachsse (1967); „Etwas, was frei ist, erkennen zu wollen, ist eine unlogische Forderung." Dies gilt allerdings nur unter der Voraussetzung eines ganz bestimmten Erkenntnis-Begriffs, von dem fraglich ist, ob er in dieser Form radikalisiert, am Ende wesentliche Bereiche des Menschseins nicht nur aus der Erkenntnis, sondern irgendwann auch aus der Realität eliminiert.

Man kann natürlich einwenden, es drohe diesbezüglich keine Gefahr, solange die obengenannte klare Zweiteilung i. S. einer getrennten Buchführung aufrechterhalten bleibe. Doch zeigt die Entwicklung, dass diese Hoffnung eine Illusion ist. Die Arbeitshypothesen der Forschung können die ärztliche Haltung nicht unbeeinflusst lassen. Forschungsansätze haben ihre Rückwirkung auf den Menschen, der sie verfolgt, und darüber hinaus auch auf den Gegenstand (in unserem Fall: den Patienten), auf den sie sich beziehen. Es gibt nicht nur eine „selffullfilling prophecy", sondern auch

„selffullfilling hypotheses" (Blankenburg 1978) bzw. „selffullfilling strategies of research", d. h. eine die Wirklichkeit nach ihrem Bilde verformende Macht der Hypothesen.

Auch auf das Risiko hin, damit Anstoß zu erregen, möchte ich daher die These aufstellen: eine Psychopathologie die sich mir als deterministisch orientierte, empirische Disziplin versteht, kann niemals die volle Psychopathologie sein, die der psychiatrischen Praxis (die immer auch therapeutische Praxis: sein-muss) gerecht zu werden vermag. Dies auch, wenn die Psychopathologie – als interaktionistische – nicht mehr nur das Individuum, sondern darüber hinaus zwischenmenschliche Beziehungen zum Thema macht. Wir kommen in keinem Fall um das Problem einer notwendigen Interaktion zwischen einem deterministisch-seinswissenschaftlichen und einem relativ indeterministischen, Prolepsie einbeziehenden Ansatz herum. Es geht dabei nicht nur um die Interaktion zwischen Personen, sondern auch um die Interaktion zwischen völlig verschiedenen methodischen Konzeptionen. Außer dem geläufigen heteronomiewissenschaftlichen Ansatz brauchen wir komplementär einen für relative (wenn auch noch so geringe) Autonomie sensiblen Ansatz. Doch dürfen wir nicht bei einem schroffen Nebeneinander beider stehenbleiben. Es gilt vielmehr, ihre Komplementarität zu sehen, um die Interferenz und die gleitenden Übergänge des durch sie Zugänglichen in den Griff zu bekommen. Dem kann man sich auf verschiedenen Wegen nähern. Ein Weg dahin ist der einer „Psychopathologie der Zumutbarkeit".

Zumutbarkeit in dem hier umrissenen Sinn, der sich nicht mit dem des juristischen Terminus (s. o.) deckt, ist kein seinswissenschaftlicher Begriff: 1. weil er die Zukunftsdimension einbezieht – und zwar nicht nur im Sinne einer konstruierten Extrapolation aufgrund von Vergangenheitsdaten, die bis in die Gegenwart hinein verfolgt werden, sondern im Sinne einer „Prolepsis", in die außer der Subjektivität des Patienten auch die der übrigen Bezugspersonen, insbesondere seines (mehr oder weniger engagierten) Therapeuten, mit eingeht. Im Hinblick auf die Perspektivität des Patienten ist an die einprägsame Arbeit von W. Janzarik (1963) über die „Psychologie und Psychopathologie der Zukunftsbezogenheit" psychiatrischer Patienten mit der wichtigen Unterscheidung zwischen Prospektivität und gelebter Protensivität zu erinnern.

2. Zumutbarkeit ist vor allem deshalb kein seinswissenschaftlicher Begriff, weil die darin enthaltene „Zumutung" einen mora-

lischen Erwartungsdruck einschließt, der sich nicht auf ein schlichtes „sein“, sondern auf ein „zu sein haben“ bezieht. Zumutbarkeit ist aber auch kein rein sollenswissenschaftlicher Begriff, weil die *Fähigkeit*, einer bestimmten Erwartung bzw. Zumutung zu entsprechen, hier nicht im Sinne moralischer Zudiktierbarkeit abstrakt vorausgesetzt wird, wie es der Jurist im Interesse der Rechtsgleichheit tun muss, sondern als eine von den verschiedensten Seiten her (nicht nur negativ, sondern auch positiv) beeinflussbare[14].

Was bedeutet also Zumutbarkeit? Das Wort bezeichnet einen sehr komplexen Sachverhalt, der nur innerhalb zwischenmenschlicher Realität einen Sinn hat. W. v. Baeyer (1978) hat den Begriff der „Schlüsselwörter“ geprägt für solche – oft mehrdeutig schillernde – Termini, die eine neue Sichtweise indizieren oder sogar den Zugang zu einer bis dahin nicht genügend beachteten Wirklichkeitsdimension aufschließen. Wenn auch nicht so geläufig wie die dort angeführten Beispiele, scheint auch der Begriff der „Zumutbarkeit“ eine *Schlüsselfunktion* zu besitzen. Er umschreibt – ähnlich wie „Vor-läufigkeit“ (Revers 1962) und andere Ausdrücke unserer Alltagssprache – einen anthropologisch hochkomplexen Sachverhalt. Es ist daher sinnvoll, genauer zu betrachten, was wir mit diesem Begriff ins Auge fassen.

Zumutbarkeit kommt von *„zu-muten"*, mhd. zuomuoten. Die Etymologie ist bei Campe (1811) und Grimm (1854) nachzulesen. Im Mittelalter bezeichnete das Wort ganz allgemein jegliches „Verlangen, dass jemand etwas tue“, ohne damit über die Art des Verlangten etwas auszusagen. Grammatikalisch betrachtet hat der Begriff mehr den Charakter eines Gerundivums als eines Imperativs. Erst seit dem 17. Jahrhundert erhielt das Wort seinen leicht aggressiven Unterton, der besagt, dass etwas erwartet bzw. verlangt wird, was eigentlich (kräftemäßig oder moralisch) kaum zu verlangen ist. Unabhängig von der historisch nachweisbaren Etymologie bedeutet „zumuten“, wörtlich genommen, dass wir jemandem Mut zusprechen und Zuspielen (in einer bestimmten Weise zu handeln, zu fühlen, zu denken, etwas zu leisten oder zu erleiden). Genauer besehen ist das Wort doppeldeutig: Neben dem „Mut“, den wir dem anderen zusprechen, geht es auch um den eigenen Mut (oder auch Mutwillen), ihn in dieser Weise zu fordern. Dem Anderen wird der Mut gleichsam zugeworfen. Das Bild eines Balles, den wir einem anderen Menschen zuwerfen, zusammen mit der Zumutung, ihn zu fangen, taucht vor dem inneren Auge auf. Die Zumutung impliziert, ob wir wollen oder nicht, die mögliche Freiheit eines anderen Menschen. Im Grunde ist es nicht dieses oder jenes, sondern die Freiheit seines Handelns und Erlebens, die wir ihm zumuten bzw. zuwerfen. (Das wird deutlich, wenn wir uns das Inadäquate der Redeweise vor Augen halten, die davon spricht, dass z. B. einem Rennpferd etwas zugemutet werde; hier ist der Ausdruck nur in einem uneigentlichen Sinne verwendet.)

Es handelt sich also keineswegs nur um eine beliebige Erwartung, sondern um eine Erwartung, die eine mehr oder weniger deutliche Forderung enthält, eine Forderung, die den Anderen (nicht allein kräftemäßig oder moralisch, sondern mehr noch hinsichtlich des Freiheitsspielraumes seines Erlebens und Verhaltens) auch überfordern kann, aber nicht muss. Im Gegenteil, wörtlich verstanden, kann „Zu-muten" auch bedeuten, dass wir dem Anderen einen Vertrauensvorschuss geben, sich so oder so zu verhalten. Gemäß dem bekannten Modell Freuds könnte man dreierlei Zumutungen an das Ich unterscheiden: hinsichtlich seines Verhaltens gegenüber Forderungen der äußeren Realität (Umwelt), der inneren Realität d.i. des „Es" (Bedürfnis- bzw. Triebwelt) und des Über-ichs oder Ich-Ideals (Wertwelt).

Eine „Zumutung" braucht sich nicht immer an der Grenze der Überforderung des Anderen zu bewegen. Sie kann auch „*Er*mutigung" bedeuten. „Ermutigung" ist ein wichtiges Leitmotiv der Individualpsychologie und -therapie Alfred Adlers (1923). Es ist klar, dass damit nicht ein aufmunterndes Schulterklopfen gemeint ist. Vielmehr geht es darum, dem Patienten in wohlabgewogener Form für ihn *realisierbare* Möglichkeiten zuzuspielen; ein Zuspielen, das bei ihm das realitätsgerechte Erleben eines „Ich kann" zu wecken vermag. Dies ist einer der Wege, den Patienten zum „*Experten*" für seinen eigenen Fall (Buchkremer und Fiedeler 1981) zu mobilisieren – nicht nur im kognitiven Sinne, sondern schließlich auch im Sinne einer Fähigkeit zu weltbezogener Selbstverwirklichung.

„Zumutung" als Element des Umgangs mit Patienten ist allenfalls etwas Therapeutisches oder Antitherapeutisches, aber nichts, was unmittelbar mit Psychopathologie zu tun hat. Anders verhält es sich mit dem, was der Begriff Zumut*bar*keit meint. Damit bezeichnen wir einen Sachverhalt, der sehr wohl mit der psycho(patho) logischen Symptomatik in Beziehung steht, ohne aus ihr allein ableitbar zu sein. Es handelt sich zwar nicht um ein feststehendes Merkmal, das isoliert für sich betrachtet werden könnte, sondern wie Ansprechbarkeit, Angänglichkeit u. ä. um einen relationalen Tatbestand, eine Potenz, so oder so zu reagieren. Er ist nur zu definieren, wenn man gleichzeitig dasjenige, was dem Patienten zugemutet wird, mit ins Auge fasst. Dennoch bleibt er der Faktizität verhaftet.

Wenn wir meinen, dass das bei den sog. statischen Eigenschaften oder Merkmalen, die einer deskriptiven Feststellung zugänglich sind, prinzipiell anders sei, so ist das eine Täuschung. Selbst die Farbe eines Gegenstandes (z. B., um ein beliebtes Beispiel zu wählen, die Augenfarbe eines Menschen) resultiert aus einer Interaktion zwischen Oberflächen-Struktur (z. B. der Iris) und dem einfallenden Licht. Nur können wir hier mit einer Konstanz der Interaktionspartner rechnen, was in Bezug auf die Psychopathologie nur bedingt der Fall ist.

Als positivistische Wissenschaftler erfasst uns freilich ein Widerwille, uns mit etwas so Vagem zu befassen, wie es die Zumutbarkeit darstellt. Wir sprechen in pejorativem Sinn von „*Zuschreibungen*". Von Zuschreibungen ist die Rede, wenn man das subjektiv Beliebige oder auch intersubjektiv Sanktionierte (letztlich ebenfalls auch Beliebige) einer Prädikation hervorheben möchte. Gewiss ist es notwendig. die subjektiven und intersubjektiven Determinanten einer Zuschreibung – auf dem Wege der Vorurteilsforschung – herauszuarbeiten[15]. Es wäre aber kurzsichtig hierbei stehenzubleiben. Zuschreibungen enthalten nicht weniger Wirklichkeit als Beschreibbares – nur eine *andere* und zugegebenermaßen in ungereinigter Form. Das Objektivitätsideal, das hinter der Verächtlichmachung „bloßer" Zuschreibungen steht, führt nur zu leicht in die Irre. Bereits ein flüchtiger Blick auf das für uns Reale im alltäglichen Leben zeigt, dass es vorwiegend aus in und durch Zuschreibungen Zugänglichem besteht. Zwar ist es dringend notwendig, die subjektiven und intersubjektiven Elemente der Korrelate der Zuschreibungsakte so scharf wie möglich herauszuarbeiten, aber nicht, um das damit Erfasste darin aufgehen zu lassen, sondern um dasjenige, was übrig bleibt (= den „Rest"), nur um so reiner ins Auge fassen zu können. Es geht also um eine kritisch kontrollierte, bewusst *zu*schreibende Psychopathologie – nicht als Ersatz, sondern als notwendige Ergänzung einer *be*schreibenden (deskriptiven) Psychopathologie. Solange die erkenntnis- theoretischen Vorurteile gegenüber dem, was Zuschreibungen enthalten nicht aufgegeben werden, lässt sich keine Wissenschaft begründen, die mit der menschlichen Praxis auf die Dauer in Einklang zu bringen ist – und so auch keine Psychopathologie, die eine fruchtbare Basis für den therapeutischen Umgang mit dem Patienten abgibt.

Provokativ formuliert: Es geht also - in Ergänzung zur deskriptiven (beschreibenden) Psychopathologie um eine „*zu*schreibende" Psychopathologie. Das bedeutet selbstverständlich nicht, dass die Psychopathologie der Willkür ausgeliefert werden soll, sondern nur, dass in den Zuschreibungen, die der praktizierende Psychiater ständig im Alltag vollzieht, – nach Aufdeckung der subjektiven und intersubjektiven Vorurteilsinvestitionen – kein *Rest* bleibt, der ein für die Praxis entscheidend wichtiges Stück Wirklichkeit enthält, auf dessen Erkenntnis wir nicht verzichten dürfen, wenn für die Psychopathologie ein hinreichender Sachbezug und d. h. immer auch Praxisbezug hergestellt werden soll.

Anmerkungen

1 Dass nicht nur die Psychiatrie, sondern die gesamte Medizin als „Handlungswissenschaft", d. h. nicht lediglich als „angewandte Naturwissenschaft", aufzufassen ist, hat mit besonderem Nachdruck *W. Wieland* (1975) deutlich gemacht. Zum Verhältnis zwischen Theorie und Praxis vgl. im übrigen *Loubser, J.J.* et al. (1981), *Legewie* (1979), *Luckmann* (1981), *Schwemmer* (1980, 1981); speziell im Hinblick auf die Psychiatrie: *Scharfetter* (1973); hinsichtlich unterschiedlicher Einstellungen: *Schoenecker* (1977).

2 Vgl. *Kisker* (1979). – 2a *Bochnik*, H. J.: Votum während der Tagung.

3 Der Begriff umspannt ein weites Feld. Im Folgenden sind in erster Linie jene Bereiche der Phänomenologischen Hermeneutik im Blick, die es sich zur Aufgabe gemacht haben, die in der alltäglichen Praxis und deren Sprache sich immer schon vollziehende Erschließung des Begegnenden systematisch interpretativ zu explizieren. Ihre Bedeutung für die Psychopathologie (*Blankenburg* 1980 b) wird gegenwärtig noch nicht hinreichend berücksichtigt. Unter den nichtpsychiatrischen Disziplinen hat in dieser Richtung u. a. die „Verstehende Soziologie" (*Bühl* 1972) wichtige Anregungen gegeben; doch sollte darüber nicht die Phänomenologie der Leiblichkeit (*Blankenburg* 1982) und des unmittelbaren Erlebens vernachlässigt werden.

4 Glaser und Strauss (1975), Glaser (1978).

5 Eine erste Orientierung vermitteln die „Arbeitsgruppe Bielefelder Soziologen" (1976), *Garfinkel* (1967), *Bergmann* (1981), *Weingarten, Sack, Schenkein* (1976).

6 *Berger* und *Luckmann* (1969).

7 Vgl. *Heimann* (1979), *Heimchen* u. *Renfordt* (1978), *Ulrich* (1981) sowie einzelne Beiträge in *Ronge* (1979).

8 Es ist an die auf *Ruesch* and *Bateson* (1951) zurückgehende Forschungs-

richtung gedacht.

9 Neben ihren großen Verdiensten liegt das Destruktive der Vorurteilsforschung darin, dass sie von ihrem Ansatz her notwendig einseitig die subjektiven und intersubjektiven Elemente solcher Entscheidungen der praktischen Vernunft in den Vordergrund stellt, nicht aber ihre – menschliche und insbesondere zwischenmenschliche – Realität erschließenden Anteile. Diese lassen sich nur leugnen, wenn man ein Großteil dessen, was für den gesunden Menschen die Grundlage alltagsweltlicher Realität ausmacht, als Vorurteil bezeichnen und behandeln möchte.

10 Jemanden „nehmen als" (z. B. als autonome Person, Partner, Behandlungsobjekt, Mittel zum Zweck etc.) oder jemanden „nehmen bei" etwas (z. B. bei seiner schwachen Stelle (*Binswanger* 1964) oder bei seinen Vorzügen und prospektiven Potenzen), sollten zentrale Kategorien jeder Wissenschaft menschlicher Praxis sein. Noch wenig erforscht ist, woher dieses unterschiedliche „Nehmen-als" bzw. „-bei" seine Direktiven erhält. Dass sie nicht ausschließlich subjektiver und intersubjektiver Willkür entstammen, kann man sich leicht klar machen, wenn man sich die Unterschiede des Umgangs mit unbelebten Dingen, mit einem Werkzeug, mit verschiedenen Tieren und vor allem natürlich mit verschiedenen Menschen vor Augen hält.

11 [Im Original findet sich im Text kein Fußnotenzeichen 11, sondern es wird an der Stelle des Fußnotenzeichens 11 in unserer Ausgabe ein (dann doppeltes) Fußnotenzeichen12 angegeben; im Anmerkungsapparat findet sich im Originaltext dagegen eine Endnote 11 mit dem Text „Vgl. Zutt (1970)", der an dieser Stelle jedoch keinen Sinn ergibt. Anm. d. Hg.].

12 Pers. Mitt., für die ich an dieser Stelle *E. Brocke* und *E. Wolf* ebenso wie für weitere Anregungen und Unterstützungen herzlich danken möchte.

13 Vgl. dazu BSG 11 RV 808/61 und BSG 9 RV 23/80: „Die Kausalitätsbeurteilung ist auf die besonderen Umstände des Einzelfalles sowie auf die Einzelpersönlichkeit abzustellen. Maßgebend ist die individuelle Belastung und Belastbarkeit."

14 Für die Therapie sind gegenüber den Konditionierenden Verfahren komplementär reziproke Vorgehensweisen zu fordern.

15 Vgl. *Watzlawick* 1981 und in diesem Band.

Literatur

Adler, A.: Fortschritte der Individualpsychologie. Zeitschrift für Individualpsychologie 2,1-7 (1923),

Arbeitsgruppe Bielefelder Soziologen (Hrsg.): Alltagswissen, Interaktion und gesellschaftliche Wirklichkeit. Bd. I Symbolischer Interaktionismus und Ethnomethodologie. Bd. II Ethnotheorie und Ethnographie des Sprechens. Reinbek: Rowohlt 1976.

Baeyer, W.v.: Über die Bedeutung psychiatrischer Schlüsselwörter.

In: Kraus, A. (Hrsg.): Leib, Geist, Geschichte: Brennpunkte anthropologischer Psychiatrie, S. 29-44. Heidelberg: Hüthig 1978.
Berger, P., Luckmann, T.: The social construction of reality; dt.: Die soziale Konstruktion der Wirklichkeit. Frankfurt/M.: Fischer 1969.
Bergmann, J.: Exploration und Interaktion. Inaug. Diss. Konstanz 1980.
Binswanger, L.: Grundformen und Erkenntnis menschlichen Daseins. München: Reinhardt 1964.
Blankenburg, W.: Grundlagenprobleme der Psychopathologie. Nervenarzt 49. 140-146 (1978).
Blankenburg, W.: Toward a more man-centered psychiatry. In: Schaefer, K.E. et al. (eds.): A New Image of Man in Medicine, vol. III. Mt. Kisco, N.Y.: Futura 1979.
Blankenburg, W.: Ein Beitrag zum Normproblem: In: Bräutigam, W. (Hrsg.): Medizinischpsychologische Anthropologie, S. 273-289. Darmstadt: Wiss. Buchgesellschaft 1980a.
Blankenburg, W.: Phenomenology and Psychopathology. J. of Phen. Psychol. 11/2,50-78 (1980b).
Blankenburg, W.: Körper und Leib in der Psychiatrie. Schweiz. Arch. Neurol. Neurochir. Psy- chiat. (im Druck).
Bühl, W. (Hrsg.): Verstehende Soziologie. München: Nymphenburger Verlagsanstalt 1972.
Buchkremer, G., Fiedler, E.: Differentielle Psychotherapie zur Rückfallprophylaxe bei schizophrenen Patienten. Vortrag beim 7. Internationalen Symposium über die Psychotherapie der Schizophrenie, am 1.10.1981 in Heidelberg.
Campe, J.H.: Wörterbuch der deutschen Sprache, Bd. 5, S. 905-906. Braunschweig 1811.
Degwitz, R., Faust, C., Hoffmann, S., Kindt, H.: Einführung. In: Degkwitz, R., Siedow, H. (Hrsg.): Standorte der Psychiatrie, S. 1-15. München-Wien-Baltimore: Urban und Schwarzenberg 1981.
Ey, H.: La psychose et les psychotiques. Evol. Psychiatr. 40, 103-116 (1975).
Ey, H.: Des idées de Jackson à un modèle organo-dynamique en psychiatrie. Toulouse: Privat 1975.
Freyhan, F.A.: Psychomotilität, extrapyramidale Syndrome und Wirkungsweisen neuroleptischer Therapien. Nervenarzt 28, 504-509 (1957).

Garfinkel, H.: Studies in Ethnomethodology. Englewood Cliffs, N.J.: Prentice 1967.

Glaser, B., Strauss, A.: The Discovery of Grounded Theory. Chicago 1975.

Glaser, B.D.: Theoretical Sensitivity. Mill Valley, Cal.: The Sociology Press 1978.

Glatzel, J.: Allgemeine Psychopathologie. Stuttgart: Enke 1978.

Glatzel, J.: Spezielle Psychopathologie. Stuttgart: Enke 1981a.

Glatzel, J.: Psychopathologie als Wissenschaft. Z. klin. Psychol. Psychother. 29, 67-78 (1981b).

Grimm, J. u. W.: Wörterbuch der deutschen Sprache, Bds. 16, S. 543-546 (1857),

Heidegger, M.: Sein und Zeit. Halle: Niemeyer 1927.

Heimann, H.: Psychopathologie. In: Kisker, K.P. et al. (Hrsg.): Psychiatrie der Gegenwart, Bd. 1/1, S. 1-40. Berlin-Heidelberg-New York: Springer 1979.

Heimchen, H., Renfordt, B. (Hrsg.); Fernsehen in der Psychiatrie. Stuttgart: Thieme 1978.

Hermann, H: Das narrative Interview in biografisch orientierten Untersuchungen. Kassel: 1981.

Hildenbrand, B.: Alltag und Krankheit. - Ethnographie einer Familie. Stuttgart: Klett/Cotta (im Druck).

Janzarik, W.: Zur Psychologie und Psychopathologie der Zukunftsbezogenheit. Arch. ges.

Psych. 117, 33-53 (1963).

Janzarik, W.: Die Krise der Psychopathologie. Nervenarzt 47, 73-80 (1976).

Janzarik, W. (Hrsg): Psychopathologie als Grundlagenwissenschaft. Stuttgart: Enke 1979.

Jaspers, K.: Philosophie und Welt. Reden und Aufsätze, S. 190 f. München: Piper 1958.

Jaspers, K.: Allgemeine Psychopathologie. Berlin-Göttingen-Heidelberg: Springer 1959.

Kisker, K.P.: Die Heidelberger Psychopathologie in der Kritik. In: Janzarik, W. (Hrsg.): Psychopathologie als Grundlagenwissenschaft. S. 122-136, 1979.

Loubser, J.J. et al. (Hrsg.): Allgemeine Handlungstheorie. Frankfurt/M.: Suhrkamp 1981.

Luthe, R.: Verantwortlichkeit, Persönlichkeit und Erleben. Berlin-Heidelberg-New York: Springer 1981.

Revers, W.J.: Das Problem der Vorläufigkeit. Jb. Psychol. Psychother. 8, 209-223 (1962).
Ronge, J. (Hrsg.): Audiovisuelle Methoden. Haubner, Ludwigsburg 1979.
Sachsse, H.: Naturerkenntnis und Wirklichkeit. Braunschweig: Vieweg 1967.
Scharfetter, Chr.: Psychiatrie als Wissenschaft und Praxis. Nervenarzt. 44, 255-261 (1973).
Scharfetter, Chr.: Die interaktionale Abhängigkeit der Psychopathologie in ihrer Bedeutung für Untersuchungsgespräch, Diagnostik und Therapie. Vortrag in der Psychiatrischen Klinik der Univ. Marburg am 5.2.1981.
Schönecker, B.: Einstellungen zu Theorie und Praxis in der Psychiatrie. Inaug. Diss. Hamburg 1977.
Schönke-Schröder: Strafgesetzbuch: Kommentar. 19. Aufl., München: Beck 1981.
Schütz, A.: Collected Papers, 3 Bände. Den Haag: Nijhoff 1962, 1964, 1966.
Schütz, A., Luckmann, T.: The structures of the life-world. London: Heinemann 1974.
Schütze, F.: Das narrative Interview. Zwischenbericht für die DFG. Bielefeld 1979.
Schwemmer, O.: Aspekte des Handelns und seiner Probleme. Zur Aufgabenstellung praktischer Wissenschaften. In: Kempf, W., Aschenbach, G. (Hrsg.): Konflikt und Konfliktbewältigung. Handlungstheoretische Aspekte einer praxisorientierten Forschung, S. 195-230. Bern- Stuttgart-Wien: Huber 1979.
Schwemmer, O.: Philosophie der Praxis. Frankfurt/M: Suhrkamp 1980.
Sullivan, H.St.: Die interpersonale Theorie der Psychiatrie (The Interpersonal Theory of Psychiatry, 1953). Frankfurt/M.: Fischer 1980.
Ulrich, G.: Videoanalyse depressiver Verhaltensaspekte. Stuttgart: Thieme 1981.
Waldenfels, B.: Der Spielraum des Verhaltens. Frankfurt/M.: Suhrkamp 1979.
Watzlawick, P. (Hrsg.): Die erfundene Wirklichkeit. München-Zürich: Piper 1981.
Weingarten, E., Sack, F., Schenkein, J. (Hrsg.): Ethnomethodologie. Beiträge zu einer Soziologie des Alltagshandelns. Frankfurt/

Main: Suhrkamp 1976.
Wieland, W.: Diagnose. Überlegungen zur Medizintheorie. Berlin: de Gruyter 1975.
Wolf, E.: Lehrbuch des Schuldrechts. I. Bd., Allg. Teil, S. 432 f. Köln: Heymann 1978.
Zimmermann, D.H., Pollner, M.: Die Alltagswelt als Phänomen. In: Weingarten, B. et al. (Hrsg.): Ethnomethodologie. Beiträge zu einer Soziologie des Alltagshandelns, S. 64-105, Frankfurt/M.: Suhrkamp 1976.
Zutt, J.: Freiheitsverlust und Freiheitsentziehung. Berlin-Heidelberg-New York: Springer 1970.

Unausgeschöpftes in der Psychopathologie von Karl Jaspers*

Zusammenfassung

Wesentliche Weiterentwicklungsmöglichkeiten der Psychopathologie von K. Jaspers bleiben nach Ansicht des Autors unausgeschöpft, solange nicht: 1. die methodologische Besinnung den Einsatz bestimmter Methoden als ein interaktionales Phänomen versteht (sowohl im Verhältnis zwischen Arzt und Patient als auch im Verhältnis zwischen Forschungssubjekt und -objekt) und neben der Psychopathologie auch die Psychotherapie einbezieht, 2. die Phänomenologie als psychopathologische Methode, anstatt bei einer Sichtung und Ordnung der „Tatbestände" des seelischen Erlebens stehen zu bleiben, mit Hilfe der Methode einer „verdichtenden Beschreibung" versucht, schrittweise Sicht in Einsicht zu überführen und phänomenologisches Sich-Vergegenwärtigen dessen, was im Kranken vorgeht, als Vorform therapeutischen Partizipierens betrachtet, 3. gegenüber der Alternative verstehbar/unverständlich dem Prozess des Sich-Verständigens (und den verschiedenen Weisen desselben) mehr Beachtung geschenkt wird (wobei zwischen einem Sich-verständlich-machen-Können auf der common-sense-Ebene und psychodynamischer Verstehbarkeit klar zu unterscheiden wäre), 4. das Verhältnis zwischen „Existenzerhellung" und Psychotherapie – über die reinliche Trennung hinaus, die Jaspers gewahrt wissen wollte – als ein wichtiges Problem der Arzt-Patient-Beziehung neu überdacht wird.

Einleitung

Das Thema „Unausgeschöpftes in der Psychopathologie von Karl Jaspers" ist, soviel auch schon über K. Jaspers aus der Sicht unseres Fachgebietes geschrieben wurde, selbst unerschöpflich. Unausgeschöpft ist das Thema vor allem dann, wenn man dabei nicht nur das von uns, sondern auch das von Jaspers selbst (im Hinblick auf seine für ihn maßgebenden Vorbilder) Nicht-Ausgeschöpfte im Auge hat. Wir werden also im Folgenden etwas ungewöhnlich vorgehen, indem wir von Jaspers aus einen Sprung nach rückwärts zu seinen geistigen Ahnherren vollziehen, um von ihnen her sodann einen Sprung in die Gegenwarts- und Zukunftsaufgaben der Psychopathologie zu wagen. Leitend ist dabei, was Jaspers selbst (in Bezug auf Kierkegaard und Nietzsche) sagt: „Was Kierkegaard und Nietzsche bedeuten, wird erst kund durch das, was aus ihnen in der Folge wird" ([47] S. 23).

Unter den erklärten Lehrmeistern von Jaspers seien nur einige wenige genannt und zwar bevorzugt solche, die für uns heute noch von Bedeutung sind oder in gewandelter Gestalt neu an Bedeutung gewonnen haben. Das dabei Denker in den Blickpunkt rücken, die nicht Psychiater, sondern Philosophen und Geisteswissenschaftlicher waren, hängt nicht in erster Linie damit zusammen, dass das Symposium, in dem die nachfolgenden Ausführungen erstmals vorgetragen wurden, Psychiater und Philosophen zusammenführte, sondern dass das, womit Jaspers die Psychopathologie bereicherte und entscheidend zu ihrer Grundlegung beitrug, zu einem guten Teil tatsächlich von ihnen her angeregt ist.

Vier Themenkreise seien im Folgenden in den Vordergrund gestellt:

1. die Bedeutung der Methodologie für die Psychiatrie überhaupt; speziell die Bedeutung der Gegenüberstellung von „Erklären" und „Verstehen" sowie – damit nicht identisch, aber verwandt – diejenige von nomothetischem und idiographischem Wissenschaftsideal,
2. die Bedeutung der Phänomenologie für die Psychiatrie, speziell für das „statische" Verstehen in der Psychopathologie,
3. die Bedeutung des „genetischen" Verstehens und von Grenzen desselben für die Psychiatrie (einschließlich der Frage nach dem Verhältnis zwischen „Verstehen" und „Verständigung"),
4. die Frage nach der Bedeutung der „Existenzerhellung" für die Psychopathologie und Psychotherapie. Genauer: Hat die Existenzerhellung i. S. von Jaspers eine Bedeutung für das, was zwischen Patient und Arzt geschieht? Hat Jaspers das, was Kierkegaard – unter Berufung auf Sokrates – „Mäeutik" nennt, für die Praxis im Umgang mit dem Kranken hinreichend fruchtbar gemacht?

Für den *zuerst* genannten Themenkreis wird auf Droysen [38], Dilthey [35, 36], Rickert [100, 101] und Windelband [147] zurückgegriffen unter Hinweis auf die seit einigen Jahren in der Diskussion befindliche „3. Runde" der Erklären-Verstehen-Kontroverse [1,

2], auf den Beitrag der Psychoanalyse zu dieser Thematik und auf den Einbruch der Systemtheorie in die Psychopathologie.

Für den *zweiten* Themenkreis gilt es, sich die Phänomenologie Edmund Husserls und deren (an Jaspers vorbei erfolgte) weitere Entwicklung bis in die Gegenwart vor Augen zu führen, vor allem jene Strömungen, die die intersubjektive Konstitution der Lebenswelt, die Grundlagen („basic rules") der Alltäglichkeit des Daseins und das „methodisch kontrollierte Fremd verstehen" zu ihrem Hauptthema gemacht haben [4, 11, 17, 24, 45, 93, 121, 132, 145].

Hinsichtlich des *dritten* Themenkreises wäre auf die Entwicklung der Hermeneutik seit Dilthey (vgl. den Dilthey-Kongress 1983) zu verweisen, aber mehr noch auf die von Jaspers' hochverehrtem Lehrer Max Weber [142, 143] ausgegangene „Verstehende Soziologie", die sich – ebenfalls an Jaspers vorbei – (vor allem durch die Mittlerfunktion von A. Schütz [120]) mit der zuvor genannten Weiterentwicklung der Phänomenologie vereinigt und aus sich die Richtungen der Ethnomethodologie, der Ethnographie und der modernen soziologisch orientierten Biographie-Forschung entlassen hat.

Für den *vierten* Themenkreis ist unter den erklärten Lehrmeistern von Jaspers vor allem auf Soeren Kierkegaard und die von ihm befruchtete Existenzanalyse zu verweisen. Die Anregung zu der etwas kühnen Aufgabenstellung des vorliegenden Beitrages ging vor allem von diesem zuletzt genannten Themenkreis aus, obwohl er zugleich derjenige ist, der am meisten offenlässt und von seinem Wesen her unausgeschöpft bleiben muss.

Soweit ein vorläufiger Überblick. Ein Schritt zurück zu den Quellen, aus denen Jaspers schöpfte, d. h. zu seinen Lehrmeistern, soll zu einem Sprung nach vorn in die Gegenwart und Zukunft motivieren. Ein sicherlich vermessenes Unterfangen, das nicht mehr als einen Aufriss erlaubt. Es wird eines bedeutenderen Kräfteeinsatzes bedürfen, um auch nur einiges von dem zu konkretisieren, was hier als anstehende Aufgaben skizziert wurde. Ob Karl Jaspers diese Aufgaben ebenso sehen würde, ist mehr als fraglich. Doch sollte man dabei im Auge behalten, dass der vorliegende Beitrag keine historischen Absichten verfolgt. Es geht vielmehr um die für uns heute aktuelle Frage nach einer handlungsrelevanten Psychopathologie und auch um die Frage nach den Grenzen zwischen psycho(patho)logisch und nicht-psycho(patho)logisch orientierter Interpretation der Krisenhaftigkeit des menschlichen Daseins. Berufenere mögen beurteilen, inwieweit es berechtigt ist, derartiges im Anschluss an das imponierende Werk von Karl Jaspers zu diskutieren.

I. Zur methodologischen Ausrichtung der Psychopathologie von Karl Jaspers

Die Psychopathologie verdankt Karl Jaspers ihre methodische Orientierung. Dies ist unumstritten. Die Relation zwischen den Eigenheiten einer Methodik und der durch sie sich erschließenden Wirklichkeit wurde von keinem Psychiater vor ihm auch nur annähernd so scharf erkannt und durchdacht wie von ihm. Dieses Verdienst ist immer wieder herausgearbeitet und eingehend gewürdigt worden. Dabei darf freilich nicht übersehen werden, dass die Übertragung der Dichotomie von „Erklären" und „Verstehen" aus dem Methodologischen ins Sachliche (z.B. in Form der Gegenüberstellung von „Prozess" und „Entwicklung") auch ungute Folgen gezeitigt hat [8, 51, 52, 122, 134], von denen sich die mitteleuropäische Psychiatrie bis heute noch nicht ganz frei gemacht hat. Inwieweit Jaspers selbst für diese Folgen verantwortlich zu machen ist oder nur ein Missverstehen seiner Intentionen vorliegt, sollte man nicht vorschnell beantworten. Aber selbst dort, wo man ihn gleichsam „gegen den Strich" liest (wie dies Kisker [80] in Bezug auf Kurt Schneider empfahl), führt das zu tieferen Einsichten.

Nachdem die Psychopathologie in den 60er und 70er Jahren in eine tiefe Krise [60, 42, 18, 95] geriet, erlebt sie seit einigen Jahren einen deutlichen Aufschwung. Diesen Aufschwung erfährt sie nicht nur durch die Hereinnahme systemtheoretischer und interaktionaler Gesichtspunkte, sondern vor allem auch dadurch, dass intensiv an einer Psychopathologie gearbeitet wird, die nicht mehr nur distanziert beschreibt, sondern es sich zur Aufgabe gemacht hat, psychopathologische Abwandlungen des Menschseins so weit aufzuschlüsseln, dass Strukturen sichtbar werden, aus denen sich Anweisungen für die Therapie entnehmen lassen [39, 109, 148]. Es handelt sich um eine Psychopathologie, die ihre Erfahrungsquelle in „teilnehmender Beobachtung" [133] sucht. Die Psychopathologie von Karl Jaspers gilt demgegenüber als eine des „distanzierten Beobachters" [128, 129, 39]. Dass Jaspers in dieser Weise wirksam geworden ist, lässt sich kaum bezweifeln. Doch kann man fragen, ob sich nicht auch andere Konsequenzen aus seinem Werk herleiten lassen und ob einer gewissen Distanziertheit (i. S. eines Geltenlassens des Anderen als des Anderen, des Andersartigen als eines ganz Andersartigen) heute, nachdem wir den Wert des Gegenteils – d. h. die hohe Bedeutung der Gegenidentifikation [10] mit dem Kranken – kennengelernt haben, wieder ein neuer Stellenwert einzuräumen ist.

Jede Methodologie ist zwiespältig: Sie kann dazu verführen, durch ein immer wieder erneutes kritisches Bedenken möglicher Zugangswege, diese Wege gar nicht erst zu beschreiten, infolge ständigen Schleifens der Werkzeuge diese gar nicht erst zu erproben oder am trockenen Ufer, Schwimmen lehren zu wollen; kurz: Methodologie kann dazu dienen, sich die Realität vom Leibe zu halten. Auf der anderen Seite kann sie aber auch behilflich sein, sich der Realität rückhaltloser zu stellen. Denn jede Methode bedeutet für sich allein – durch die mit ihr verbundene Kategorialisierung – eine Prokrustes-Beschneidung der Wirklichkeit. Methoden können nicht nur als wirklichkeits*er*schließend angesehen werden; sie tragen vielmehr stets auch einen wirklichkeits*ver*schließenden Charakter, d. h. sie dienen zugleich der Abwehr (noch) nicht zu bewältigender Realität. Dieser zuletzt genannte Gesichtspunkt wurde besonders scharf von G. Devereux [33] herausgearbeitet. Methodologie öffnet den Blick für diese Dialektik.

Jaspers war einerseits von früh auf methodenbewusst: Bereits im Physikum antwortete er - nach dem Bau des Rückenmarkes gefragt zum Erstaunen des Prüfers in der Weise, dass er die verschiedenen Untersuchungsmethoden angab und was mit ihnen jeweils sichtbar gemacht werden konnte ([74], S. 25). Auch in der Allgemeinen Psychopathologie blieb es sein Prinzip, „die Erkenntnisse zu entwickeln und zu ordnen am Leitfaden der Methoden, das Erkennen zu erkennen und dadurch die Sachen zu klären". Andererseits kannte er auch recht gut die Gefahren jeglicher Methodologie, wie eine scharfe (in den Augen des Verf. unangemessen scharfe) Kritik an Kronfelds Buch „Das Wesen der psychiatrischen Erkenntnis" [67] zeigt. Dort heißt es: „Nun ist gerade bei logisch-methodologischen Erscheinungen ein Kriterium ihrer Fruchtbarkeit, ob sie dem Autor sich als dienlich erweisen, entweder neue materiale Erkenntnisse zu gewinnen oder das Chaos vorhandener Meinungen, Behauptungen, Tatsachen in einer materialen Darstellung zu ordnen, zu klären und in ihren Wertunterschieden sichtbar zu machen" (womit Jaspers indirekt sein eigenes Ziel umreißt). „Ich mißtraue rein logischen Erörterungen. Es kommt mir vor, als wenn mir jemand am Ufer Vorträge über das richtige Schwimmen hält, und ich möchte doch lieber ihn schwimmen sehen – und dann auch über die Methode hören und nachdenken." Der Erfolg hat Jaspers zunächst einmal Recht gegeben. Seine Methodologie hat anfangs fruchtbar gewirkt, aber nicht auf die Dauer. In den späteren Jahrzehnten hat sie – vor allem durch die als Alternative verstandene Gegenüberstellung von „Erklären" und „Verstehen" und das damit verbundene „Unverständlichkeitstheorem" (s.u.) – die Weiterentwicklung der Psychiatrie eher gehemmt. Ihr Einfluss blieb begrenzt. Stark prägend wirkte sie nur im deutschsprachigen Raum (unter Aussparung z.B. der Tübinger Schule und der von der Schweiz und den USA her beeinflussten Psychiatrie), sowie im spanisch-lateinamerikanischen [37, 99] und japanischen Sprachraum [79]. Die englischsprachige Psychiatrie hat sich dagegen vom methodologischen Denken Jaspers' wenig oder gar nicht beeinflussen lassen. Ein Vergleich lässt allerdings nicht nur die positiven Seiten eines nichtmethodologischen Vorgehens sehen, sondern auch das, was an ordnendem und klärendem Geist dadurch dort fehlt.

Eigentümlicherweise gab es im vergangenen Jahrzehnt weniger im deutschsprachigen als vielmehr im französischen Sprachraum Versuche einer neuen psychiatrischen Methodologie. Ich denke dabei an die „Metapsychiatrie"[2] von P. Marchais [90], die versucht eine Synopsis der unterschiedlichen methodischen Zugangswege zur Psychiatrie bzw. Psychopathologie zu geben mit dem Ziel, dadurch einen konzertierten Verbund der Methoden im Hinblick auf die antizipierte Einheit ihres Gegenstandes zu ermöglichen. Jaspers wird hierbei ebenso wenig wie andere Autoren des deutschsprachigen Schrifttums erwähnt. Ob Marchais mit seinem Unterfangen einer Synopsis der Methoden im Gegensatz zu Jaspers nicht gerade die Sterilität methodologischer Systematik bestätigt, wird die weitere Zukunft zeigen. Ähnliches gilt für die Übersicht von Lanteri-Laura und del Pistoia [89]. – Die eingehendste Auseinandersetzung mit der Jaspers'schen Methodologie findet sich bei Glatzel [42, 43, 44].

Wolfram Schmitt ([112] S. 6) resümiert: „Man wird nicht behaupten können, dass die Psychiatrie methodologisch über Jaspers hinausgelangt ist." Soviel ich auch im Übrigen den überaus sorgfältigen Jaspers-Interpretationen von W. Schmitt verdanke, hierin vermag ich ihm nicht beizustimmen: Es sei denn, man denke in diesem

Zusammenhang nur ganz allgemein an die Möglichkeit überhaupt, mit Hilfe von methodologischen Überlegungen den Gefahren einer Verabsolutierung einzelner Methoden in der Psychiatrie entgegenzutreten; Gefahren, die es freilich in unserem Fachgebiet immer wieder erneut zu bekämpfen gilt. Im Übrigen haben aber der Einbruch der Systemtheorie und der interaktionalen Ansätze [42, 43] in die Psychiatrie, sowie die kritischere Infragestellung der Normalität des „Normalen" (s. u.) zu einer so gründlichen Neuorientierung geführt, dass man nicht mehr nur von einer Paradigmakrise, sondern inzwischen auch von einem Paradigmawandel [18, 19] sprechen kann und muss. Dieser impliziert aber zugleich eine methodologische Neubesinnung.

Beherrscht wird die Methodologie der Jaspers'schen Psychopathologie von der Dichotomie zwischen Erklären und Verstehen. Sie entstammt der geisteswissenschaftlichen Tradition, die durch Droysen [38] und Dilthey [35, 36] geprägt wurde, im weiteren durch Rickert [100, 101], Windelband [147], Simmel [125], Spranger [127] und nicht zuletzt durch den von Jaspers hochverehrten Max Weber [142, 143], der als Vater der „Verstehenden Soziologie" gelten kann. Eigentümlicherweise hat sich Jaspers mit diesen seinen Lehrmeistern (ebenso wie mit denen der Phänomenologie, vor allem Husserl, s. u.) kaum auseinandergesetzt. Erst in der (über 30 Jahre nach der ersten Auflage während des 2. Weltkrieges überarbeiteten) Neuauflage von 1946 (S. 250 f.) widmete er ihnen eine längere Anmerkung. Hinsichtlich der genaueren Bestimmung des wechselseitigen Verhältnisses von Verstehen und Erklären [1-3, 6, 12, 13, 22, 34-36, 40, 46, 49-56, 77, 102, 112, 128, 137, 139, 140, 142, 143, 149] gab es bereits unter diesen Vorgängern von Jaspers deutliche Unterschiede (vgl. dazu W. Schmitt [112]). Es ist kein Zufall, dass der Soziologe unter ihnen, Max Weber, am deutlichsten die Überschneidungen beider Vorgehensweisen sah (vgl. dazu außer W. Schmitt neuerdings P. Warsitz [141] sowie H. Baier [9] und andere Beiträge zum Dilthey-Kongress 1983 in Trier).

Auf die sehr rege Weiterentwicklung der Erklären-Verstehen-Kontroverse im Verlauf der 70er Jahre – Apel [1-3] spricht von einer „dritten Runde", Warsitz [141] neuerdings sogar von einer „vierten Runde" – hat Jaspers keinen nennenswerten Einfluss ausgeübt. Er wird in diesem Zusammenhang kaum zitiert. Das gilt auch vom Dilthey-Kongress 1983 in Trier. Obwohl Jaspers das Material einer ganzen Einzelwissenschaft – der Psychopathologie – auf diese Fragestellung hin durchgearbeitet hat, trug er wenig zur wissenschaftstheoretischen Diskussion bei, deren Wendung im letzten Jahrzehnt er nicht mehr miterlebte. Diese neue „Runde" der Erklären-Verstehen-Kontroverse hat auch in der Psychopathologie ihren Widerhall gefunden. Zu verweisen ist auf Möller [91], der gemäß dem Hempel-Oppenheim-Schema das Verstehen als eine eigenständige wissenschaftliche Methode im Bereich der Psychiatrie für obsolet hält und auf Schäfer [104], Schleiffer [111], Kittel [81], Blankenburg [20] u. a., die dem kritisch entgegengetreten sind. Dass die Gegenüberstellung von Erklären und Verstehen nicht nur für die Psychopathologie von großer Bedeutung ist, sondern auch für die Konzeptionalisierung der Psychotherapie, hat der Autor in einem schematischen Aufriss [22] der diesbezüglich polaren Ausrichtung psychotherapeutischer Verfahren gezeigt (vgl. Nervenarzt 54 (1983) S. 145).

Die in diesem Schema verdeutlichte Polarisierung einander entgegengesetzter methodischer Einstellungen – zwischen denen es freilich gleitende Übergänge aller Art gibt – folgt der Kontrastierung von Erklären (als einem notwendig auf Heteronomie ausgerichteten Vorgehen) und Verstehen (als einem bis zu einem gewissen Grade stets Autonomie voraussetzenden Vorgehen). Sie kann sich auf Jaspers und die Tradition, der er sich verpflichtet wusste, berufen. Die Kontrastierung von Distanzieren und Partizipieren findet sich allerdings in dieser Form bei Jaspers nicht, auch nicht die Gegenüberstellung von – damit verbundenen – reduktionistischen (ontologisch herunterprojizierenden) und den entgegengesetzten (ontologisch hinaufprojizierenden) Tendenzen. Aber die Kontrastierung einander entgegengesetzter Hybris: einmal derjenigen, alles erklärbar und letztlich manipulierbar, zum anderen derjenigen, alles verstehbar machen zu können, und mehr noch die Kontrastierung des methodologischen Selbstmißverständnisses, welches mit dem Erklären Verständniserwartungen verbindet, mit jenem, wonach umgekehrt ein tieferes Verstehen jegliches Erklären überflüssig machen soll – dies alles dürfte Auffassungen wiedergeben, die K. Jaspers ganz und gar als die seinigen – ja geradezu als ein Kernstück seiner methodologischen Bemühungen – anerkannt hätte.

Welche Bedeutung hat die Methodologie von K. Jaspers im Hinblick auf den Stellenwert des „Erklärens" in der Psychiatrie? Er leistete mit ihr wesentliche Abgrenzungsarbeit. Wichtig wurde vor allem seine Kritik an allen Theorien, die auf Wegen des Verstehens erschlossene Zusammenhänge in ein System von Erklärungen umfunktionierten, ohne über das Verstehen hinaus sich dabei auf empirische Befunde stützen zu können. Dies traf zur damaligen Zeit auf die hirnpathologische Lehre von Wernicke zu, die Jaspers als „Hirnmythologie" verwarf; sie hat in den nosologischen Bemühungen der Kleist-Leonhard'schen Schule eine gewisse Fortsetzung erfahren, die Jaspers ebenso wenig gutheißen konnte ([64] S. 403, 494). – Auch die Psychoanalyse war für Jaspers [64, 65, 73, 112, 113, 141] eine Lehre, die in den Bereich des Verstehens Hineingehörendes in „Erklärungen" um funktioniere und bereits insofern als unwissenschaftlich angesehen werden müsse. Damit stieß er auf erbitterte Kritik [56, 77, 87, 96, 119, 122, 124, 128, 129, 146]. Heute könnte man auf Kohut ([83] S. 79) verweisen: „Während die mystische Introspektion verstehen mag, aber nicht erklärt, und die voranalytische wissenschaftliche Psychologie erklärt, was sie nicht versteht, erklärt die Psychoanalyse, was sie versteht." Ein hoher Anspruch, dessen Berechtigung im Hinblick auf den Standpunkt, den Jaspers einnimmt, pro und contra zu diskutieren wäre, was an dieser Stelle aber zu weit führen würde. Den umfassendsten Überblick über Jaspers' Auseinandersetzung mit der Psychoanalyse gibt Warsitz (1984/141).

Die strenge Trennung von Erklären und Verstehen, wie sie Jaspers vertrat, ist nicht nur methodologisch fragwürdig [1-3, 8, 13, 20, 42, 77, 84, 86, 97, 98, 108, 110, 112, 113, 122, 128, 137, 151]. Auch in sachlicher Hinsicht ergeben sich – z. B. durch den Einbruch der Systemtheorie in Bereiche, die früher als eine Domäne des Verstehens galten (z. B. Familiendynamik), wie umgekehrt durch tiefenpsychologisches Verstehen von zuvor mechanistisch gedeuteten Defiziten als Abwehrmaßnahmen des Ich – Schwierigkeiten. Ob die Jaspers'sche Sicht tatsächlich so dichotomisch war, wie manche seiner Nachfolger sie auslegten, ist zu bezweifeln. Es gibt Stellen, die belegen, dass Jaspers für eine mehrdimensionale Betrachtungsweise durchaus offen war. Zu seiner Zeit (1913) war die Abgrenzungsarbeit, die er leistete, sicher notwendig und fruchtbar. Man darf nicht vergessen, dass Jaspers nur sehr kurz (wenn auch nachhaltig) in die Geschichte unseres Faches eingegriffen hat. Es ist nicht abzusehen, wie sich seine Auffassung weiterentwickelt hätte, wenn er der Psychiatrie – insbesondere der Praxis der Psychiatrie – verbunden geblieben wäre. Im Übrigen liegt der eigenständige Beitrag, den Jaspers für die Psychopathologie leistete, – von dieser Abgrenzungsarbeit einmal abgesehen – nicht in der „erklärenden", sondern in der „verstehenden" Psychopathologie.

II. Phänomenologie als Methode der Psychopathologie

Innerhalb der Methoden des „Verstehens" unterscheidet Jaspers statisches und genetisches Verstehen: Statisches Verstehen („Zustands-Verstehen") basiert auf „Phänomenologie" im Sinne einer deskriptiven Erfassung desjenigen, was im Erleben des Kranken vorgeht – ohne jeden Begründungsanspruch. Als „subjektive" Psycho(patho)logie stellt Jaspers sie der objektiven gegenüber, d. h. der „Leistungspsychologie", der „symptomatischen Psychologie" und der „Ausdruckspsychologie" (die späteren Auflagen der allgemeinen Psychopathologie fügen noch „Welt- und Werkpsychologie" hinzu). Die Methode dieser Phänomenologie ist die des *Sichhineinversetzens* in den Kranken und zwar auf dem Weg über dessen (durch Introspektion gespeiste) Selbstschilderungen. Diese Selbstschilderungen werden – ebenso wie das beobachtbare Verhalten – insbesondere Ausdrucksverhalten – aber nicht einfach für bare Münze genommen. Die phänomenologische Erfassung geschieht vielmehr diaphänomenal *durch* sie *hindurch*. Das, was sich vom Kranken auf verbalem Wege in Erfahrung bringen lässt, wird (in möglichster Vollständigkeit) kritisch gesichtet und mit Hilfe dessen revidiert, was durch andere Zugangsweisen (z. B. durch Erfassung des Ausdrucks) zu ermitteln ist. Verbal und nonverbal Vermitteltes ergänzen und relativieren einander, bestätigen sich oder stellen sich wechselseitig in Frage. Was sich daraus ergibt, gilt dann aber als Befund (als „Tatbestand"), der als solcher ernst genommen und mit den objektivierbaren Beobachtungsergebnissen auf eine Stufe gestellt wird. Jaspers ([64] S. 47) räumte zwar ein: „Daß es bei diesem psychologischen Verfahren anders zugeht als in naturwissenschaftlichen Beschreibungen, ist offenbar: Der Gegenstand ist nicht selber für unser Auge sinnlich da; die Erfahrung ist nur ein Vergegenwärtigen", aber – und darauf hob Jaspers ab – das logische Prinzip sei kein anderes. Damit sprach er dem auf diese Weise Ermittelten die gleiche Dignität (d. h. einen vergleichbaren oder sogar gleichen „Befund"-Charakter) zu wie dem selbst mit den eigenen Wahrnehmungsorganen Beobachteten. Methodisch stand dabei das Vorgehen in den Geisteswissenschaften (insbesondere in der Geschichtswissenschaft) Pate, wo mit noch weit weniger unmittelbar gegebenem Material gearbeitet werden muss als in der Psychiatrie. Die bis heute währende Bedeutung dieses Schrittes liegt darin, dass Jaspers damit den zu seiner Zeit erst aufkeimenden Behaviorismus, der in Bezug auf menschliches Seelenleben überhaupt nur noch „beobachtbares Verhalten" als wissenschaftlich ernst zu nehmenden Tatbestand zu akzeptieren gewillt ist, in seine Schranken wies. Etwas pointiert formuliert, könnte man in Bezug auf die Jaspers'sche Phänomenologie von einer „Rehabilitierung des menschlichen Innenlebens"[3] als eines wissenschaftlich ernst zu nehmenden Erfahrungsfeldes sprechen. Das ist nicht wenig. Andererseits sollte man aber auch die Kritik von Erwin Straus ([132] S. 940) nicht vergessen, der schrieb: „Mit dem Hinweis auf die anschauliche Vergegenwärtigung individuellen seelischen Erlebens, auf das Hineinversetzen in Seelisches, wird ein, wenn nicht das Grundproblem der Psychiatrie, das ist die Frage nach der Möglichkeit der Verständigung und des Verstehens, übersprungen." Dies mag seltsam klingen gegenüber einem Psychopathologen, der als Philosoph das Problem der Kommunikation – insbesondere der existentiellen Kommunikation – wie kaum ein anderer akzentuierte, ja es zu einem Hauptthema seines Philosophierens erhob. Bei Straus liegt offenbar die Betonung auf „Möglichkeit" (i. S. von Ermöglichung). Mir scheint das Wort „Verständigung" noch wichtiger zu sein. In einer Arbeit von Stierln (1981), die vom Therapeuten als „Dialogspartner und Dia- logsermöglicher" handelt, findet sich beides vereinigt. Bei Jaspers behält das „Verstehen" eine einseitige Ausrichtung: ausschließlich vom Verstehen-Wollenden her zum Zu-Verstehenden (d. h. zu demjenigen, der verstanden werden soll). Die Umkehrbarkeit der Richtung der Intentionalität vom Forschenden zum Beforschten bleibt außer Betracht. Es fehlt – zumindest in den psychopathologischen Schriften – eine Erörterung möglicher Wechselseitigkeit. Alles, was Jaspers über das Verstehen sagt, verrät zwar einen hohen Anspruch hinsichtlich Unmittelbarkeit. Dennoch bleibt dieses Verstehen eigentümlich abständig. Es ist jene schwebende Abständigkeit, die das Jaspers'sche Werk überhaupt charakterisiert. Die Mittelbarkeit methodologischer Reflexion und die beanspruchte (oftmals sogar beschworene) Unmittelbarkeit der Kommunikation kommen nicht recht zueinander. Hart formuliert: Es handelt sich um ein Verstehen-Wollen ohne Arbeit an der Basis der Verständigung; zumindest ohne hinreichendes Bedenken einer möglichen Veränderung der Voraussetzungen und der Mittel für ein Sich-Verständigen (vgl. dazu [50a, 54, 55, 139, 140]). Das alles zeigt sich nicht erst in der genetischen, sondern bereits hier in der „statistischen" Phänomenologie.

Das Ziel dieser (auf ein statisches Verstehen ausgerichteten) Phänomenologie ist es, – unter weitestgehender Ausklammerung aller theoretischen Vormeinungen und Erklärungen – das vom Patienten Erlebte so präzise wie möglich zu beschreiben und sodann nach einer „Ordnung" zu suchen, „die die seelischen Phänomene nach ihrer phänomenologischen Verwandtschaft nebeneinander stellt, so wie etwa die unendlich zahlreichen Farben im Farbenkreis, resp. der Farbenkugel phänomenologisch befriedigend übersehbar gemacht sind" ([65] S. 324). An dieser Stelle – beim Vergleichen und Ordnen der Phänomene – hätte es nahegelegen, die rein deskriptive Phänomenologie zu einer eidetischen Phänomenologie (Husserl [58], Bd. II) auszubauen. Jaspers lehnte dergleichen – wie erst recht jegliche transzendentale Phänomenologie – entschieden ab. Broekman [28] sieht in diesem Verzicht ein Versäumnis, mit dem Jaspers sich selbst um den eigentlichen Ertrag seiner Arbeit gebracht habe. Dabei hätte es für Jaspers nahegelegen, wenn schon nicht an Husserl, so doch an Max Webers Methode eines erfahrungsbezogenen Herausarbeitens von Idealtypen (vgl. [143] S. 234) anzuknüpfen.

„Wesensschau" ist freilich ein Wort, das beim Erfahrungswissenschaftler damals wie auch heute noch zunächst einmal Abwehr hervorruft. Es muss auch eingeräumt werden, dass Husserls Verfahren der eidetischen Variation, durch das das „Wesen" einer Sache herausschälbar sein soll, Voraussetzungen impliziert, die er nur ungenügend kenntlich gemacht hat. Seine Wesens-Phänomenologie trägt zumindest zur Zeit der „Ideen I" (1913) noch stark platonische Züge. Von der Lebenswelt-Phänomenologie des späten Husserl her legt es (in Abhebung davon) jedoch nahe, in der auf dem Wege der eidetischen Variation freigelegten Wesenskonfiguration durch Reflexion gegenständlich gemachte Gefügestrukturen eines vorgegenständlichen (und erst recht vortheoretischen) Umganges mit der Wirklichkeit wiederzuentdecken. Die nach-jaspers'sche von der Verstehenden Soziologie und von der Lebenswelt-Phänomenologie her beeinflusste Psycho(patho)logie [24] nimmt diese Spur einer erfahrungswissenschaftlich orientierten Wesensphänomenologie wieder auf. Sie sucht nichts hinter den Phänomenen, sondern lediglich die in der Sicht latent enthaltene Einsicht – durch die Methode der „verdichtenden Beschreibung" zu explizieren.

Ein gleiches ist hinsichtlich der von Jaspers ebenso sehr abgelehnten transzendentalen Fragestellung zu sagen: Ins Empirische gewendet begegnet sie uns heute wieder in der Frage nach den basalen Strukturen einer intersubjektiven Lebenswelt („basic rules"); eine Frage, die sich über die nach intersubjektiver Konstitution der Lebenswelt mit derjenigen nach einer transzendentalen Fundierung der Intersubjektivität und nach den Bedingungen der Möglichkeit „methodisch kontrollierten Fremdverstehens" [121] verbindet.

III. Genetisches Verstehen

Wir kommen nun zum genetischen Verstehen, zur „Verstehenden Psycho(patho)logie" im engeren Sinne. Diese „Verstehende Psychologie" als eigene Methode in die Psychiatrie zwar nicht eingeführt (sie war immer schon integrierender Teil der psychiatrischen Praxis gewesen), aber wissenschaftstheoretisch begründet und methodisch ausgebaut zu haben, ist die historisch bedeutsame Leistung von Karl Jaspers. Genetisches Verstehen ist vom statischen streng zu trennen. Auch hier geht es um ein *Sichhineinversetzen* nun aber nicht in Einzelphänomene des seelischen Lebens, nicht um ein Sichvergegenwärtigen von isolierten seelischen Erlebnissen – etwa einer Trugwahrnehmung ([65] S. 252, ff.), einer Wahnbewusstheit ([65] S. 413 ff.) o. Ä. – es geht vielmehr um das Sichhineinversetzen in den *Konnex* seelischen Lebens. Das „Verstehen" gilt hier der Art und Weise, wie Seelisches „aus Seelischem" (bzw. aus dem Erleben einer bestimmten Situation) hervorgeht. „Verstanden" werden soll nicht allein, *was* ein Mensch erlebt und *wie* er es erlebt, sondern *warum* er etwas hier, jetzt, so erlebt.

Dieses „Warum" kann unterschiedlichen Charakter tragen. Jaspers unterscheidet:

1. Das „rationale Verstehen", bei dem die Motivation eines Erlebens oder Tuns rational einsichtig ist, wie dies überall dort der Fall ist, wo der Mensch etwas aus Einsicht tut (was das gleichzeitige Vorhandensein unbewusster Motive und emotionaler Einflüsse freilich nicht ausschließt);
2. Das „psychologische Verstehen" i. e. S., das durch „Einfühlung" versteht, „wie Seelisches aus Seelischem" – etwa ein Ärger aus einer

als ärgerlich erlebten Situation – hervorgeht. Anfangs schien Jaspers die Einfühlung mit dem genetischen Verstehen zu identifizieren, d. h. sie ausschließlich auf motiviertes Erleben und Verhalten zu beziehen. Später bezog er – freilich begrifflich nicht hinreichend geklärt – auch die „gesunden, allgemeinbiologischen Unverstehbarkeiten" (also z. B. reifungsbiologisch bedingte Veränderungen des Erlebens wie etwa pubertäre oder klimakterische Umbrüche) mit ein.

Die Begriffe „Verstehen" und „Einfühlung" sowie ihre wechselseitige Beziehung sind problematisch. Die erkenntniskritischen und wissenschaftstheoretischen Fragen, die damit verbunden sind, hat Jaspers – jedenfalls in seinen psychopathologischen Schriften – eher niedergehalten. Seine Auseinandersetzung mit der einschlägigen Literatur war spärlich. Man kann sagen, dass der große Erfolg, den seine „Allgemeine Psychopathologie" sogleich nach ihrem Erscheinen (1913) bei vielen Psychiatern seiner Zeit hatte [6, 12, 14, 31, 48, 52, 76, 116], damit zusammenhängt, dass es Jaspers verstand, Probleme kurz und bündig zu übergehen, die die Psychiatrie als Einzelwissenschaft zur damaligen Zeit überfordert, irritiert oder unbeeinflusst gelassen hätten. Sein Erfolg ist mit von daher zu verstehen. Für die weitere Entwicklung der Psychiatrie hat sich dies aber eher verhängnisvoll ausgewirkt. Auch auf die weitere Entwicklung der „Erklären/Verstehen-Kontroverse" und insbesondere deren „dritte Runde [1, 2] hat Jaspers infolgedessen – wie bereits erwähnt – wenig Einfluss ausgeübt.

Dennoch kann man sagen, dass Jaspers' Selbstrestriktion Methode hatte. Wenn K. Schneider ([116] S. 281) als eines seiner Postulate hervorhob, „dass die Psychopathologie die Sprache der Normalpsychologie zu reden habe", so ist diese Bemerkung keineswegs so trivial, wie sie auf den ersten Blick erscheint. Vordergründig kann man darin die Abwehr anderer „Psychologien", wie z.B. der Tiefenpsychologie, sehen. Tiefer verstanden, ist darin die Forderung nach einer präziseren Erfassung der Normalität des Normalen enthalten, wie sie heute in den phänomenologischen Analysen der Lebenswelt-Bezogenheit des Menschen zum Thema gemacht wird [24]. Als gemeinsamen Ahnherrn und Lehrmeister kann man auch hier wieder Max Weber nennen; schreiben doch Weber und Zimmermann ([146] S. 125), sie hätten „herausgefunden, dass Webers ‚richtige kausale Deutung' eine Formalisierung des common-sense-Denkens" sei. Wir werden noch sehen, inwiefern das

Jaspers'sche Unverständlichkeitstheorem eine Sanktionierung des common-sense darstellt als eines Maßstabes für die Psycho(patho) logie, als einer für den Normalen (entgegen aller Verrücktheit) unverrücklichen Plattform gesunder Selbst- und Weltauffassung (und damit der Normalität des Normalen).

Das „psychologische Verstehen" durch Einfühlung setzt voraus, dass „wir" – d. h. die Gemeinschaft der psychisch Gesunden – in bestimmten (inneren und äußeren) Situationen „ähnlich" empfinden und uns von daher einfühlen können nicht nur in das, *was* der Andere meint, fühlt, möchte etc., und *wie* er es erlebt, sondern auch *warum* das so und nicht anders geschieht. Diese „Warum"-Frage wird im Falle der Einfühlung nicht durch rationale Motive beantwortet, sondern durch partielle Identifikationsmöglichkeiten.

Jaspers ging bekanntlich in dieser Hinsicht so weit, dass er die Grenzen dieses Verstehens – also etwas Subjektives – für die sachliche Abgrenzung zwischen nichtkrankhafter seelischer Entwicklung und krankhaftem Prozess verwendet wissen wollte. Die Frage, ob ein „Prozess" in jedem Fall organisch determiniert sein müsse, umging er mit der Unterscheidung zwischen (hirn)organisch determinierten prozesshaften Veränderungen des seelischen Lebens und einem „psychischen Prozeß". Die Verwendung des Begriffs „Prozess" in der Psychopathologie reicht viel weiter zurück (vgl. [65, 106]). Durch Jaspers bekam sie aber eine besondere Prägnanz. „Prozesse" in seinem Sinn sind letztlich nicht zu „verstehen", sondern in erster Linie zu „erklären" (was freilich das Vorhandensein einzelner „verstehbarer" Elemente innerhalb eines psychotischen Prozesses auch in seinen Augen keineswegs ausschloss). Besonders verhängnisvoll wirkte sich aus, dass die wörtliche Bedeutung von „Pro-zess" ein Voranschreiten meint. Wenn auch Jaspers sich von dieser prognostischen Implikation distanzierte, blieb sie dennoch dem pleonastischen Begriff „Prozeßpsychose" verbunden. Damit erhielt die ursprünglich rein methodologische Dichotomie von „Verstehen" und „Erklären" eine ebenso verführerische wie gefährliche pragmatische Konsequenz.

Jaspers stand damit nicht allein. Im selben Jahr (1913) wie die „Allgemeine Psychopathologie" – W. Schmitt [113] hat darauf noch einmal aufmerksam gemacht – erschien unter dem Titel „Die Bedeutung des Symptoms in der Psychiatrie" eine Abhandlung von Gruhle [47], in der dieser ganz ähnliche Ansichten vertrat. Er unterschied „kausale Verknüpfungen" und „verständliche Zusammenhänge" seelischer Vorgänge. Ob eine Aufeinanderfolge seelischer Vorgänge „verstehbar" sei oder nicht, wird ihm zum Kriterium für die Einteilung abnormer seelischer Verfassungen, d. h. zum entscheidenden Kriterium der Psychopathologie. Wem diesbezüglich die Priorität zukommt, sei hier offen gelassen. Nach Janzarik [63] war wahrscheinlich Wilmanns der eigentliche Pate dieser Konzeption. Wenn Jaspers in seiner „Philosophischen Autobiographie" [74] schreibt, dass er bei der Abfassung seiner „Allgemeinen Psychopathologie" sich „getragen fühlte von dem Geist der Klinik und dem gemeinsamen Besitz", so ist das wohl so zu verstehen, dass sich aus den vielfältigen Diskussionen innerhalb der damaligen Heidelberger Klinik Ansichten herausschälten, deren Urheberschaft sich am Ende nicht mehr an nur einer einzigen Person festmachen ließ, was die Rede von der (älteren) „Heidelberger Schule" [61] voll und ganz rechtfertigt.

Man kann nach alledem sagen: Jaspers – und mit ihm diese ältere Heidelberger Schule – kehrte den Dilthey'schen Satz „Die Natur erklären wir, das Seelenleben verstehen wir" [36] in der Weise um, dass es nunmehr hieß: Soweit wir verstehen, handelt es sich um nichtpsychotisches Seelenleben. Wo das Verstehen aufhört, meldet sich die Natur – sei es in Form physiologischer (z. B. Müdigkeit, Schlaf) oder pathologischer Prozesse (d. h. in Form von das Seelenleben zerstörender Krankheit). Abgekürzt: Wo das Verstehen aufhört, müssen wir erklären. Soweit wir es mit wachbewusstem seelischen Leben zu tun haben, das sich als unverstehbar („unverständlich") erweist, handelt es sich um eine Psychose, die als ein Naturprozess anzusehen ist. Dies hatte selbstverständlich weitreichende, überwiegend einengende Auswirkungen auf die Richtung, in der nach therapeutischen Möglichkeiten gesucht wird. Es liegt auf der Hand, bei allem Verstehbaren an Psychotherapie zu denken, bei allem Unverständlichen dagegen an eine von außen angreifende kausale Behandlung, d. h. in erster Linie an eine somatische Therapie. Dass Jaspers selbst die Dinge differenzierter sah, insbesondere sah, dass es im Rahmen von Psychosen auch sehr viel Verstehbares gibt – K. Schneider [118] brachte dies später auf die Formel, nur das Dass-Sein einer Psychose und das Formale an ihr sei unverstehbar und unterliege demnach allein dem Erklären; das Inhaltliche einer Psychose könne dagegen durchaus verstehbar sein –, wurde später oft vergessen.

Nichtsdestoweniger kann man in Bezug auf dieses Vorgehen von einem „Unverständlichkeitstheorem" sprechen. W. v. Baeyer

[8] sieht es so eng mit dem Werk von K. Jaspers verknüpft, dass er ihm den Namen „Jaspers-Theorem" gab. In feinster Ausziselierung findet es sich bei Müller-Suur [92], der eine „bestimmte" (schizophrene) Unverständlichkeit von einer „unbestimmten" Unverständlichkeit unterscheidet.

Die Kontrastierung von

Unverstehbarkeit	vs.	*Verstehbarkeit*
|		|
Prozess	vs.	*Entwicklung*
|		|
Psychose	vs.	*Neurose*
		(bzw. nichtpsychotisches Seelenleben)

ist wissenschaftstheoretisch bestechend. Auf die Entwicklung der Psychiatrie, insbesondere in therapeutischer Hinsicht, hat sie sich jedoch äußerst nachteilig ausgewirkt. Kritisch ist eingewendet worden, dass hier eine subjektive Unfähigkeit, nämlich das Nicht-Verstehen-Können, zum Kriterium einer Objektivität beanspruchenden Diagnostik gemacht werde. Läuft damit der Psychiater nicht Gefahr, seine eigene Borniertheit zum Maßstab der Sache zu machen? Psychoanalytiker [39, 56, 83, 96, 119, 124, 128, 129, 146] sowie anthropologisch oder daseinsanalytisch orientierte Autoren [12-14, 17, 51, 85, 86, 131, 134, 135], haben daher mit Nachdruck dagegen opponiert.

In der Tat kann man im Verlauf einer tiefergehenden Psychotherapie Schizophrener immer wieder die Erfahrung machen, dass ein Erleben oder Verhalten, das anfangs völlig unverständlich erschien, bei näherer Kenntnis des Patienten allmählich verständlicher wird – so, wie es uns bei einer fremden Sprache ergeht oder bei Schriftzeichen, die wir anfangs vielleicht nicht einmal als solche wahrnehmen. – Der Versuch K. Schneiders [118], an die Stelle von Verstehbarkeit deren intentionales Korrelat – d. h. „Sinngesetzlichkeit" (vgl. dazu [80, 92, 98]) – zum Kriterium zu erheben, führt diesbezüglich nicht weiter, verschleiert vielmehr nur den Tatbestand, dass auch hier letztlich die subjektive Fähigkeit, irgendwo Sinnzusammenhänge zu erkennen oder auch nicht, das entscheidende Kriterium bleibt.

Andererseits muss man einräumen, dass ein tiefenpsychologisches (z.B. psychoanalytisches) Verstehen keine scharfen Grenzen kennt und uns somit diagnostisch in Bezug auf die praktisch wichtige Abgrenzung zwischen Neurose und Psychose gelegentlich in Stich lassen kann. Demgegenüber muss man mit Avenarius (1968) feststellen, dass das Jaspers'sche Kriterium der Verständlichkeit bzw. Unverständlichkeit sich zwar nicht für den psychotherapeutischen Umgang mit dem Patienten, wohl aber für eine erste Orientierung in der „diagnostischen Anfangssituation" bewährt hat. Dies obwohl – oder gerade weil – es recht „roh" ist. Warum?

Die Begriffe „Verstehbarkeit" bzw. „Verständlichkeit" und „Unverständlichkeit" sind mehrdeutig und bedürfen einer phänomenologischen Klärung – in Hinblick auf das, was wir jeweils in einer bestimmten Situation mit diesen Worten tatsächlich erfassen und was nicht. Am Ende könnte das, was wir in der „diagnostischen Anfangssituation" mit dem Wort „unverständlich" meinen, etwas anderes sein als dasjenige, wogegen ein Psychotherapeut, der seinen Patienten verstehen will und dies schließlich auch mehr oder weniger erreicht, Sturm läuft.

Obwohl ich selbst zu den entschiedenen Gegnern des sog. „Unverständlichkeitstheorems" gehöre, weil es sich äußerst verhängnisvoll auf das Verhältnis zu schizophrenen Kranken auswirken kann, möchte ich doch im Folgenden versuchen, einen wahren Kern in diesem Theorem herauszuschälen und somit seine partielle Berechtigung aufweisen. Dies nimmt der Kritik nichts von ihrer Schärfe, zeigt aber doch zugleich, welcher Sachverhalt eigentlich im Blick ist, wenn wir von einer „Unverständlichkeit" beim schizophrenen Patienten sprechen. Dazu ist es zweckmäßig, den Begriff des Verstehens und den der Verständlichkeit zu differenzieren und zu spezifizieren, und zwar in einer Weise, wie sie durch die Verschmelzung der von Max Weber ausgegangenen Verstehenden Soziologie mit der phänomenologischen Erforschung der Alltags- bzw. Lebenswelt-Bezogenheit [24] des Menschen möglich geworden ist. Maßgebend hierfür ist das Werk von Alfred Schütz [120] und die sich von da herleitende ethnographische und ethnomethodologische Forschung. Deren kategoriale Ansätze decken sich weitgehend mit dem, was die phänomenologisch-anthropologische Psychiatrie herausgearbeitet hat und bieten eine wichtige methodische Unterstützung.

Verständlichkeit besagt in diesem Kontext nicht „Interpretierbarkeit", sondern die Fähigkeit eines Menschen, sich intersubjektivitätsbezogen verständlich machen zu können. Und ebenso meint

„Unverständlichkeit" hier nicht „Uninterpretierbarkeit", sondern dass ein Mensch „sich nicht auf die anderen versteht"[4], sich insbesondere nicht darauf versteht, sich anderen verständlich zu machen. Deshalb muss das, was er tut, erlebt, denkt, nicht unverständlich sein in dem Sinn, dass es nicht verstehbar werden könnte. Es handelt sich um zwei – wenn auch miteinander in Beziehung stehende – unterschiedliche Sachverhalte. Der hier geltend gemachte Begriff bezieht sich nicht auf isolierte intrapsychische Vorgänge, deren Abfolge verstehbar (einfühlbar) oder unverständlich (uneinfühlbar) sein kann, je nachdem, wer sich damit befasst. Er zielt vielmehr auf die Intersubjektivitätsbezogenheit eines seelischen Erlebens und Verhaltens als eines eigenen Tatbestandes, der zwar schwer zu objektivieren ist, dennoch ein objektives, – wenngleich situationsabhängiges – Merkmal des jeweils zur Diskussion stehenden Erlebens bzw. Verhaltens darstellt.

Bei genauerem Hinschauen zeigt sich also, dass es im vorliegenden Zusammenhang gar nicht global um ein Verstehen können (oder Nichtverstehen-können) seitens des Untersuchenden geht, sondern um die Feststellung der intersubjektiven Fundierung des Hintergrundes, auf den ein Mensch empfindend, intendierend, denkend, sich verbal oder nonverbal äußernd, bezogen bleibt und zwar ganz gleich, ob er ein Konformist ist oder gegen die gesellschaftlichen Gepflogenheiten seiner Umwelt opponiert.

Unverständlichkeit bedeutet dann nicht, dass eine Handlung oder eine Äußerung nicht irgendwie oder von irgendwoher verständlich gemacht werden kann, sondern dass derjenige, um den es geht, sich auf die anderen nicht mehr versteht und sich daher nicht mehr verständlich machen kann. „Verrückt" meint also nicht, dass ein Verhalten nicht verstehbar sei, sondern nur, dass es nicht hinreichend intersubjektivitätsbezogen ist [25].

Diese beiden Begriffe von „Unverständlichkeit" lassen sich auf folgende Weise verdeutlichen: in der hier versuchten Sinngebung meint „Unverständlichkeit", dass jemand sich nicht auf andere versteht, sich infolgedessen nicht verständlich machen kann und daher auch selbst auf einer bestimmten vorläufigen Ebene des Verstehens unverständlich bleibt – gerade auch dann, wenn er scheinbar etwas ganz „Verständliches" tut, wie z.B. eine im übertragenen Sinne gemeinte Äußerung wörtlich nimmt (etwa wie Till Eulenspiegel „mit-der-Tür-ins-Haus-fällt" oder nach Peters [94] die Frage „Wo sind denn meine Hausschuhe?" nicht als Aufforderung, sondern als Erkundigung nach ihrem Standort versteht) und entsprechend handelt [25]. Dies unter der Voraussetzung, dass derartiges nicht in absichtlicher Sinnverkennung geschieht, wie etwa bei Till Eulenspiegel oder ganz generell im Rahmen eines gegen bestimmte Gepflogenheiten opponierenden Verhaltens. Verständlich kann dergleichen sowohl auf der rationalen Ebene als auch auf der tiefenpsychologisch interpretierbaren Ebene eines Protestverhaltens sein, unverständlich ist es – freilich nur insoweit tatsächlich ein Nichtanderskönnen vorliegt – in Bezug auf die darin zum Ausdruck kommende Kontext-Blindheit. Storch [131] hat nicht allein von einer „Daseinsverweigerung", sondern auch von einer „Verstehensverweigerung" der Schizophrenen gesprochen. Handelt es sich um eine bewusste Verweigerung, hat das natürlich nichts mit Krankheit zu tun; handelt es sich dagegen um eine schlichte Unfähigkeit, das „Sich-von-selbst-Verstehende" als solches zu gewahren, sehr wohl. Wie „schlicht" allerdings diese Unfähigkeit bei Schizophrenen ist (oder auch nicht), darüber ist der Streit bis heute noch nicht beendet[5].

Die Intersubjektivitätsbezogenheit als Kriterium für „Verständlichkeit bzw. „Unverständlichkeit" bedeutet demnach eine wesentliche Differenzierung, die diesen Begriffen ihren differentialdiagnostischen Wert zurückgibt, ohne damit psychodynamisch-psychotherapeutischen Bemühungen um ein Verstehen von vornherein einen Riegel vorzuschieben. Um die hier ins Auge gefasste Unterscheidung zwischen „Unverständlichkeit" und „Unverstehbarkeit" noch einmal abschließend zu verdeutlichen, kann man die These formulieren: Dass jemand sich „unverständlich" verhält, muss nicht notwendig unverstehbar sein. Es handelt sich um zwei verschiedene Ebenen, die in der Vergangenheit durch äquivoke Begriffe von „Verstehen" und „unverständlich" miteinander verkoppelt bzw. fälschlicherweise als eine einzige ausgegeben wurden, was Verwirrung gestiftet hat. Das sollte in Zukunft nicht mehr geschehen (was nicht heißt, dass nunmehr einer aprioristischen Vorwegentscheidung in umgekehrter Richtung das Wort geredet werden sollte). Man könnte dann dem „Jaspers-Theorem" [9] in neuer Weise gerecht werden, indem man es zum Ausgangspunkt eines differenzierteren Studiums von Abwandlungen der Intersubjektivitätsbezogenheit menschlichen Erlebens, Verhaltens und Befindens [18, 19, 24] macht. Das wäre in einem anderen Kontext näher auszuführen.

IV. Existentielles Verstehen

Während es in den ersten drei Auflagen der „Allgemeinen Psychopathologie“ um eine schlichte Dichotomie von Erklären und Verstehen geht und das Nicht-zu-Verstehende fast per definitionem – jedenfalls ex cathedra – dem Erklären überantwortet wird, ändert sich dies ab der 4. Auflage, die Karl Jaspers (auf dem Hintergrund seiner 1932 in drei Bänden veröffentlichten „Philosophie“) während der Zeit seiner Kaltstellung durch das Nationalsozialistische Regime im 2. Weltkrieg schrieb.

Das „Psychologische Verstehen“ ist nun für ihn nicht mehr der einzige Antipode des Erklärens, sondern nimmt eine gewisse Zwischenstellung ein: Es erscheint hineingespannt zwischen das, was gleichsam unterhalb von ihm als „Erklären“, und das, was gleichsam oberhalb von ihm als:
a) „existentielles Verstehen“ und – davon zu unterscheiden –
b) „metaphysisches Verstehen“ angesetzt wird.

Diese beiden (zuletzt genannten) Weisen des Verstehens ordnet Jaspers jedoch nicht mehr der Wissenschaft, sondern der Philosophie zu. Gerade weil er dem „Psychologischen Verstehen“ neben dem „naturwissenschaftlichen Erklären“ innerhalb der Psychiatrie als Wissenschaft ein Heimatrecht eingeräumt wissen wollte, war Jaspers hinsichtlich eines existentiellen und metaphysischen Verstehens diesbezüglich umso vorsichtiger. Allerdings wird man in der strengen Trennung, die er nicht nur in diesem Zusammenhang, sondern ganz generell zwischen Wissenschaft und Philosophie zog, keineswegs nur eine diplomatische Rücksichtnahme auf das Selbstverständnis der empirischen Wissenschaften sehen dürfen. Diese Trennung entsprach vielmehr – ganz im Sinne des Kantianers, der er durch und durch war – seiner ganz entschiedenen persönlichen Überzeugung.

Das bedeutete für ihn nicht, dass das metaphysische und vor allem das existentielle Verstehen dem Fachphilosophen vorbehalten bleiben sollte. Der rechte Psychiater, vor allem als Therapeut, vereinigt nach Jaspers – gleichsam in Personalunion – das psychologische Verstehen und das naturwissenschaftliche Erklären auf der einen Seite als Wissenschaftler mit dem existentiellen (evt. sogar metaphysischen) Verstehen auf der anderen Seite als philosophierender Arzt [113, 114, 141]. „Nicht Vermischung, aber Synthese“

(im Sinne einer Verbindung des sauber Getrennten) war seine Losung [75].

Charakteristisch für Jaspers ist die scharfe Trennung, die er – der in beiden Bereichen zu Hause war – zwischen Psychopathologie (als einer Einzelwissenschaft) und Philosophie gewahrt wissen wollte. Von dieser Position her nahm er Stellung gegen jede wissenschaftliche Richtung, die den Anspruch auf eine ganzheitliche Erfassung des Menschen erhob. Daher verurteilte er die „Hirnmythologie" eines Wernicke ebenso sehr wie die Psychoanalyse Freuds oder die Daseinsanalyse Binswangers. Er witterte in diesen Vorgehensweisen die Gefahren eines dogmatischen Totalitarismus; Gefahren, die er auf philosophischem Felde – von politischen Bedenken einmal abgesehen – auch bei Heidegger sah und die ihn (trotz einiger gemeinsamer Ausgangspunkte) zu entschiedener Ablehnung veranlassten. Diese Gefahren eines dogmatischen Totalitarismus fürchtete er weit mehr als die Gefahren einer Selbstbeschneidung der Wissenschaft in partikularistischen Ansätzen. Insbesondere dürfte Jaspers die Gefahren, die die Methodenzentriertheit in den Einzelwissenschaften mit sich bringt, unterschätzt haben. Die Kluft zwischen einer methodenzentrierten objektivistischen Wissenschaft, die ständig Gefahr läuft, technokratisch zu entarten, und einer existenzerhellenden, jegliche Vergegenständlichung transzendierenden philosophischen Reflexion, die als solche aber eigentümlich vage bleibt und kaum Konsequenzen für die konkrete Bewältigung der Wirklichkeit zeitigt, ist eines der ungelösten Probleme, die uns Karl Jaspers hinterlassen hat. Sosehr er auch beides in wechselseitige Beziehung zueinander gesetzt wissen wollte, beharrte er – in einer anderen Weise als Heidegger – auf einer strikten Trennung von „Wissenschaft" und existentieller „Besinnung". Nichtsdestoweniger haben ihn zeit seines Lebens Philosophen besonders angezogen, die neben der philosophischen zugleich auch die psychologische Reflexion pflegten: Pascal, die französischen Moralisten, Nietzsche und – später – vor allem auch Kierkegaard. Es erscheint auf den ersten Blick paradox, dass Jaspers, der als Psychiater eine eher distanzierte Haltung zum „Gegenstand" verkörperte, als Philosoph „Existenzerhellung" als zentrale Aufgabe seines Philosophierens sah. Einiges, was für sein elementares Verhältnis zur Psychopathologie charakteristisch ist, kann man an seinem Verhältnis zu Kierkegaard ablesen.

Theunissen ([138] S. 65 f.) schreibt: „Fragen wir abschließend, inwiefern er (Jaspers /d. Ref.) etwas von der grundsätzlichen Bedeutung Kierkegaards kundgetan habe, so werden wir auf seine Allgemeine Psychopathologie zurückverwiesen. Entscheidendes lässt er dadurch an Kierkegaard sehen, dass er ihn in diese Wissenschaft einordnet." (Hinzugefügt sei: Nicht nur als einen psychopathologisch versierten Denker, sondern auch als einen „Gegenstand" derselben. Zögerte Jaspers doch nicht, die Möglichkeit offenzuhalten, dass Kierkegaard schizophren gewesen sein könne ([68] S. 175).) „Die Psychopathologie vermochte Kierkegaard zu befruchten, weil er menschliches Leben, wie Jaspers mit Recht betont, an sich selbst als Leiden erfuhr, als das Leiden, in dem noch die ‚Psychologie der Weltanschauungen' die durchgehende Verfassung aller ‚Grenzsituationen' erblickt (S. 218 f.), nicht, wie später die ‚Philosophie', bloß eine unter diesen Situationen neben Tod, Kampf und Schuld (1932, S. 483 ff.)." Leiden aber war für ihn wesentlich Leiden an der schuldhaften Deformation des eigenen Menschseins. Aus der Tiefe dieser Deformation meinte er schließen zu dürfen, dass sie auch jene Menschen bis in den Grund prägt, die nicht an ihr leiden. Von daher lässt sich die allgemeine Psychopathologie, zu der er unterwegs war, im nicht-klinischen, wiewohl klinisch relevanten Sinne als Diagnose der faktischen Anomalität des sich selbst für normal haltenden Bewusstseins begreifen. Seine Bedeutung liegt letztlich in der methodischen Konsequenz, die er aus seiner Einsicht in die historische Universalisierung der Anomalität zog. – Kierkegaard war der erste, der es unter den gegebenen Umständen nicht mehr für möglich hielt, ein mitgebrachtes Menschenbild zur Norm zu erheben und an ihr die sogenannten Anomalien zu messen, und der statt dessen den Versuch unternahm, umgekehrt aus einer Analyse deformierten Menschseins Aufschlüsse über die Bestimmung des Menschen zu gewinnen" ([138] S. 65/66).

Theunissen räumt ein, dass sich Jaspers kaum über die prinzipielle Tragweite – und ich würde hinzufügen: Gefährlichkeit – dieses Ansatzes im Klaren gewesen sein dürfte. Er habe aber dennoch „für ihn den Blick geschärft und zwar schon aufgrund der Tatsache, dass seine Kierkegaard-Rezeption von psychopathologischen Erkenntnisinteressen angeleitet war". Wenn diese Interpretation zu Recht besteht, würde Jaspers durch die Art und Weise, in welcher er Kierkegaard eine Bedeutung für die Psycho(patho)logie einräumt, einer dialektischen Betrachtungsweise [21] psychischen Krankseins den Weg gebahnt haben.

Noch unausgeschöpfter als diese theoretische Fragestellung ist das Problem der Beziehung zwischen der „Existenzerhellung“ als einem Zentrum Jaspers'schen Philosophierens und dem Umgang mit in den Grundfesten ihres Daseins erschütterten psychisch Kranken i. e. S. oder auch nur in einer seelischen Krise Befindlichen. Jaspers war, wie W. Schmitt [114] prägnant herausgearbeitet hat, auch hier gegen jegliche Vermischung unterschiedlicher Verstehens- und Kommunikationsebenen – bei gleichzeitiger Betonung, dass ein guter Arzt auf allen diesen Ebenen zu Hause sein müsse. „Die Synthese – nicht die Vermischung – aller nur möglichen Wege mit hellem Bewußtsein der Methode bei jedem Schritt, das scheint mir das Ideal, zumal für den Psychiater, dessen Wissenschaft der Aufgabe nach so universal ist, wie kaum eine andere“, schrieb Jaspers 1922 in einem offenen Brief an K. Birnbaum [16, 75]. Es fragt sich nur, inwieweit eine solche Sauberkeit im methodologischen Unterscheiden verschiedener Ebenen dem praktisch-psychotherapeutischen Zugang zum Patienten förderlich ist. Setzt diese „Sauberkeit“ nicht eine Distanz, die nur am Schreibtisch zu gewinnen ist, voraus? Uns, den Nachfahren, stellt sich angesichts dieses Rückbezuges von Jaspers auf Kierkegaard unvermeidlich die Frage: Wie sieht ein aus der Einheit von Theorie und Praxis erwachsenes mäeutisches Wirken, das den Menschen „auf sich selbst zurückwerfen und zur Selbstwirksamkeit anleiten will“, im Umgang mit in einer seelischen Krise befindlichen Menschen aus? Welche ganz konkreten Schritte sind zu gehen? Wie ist vor allem das rechte Maß zwischen Selbsterhellung, die stets auch Selbstverunsicherung mit sich bringt, und neuem Grundfassen zu bestimmten? Die von Jaspers sorgfältig gehütete Grenze zwischen therapeutischem Akte und existentieller Kommunikation (in Selbsterhellung wie in Fremderhellung) bleibt für uns letztlich ein Problem; vor allem dort, wo man nicht aus der Distanz „über“ klare begriffliche Unterscheidbarkeiten nachdenkt, sondern sich selbst im therapeutischen Prozess mit darinnen befindet.

Anmerkungen

* Ausgearbeitete Fassung eines Vortrags, der im Rahmen des zum 100. Geburtstag von Karl Jaspers in Basel und Heidelberg veranstalteten Symposiums am 16.6.1983 in Heidelberg gehalten wurde.

2 Das Praefix „Meta“ ist dabei nicht im Sinne von Metaphysik, auch nicht im Sinne der Metapsychologie Freuds verwendet, sondern in dem Sinne,

in dem man von „Metasprache“ spricht.

3 Nicht nur die Bedeutung des Erlebens wurde von Jaspers rehabilitiert, sondern zugleich auch die Bedeutung des Individuellen gegenüber dem die einzelne Person subsumierenden Allgemeinen. Diejenigen Passagen, die den unschätzbaren Wert subtiler Biographien für die Psychiatrie, d. h. die eigenständige Bedeutung der Biographik (in Abhebung von jeglicher Kasuistik), herausarbeiten, gehören – heute ebenso gültig wie damals – zum Profiliertesten seiner „Allgemeinen Psychopathologie“. Dahinter steht die Idee eines „individuellen Gesetzes“ [125]. In diesem Zusammenhang wäre näher auf die Unterscheidung von idiographischer und nomothetischer Methodik [20, 52, 53, 111, 137, 151] einzugehen und auf das wechselseitige Verhältnis von Natur und Geschichte, was aber den gegebenen Rahmen sprengen würde.

4 Das „Sich-Verstehen-auf" ist ein unscharfer Begriff, der aus der Umgangssprache stammt. In seiner Unschärfe kennzeichnet er aber recht treffend die Lebenswelt- und Intersubjektivitäts-Bezogenheit des Menschen (vgl. [24]).

5 D. h., es ist nicht hinreichend geklärt, inwieweit die bei Schizophrenen zu beobachtenden Desymbolisierungen bzw. Konkretismen psychobiologisch als Ausdruck von „Basisstörungen“ zu erklären sind oder aber sozialpsycho(patho)logisch als Abwehr überfordernder Realität.

Literatur

1. Apel K-O (1979) Die Erklären-Verstehen-Kontroverse in transzendental pragmatischer Sicht. Suhrkamp, Frankfurt
2. Apel K-O, Manninen J, Tuomela R (Hrsg., 1978) Neue Versuche über Erklären und Verstehen. Suhrkamp, Frankfurt
3. Apel K-O (1984) Diltheys Unterscheidung zwischen „Verstehen und Erklären“ in der Sicht moderner Wissenschaftstheorie. Referat bei der Wissenschaftlichen Tagung der Deutschen Gesellschaft für phänomenologische Forschung in Trier (1983) In: Orth EW (Hrsg.) Wilhelm Dilthey und die Phänomenologie. Alber, Freiburg München (im Druck)
4. Arbeitsgruppe Bielefelder Soziologen (1973) Alltagswissen, Interaktion und gesellschaftliche Wirklichkeit. Reader. Reinbek, Rowohlt
5. Avenarius R (1968) Die diagnostische Anfangssituation. Über die Bedeutung des Verstehens in der initialen diagnostischen Situation. Nervenarzt 39:51-56
6. Baade W (1915) Über die Vergegenwärtigung von psychischen Ereignissen durch Erleben, Einfühlung und Repräsentation, sowie über das Verhältnis der Jaspers'schen Phänomenologie zur darstellenden Psychologie. Z Gesamte Neurol Psychiatrie

29:347-378
7. Baeyer W v (1953) Zur Psychopathologie der endogenen Psychosen. Nervenarzt 24:316-325
8. Baeyer W v (1979) Wähnen und Wahn. Enke, Stuttgart
9. Baier H (1984) Max Weber und Dilthey. Der Streitpunkt der verstehenden Soziologie. Referat bei der Wissenschaftlichen Tagung der Deutschen Gesellschaft für phänomenologische Forschung in Trier 6-9.4.83 In: Orth EW (Hrsg.) Wilhelm Dilthey und die Phänomenologie. Alber, Freiburg München (im Druck)
10. Benedetti G (1981) Beziehungsstörung in der Psychose und Beziehungsformen in deren Psychotherapie. Z Psychosom Med Psychoanal 4:354-362
11. Bergmann JR (1980) Interaktion und Exploration. Konstanz. Diss.
12. Binswanger L (1913) Bemerkungen zu der Arbeit Jaspers': kausale und „verständliche" Zusammenhänge zwischen Schicksal und Psychose bei der Dementia praecox (Schizophrenie). Internationale Zeitschrift für ärztliche Psychoanalyse 1:383-390
13. Binswanger L (1927) Verstehen und Erklären in der Psychologie (schriftlich eingereichte Thesen und mündliche Erläuterungen zu einem gemeinsam mit Erismann, Ewald und Spranger am IX. Internationalen Psychologen-Kongress in Groningen (September 1926) erstatteten Referat). Z Gesamte Neurol Psychiatrie 107:655-683
14. Binswanger L (1943) Karl Jaspers und die Psychiatrie. Schweiz Arch Neurol Psychiatrie 51:1-13
15. Binswanger L (1922) Einführung in die Probleme der allgemeinen Psychologie. Springer, Heidelberg. Lizenz-Nachdruck (1965) Bonset, Amsterdam
16. Birnbaum K (1922) Von der Geistigkeit der Geisteskranken und ihrer psychiatrischen Erfassung, Offener Brief an Herrn Prof. Jaspers, Z Gesamte Neurol Psychiatrie 77:509-514
17. Blankenburg W (1971) Der Verlust der natürlichen Selbstverständlichkeit. Ein Beitrag zur Psychopathologie symptomarmer Schizophrenien, Enke, Stuttgart
18. Blankenburg W (1978) Grundlagenprobleme der Psychopathologie. Nervenarzt 49:140-146
19. Blankenburg W (1980) Phenomenology and Psychopathology. J Phen Psychol 11:50-78

20. Blankenburg W (19S1) Nomothetische und idiographische Methodik in der Psychiatrie. Schweiz Arch Neurol Neurochir Psychiatr 128:13-20
21. Blankenburg W (1981) Wie weil reicht die dialektische Betrachtungsweise in der Psychiatrie? Z Klin Psychol Psychother 29:45-66
22. Blankenburg W (1982) Zur Indikation hermeneutischer Methoden in der Psychotherapie. In: Helmchen H, Linden O, Rüger W (Hrsg.) Psychotherapie in der Psychiatrie. Springer, Berlin Heidelberg New York, S. 41-46
23. Blankenburg W (1982) Psychopathologie und psychiatrische Praxis, ln: Janzarik W (Hrsg.) Psychopathologische Konzepte der Gegenwart. Enke, Stuttgart
24. Blankenburg W (1983) Phänomenologie der Lebensweltbezogenheit und Psychopathologie. In: Grathoff R, Waldenfels B (Hrsg.) Sozialität und Intersubjektivität. Fink, München
25. Blankenburg W (1984) Störungen von Auffassung und Sprache bei Schizophrenen. In: Bochnik H-J, Richtberg W (Hrsg.) Sprache – Sprechen – Verstehen. Zur Phänomenologie sprachlicher Kommunikationsstörungen. Perimed, Erlangen
26. Boogert BM den (1983) Op Zook naar Existentiele Communicatie. Vortrag beim Karl Jaspers-Symposium der Erasmus-Universität Rotterdam am 25.1.1983
27. Bräutigam W (1961) Psychotherapie in anthropologischer Sicht. Enke, Stuttgart
28. Broekman JM (1965) Phänomenologisches Denken in der Philosophie und Psychiatrie. Confinia Psychiatr (Basel) 8:167-187
29. Broekman JM, Müller-Suur H (1964) Psychiatrie und Phänomenologie. Philos Rundschau 11:161-170
30. Bühler K-E (1983) Der Begriff des Bewußtseins bei Jaspers und das Verhältnis zur Psychopathologie. Z Klin Psychol Psychopathol Psychother 31:240-246
31. Bumke O, Jaspers K (1914) Allgemeine Psychopathologie (Rezension). Zentralbl Neurol Psychiatr 9:50
32. Ciompi L (1982) Affektlogik. Klett, Stuttgart
33. Devereux G (1976) Angst und Methode in den Verhaltens-Wissenschaften. Ullstein, Frankfurt
34. Diemer A (1917) Die Trias Beschreiben, Erklären und Verstehen. In: Diemer A (Hrsg.) Der Theorien- und Methodenplura-

lismus in den Wissenschaften. Hain, Meisenheim/Glan
35. Dilthey W (1922) Einleitung in die Geisteswissenschaften, Gesammelte Schriften, Bd. I, Teubner, Leipzig Berlin
36. Dilthey W (1974) Ideen über eine beschreibende und zergliedernde Psychologie. In: Gesammelte Schriften Bd. V, 6. Aufl. Teubner, Stuttgart, S 139-240
37. Dörr-Zegers O (1979) Der Einfluß der Heidelberger Psychiatrie auf den spanisch sprechenden Raum. In: Janzarik W (Hrsg.) Psychopathologie als Grundlagenwissenschaft. Enke, Stuttgart
38. Droysen JG (1962) Grundriß der Historik. Möser, Berlin
39. Foudraine J (1976) Wie is van hout...(1971); dt. Übers.: Wer ist aus Holz? Neue Wege der Psychiatrie, dtv, München
40. Gadamer HG (1965) Wahrheit und Methode. 2. Aufl. Mohr, Tübingen
41. Garfinkel H (1967) Studies in ethnomethodology. Englewood Cliffs
42. Glatzel J (1978) Allgemeine Psychopathologie. Enke, Stuttgart
43. Glatzel J (1981) Spezielle Psychopathologie. Enke, Stuttgart
44. Glatzel J (1981) Psychopathologie als Wissenschaft. Z Klin Psychol Psychother 29:67-78
44a. Glatzel J (1984) Die Psychopathologie Karl Jaspers' in der Kritik. Nervenarzt 55:10-17
45. Grathoff R, Waldenfels B (Hrsg.) (1983) Sozialität und Intersubjektivität. Fink, München
46. Graumann HM (1976) Das Verstehen. Versuch einer historisch-kritischen Einleitung in die Phänomenologie des Verstehens. In: Balmer H (Hrsg.) Die Psychologie des 20. Jahrhunderts Bd. 1. Kindler, Zürich, S 159-271
47. Gruhle HW (1913) Die Bedeutung des Symptoms in der Psychiatrie. Z Gesamte Neurol Psychiatr 16:465-486
48. Gruhle HW (1947) Karl Jaspers, Allgemeine Psychopathologie, 4. Aufl. 1946. Nervenarzt 18:380-383
49. Gruhle HW (1956) Verstehende Psychologie. 2. Aufl. Thieme, Stuttgart
50. Günther HRG (1934) Das Problem des Sichselbstverstehens. Junger & Dünnhaupt, Berlin
50a. Habermas J (1984) Überlegungen zur Kommunikationspathologie. In: Vorstudien und Ergänzungen zur Theorie des Kommunikativen Handelns. Suhrkamp, Frankfurt/M

51. Häfner H (1963) Prozess und Entwicklung als Grundbegriffe der Psychopathologie. Fortschr Neurol Psychiatr 31:393-438
51a. Heidegger M (1954) Wissenschaft und Besinnung. In: Vorträge und Aufsätze. Neske, Pfullingen
52. Heimann H (1950) Der Einfluß von Karl Jaspers auf die Psychopathologie. Monatsschr Psychiatr Neurol 120:1-20
53. Heimann H (1979) Psychopathologie. In: Psychiatrie der Gegenwart. 2. Aufl., Bd. I/1, Springer, Berlin Heidelberg New York, S 1-42
54. Henrich D (1974) Kritik der Verständigungsverhältnisse. ln: Habermas J, Henrich D (Hrsg.) Zwei Reden. Aus Anlaß des Hegel-Preises. Suhrkamp, Frankfurt, S 9 -22
55. Henrich D (1983) Denken im Blick auf Max Weber. Vortrag im Rahmen des Symposiums zum 100. Geburtstages von Karl Jaspers
56. Hoop JH van der (1921) Über die kausalen und verständlichen Zusammenhänge nach Jaspers. Z Gesamte Neurol Psychiatr 68:9-30
57. Huber G (5984) Die Bedeutung von Karl Jaspers für die Psychiatrie der Gegenwart. Nervenarzt 55:1-9
58. Husserl E (1901) Logische Untersuchungen. Niemeyer, Halle a.S.
59. Husserl E (1950 ff) Husserliana, Bd. l-IXX. Nijhoff, Den I laug
60. Janzarik W (1976) Die Krise der Psychopathologie. Nervenarzt 47:73-80
61. Janzarik W (1979) (Hrsg.) Psychopathologie als Grundlagenwissenschaft. Enke, Stuttgart
62. Janzarik W (1982) (Hrsg.) Psychopathologische Konzepte der Gegenwart. Enke, Stuttgart
63. Janzarik W (1984) Jaspers, Kurt Schneider und die Heidelberger Psychopathologie. Nervenarzt 55:18-24
64. Jaspers K (1946) Allgemeine Psychopathologie. Ein Leitfaden für Studierende, Ärzte und Psychologen. Berlin: Springer 1913, 2. neu bearbeitete Aufl. ebd. 1920, 3. vermehrte und verbesserte Aufl. ebd. 1923, 4. völlig neu bearbeitete Aufl. Springer, Berlin Göttingen Heidelberg, 1946; weitere Aufl. unverändert
65. Jaspers K (1963) Gesammelte Schriften zur Psychopathologie (Heimweh und Verbrechen 1909, Eifersuchtswahn. Ein Beitrag zur Frage: „Entwicklung einer Persönlichkeit" oder „Prozess"? 1910, Die Methoden der Intelligenzprüfung und der Begriff

der Demenz. Kritisches Referat. 1910, Zur Analyse der Trugwahrnehmungen (Leibhaftigkeit und Realitätsurteil) 1911, Die Trugwahrnehmungen 1912, Die phänomenologische Forschungsrichtung in der Psychopathologie, 1912, Kausale und „verständliche" Zusammenhänge zwischen Schicksal und Psychose bei der Dementia praecox (Schizophrenie) 1913, Über leibhaftige Bewußtheiten (Bewußtheitstäuschungen). Ein psychopathologisches Elementarsymptom 1913, Springer, Berlin Göttingen Heidelberg
66. Jaspers K (1960) Psychologie der Weltanschauungen. Springer, Berlin (1919) 5. Aufl. Springer, Berlin Göttingen Heidelberg
67. Jaspers K (1921) Kronfeld, Arthur, Das Wesen der psychiatrischen Erkenntnis. Beiträge zur allgemeinen Psychiatrie I, Berlin 1920 (Buchbesprechung). Zentralbl Neurol Psychiatr 23:13-15
68. Jaspers K (1977) Strindberg und van Gogh. Versuch einer pathographischen Analyse unter vergleichender Heranziehung von Swedenborg und Hölderlin. Bern 1922; 2. ergänzte Aufl. Springer, Berlin 1926; Neuaufl. Piper, München
69. Jaspers K (1936) Nietzsche. Einführung in das Verständnis seines Philosophierens. de Gruyter, Berlin
70. Jaspers K (1947) Vernunft und Existenz. (Groningen 1935). 2. Aufl. Jobs. Storm, Bremen
71. Jaspers K (1974) Philosophie. 4. Aufl. Springer, Berlin Heidelberg New' York
72. Jaspers K (1951) Rechenschaft und Ausblick. Reden und Aufsätze. Piper, München
73. Jaspers K (1951) Zur Kritik der Psychoanalyse. Der Nervenarzt 21:465-468
74. Jaspers K (1977) Philosophische Autobiographie. Erweiterte Neuausgabe. Piper, München
75. Jaspers K (1922) Antwort auf vorstehenden offenen Brief (K. Birnbaum: Von der Geistigkeit der Geisteskranken und ihrer psychiatrischen Erlassung. Offener Brief an Herrn Prof. Jaspers. Z Gesamte Neurol Psychiatr 77:509-517). Z Gesamte Neurol Psychiatr 77:515-518
76. Kehrer FA (1921) Jaspers Karl, Allgemeine Psychopathologie... (Bespr. der 2. neubearb. Aufl. (1920)) Zentralbl Neurol 23
77. Kehrer FA (1951) Das Verstehen und Begreifen in der Psychiatrie. Thieme, Stuttgart

78. Kierkegaard (1960 ff.) Gesammelte Werke, übersetzt und mit Anmerkungen versehen von E. Hirsch, Düsseldorf: Diederichs 1950 ff.; in neuer Übertragung und mit Kommentar von L Richter: Werke l-V. Rowohlt, Reinbek
79. Kimura B (1979) Heidelberger Psychiatrische Klinik und japanische Psychiatrie. In: Janzarik W (Hrsg.) Psychopathologie als Grundlagenwissenschaft. Enke, Stuttgart
80. Kisker KP (1955) Zur Frage der Sinngesetzlichkeit. Schweiz Arch Neurol Psychiatr 76:5-22
81. Kittel (1982) Psychiatrie und Wissenschaftstheorie. Vortrag in Marburg/L
82. Knauss G (1968) Die Dialektik des Grundwissens und der Existenzerhellung bei Jaspers, Stud Gen 21:571-590
83. Kohut H (1975) Die Zukunft der Psychoanalyse. Suhrkamp, Frankfurt
84. Kretschmer W (1983) Karl Jaspers: Philosophie und Psychopathologie. Vortrag
85. Kunz H (1941) Die anthropologische Betrachtungsweise in der Psychopathologie. Z Gesamte Neurol Psychiatr 172:145-180
86. Kunz H (1947/48) Karl Jaspers. Allgemeine Psychopathologie. 4. Aufl.). Psyche 1:153-155
87. Kunz H (1975) Grundfragen der psychoanalytischen Anthropologie. Vandenhoeck & Ruprecht, Göttingen
88. Laing R (1965) The Divided Self. Tavistock Publ., Penguins Books, London
89. Lanteri-Laura G, Pistoia L del (1981) Les principales théories dans la psychiatrie contemporaine. Encycl. Méd Chir (Paris) 37006-10:1-18
90. Marchais P (1974) Métapsychiatrie. Masson, Paris
91. Möller HJ (1976) Methodische Grundprobleme der Psychiatrie. Kohlhammer, Stuttgart Berlin Köln Mainz
92. Müller-Suur H (1980) Zum Schizophrenie-Problem. Hogrefe, Göttingen
93. Natanson M (1963) Philosophische Grundfragen der Psychiatrie. Philosophie und Psychiatrie Bd. 1/2. Springer, Berlin Göttingen Heidelberg, S 903-925
94. Peters UH (1973) Interpretation als psychopathologische Methode. Psychiatr Clin 6:81-96
95. Pethö B (1974) Zur methodologischen Neubesinnung in der Psychiatrie. Fortschr Neurol Psychiatr 37:405-447 und 42:475-

539
96. Pfister O (1952) Karl Jaspers als Sigmund Freud's Widersacher, Psyche 6:241-275
97. Pauleikhoff B (1952) Eine Revision der Begriffe „Verstehen" und „Erklären". Arch Psychiatr Nervenkr 189:355-372
98. Pauleikhoff B (1974) Erklären und Verstehen als Zugang zu psychopathologischen Phänomenen. In: Wieck HH (Hrsg.) Psychopathologie musischer Gestaltungen. Schattauer, Stuttgart New York
99. Prini P (1983) Karl Jaspers y la filosofia como – espacio del encuentro – Psicopathologia 3:319-322
100. Rickert H (1920) Psychologie der Weltschauungen und Philosophie der Werte. Logos 9:1-42
101. Rickert H (1921) Die Grenzen der naturwissenschaftlichen Begriffsbildung. Eine logische Einleitung in die historischen Wissenschaften. 3. und 4. Aufl. Mohr, Tübingen
102. Roffenstein G (1926) Das Problem des psychologischen Verstehens. Püttmann, Stuttgart
103. Sauer H (1976) Karl Jaspers in Selbstzeugnissen und Bilddokumenten. Rowohlt, Reinbek
104. Schäfer ML (1979) Reflexion, Ideation, Einfühlung, Explanation. Grundelemente eines psychiatrischen Wissensmodells. Fortschr Neurol Psychiatr 47:144-157
105. Schäfer ML (1984) Verstellen. In: Battegay R, Glatzel J, Pöldinger W, Rauchfleisch R (Hrsg.) Handwörterbuch der Psychiatrie
106. Schäfer ML (1984) Prozeß. ln: Battegay R, Glatzel J, Pöldinger W, Rauchfleisch R (Hrsg.) Handwörterbuch der Psychiatrie
107. Schäfer ML (1984) Phänomenologische Methode. ln: Battegay R, Glatzel J, Pöldinger W, Rauchfleisch R (Hrsg.) Handwörterbuch der Psychiatrie
108. Scharfetter C (1981) Allgemeine Psychopathologie. Eine Einführung. 2. Aufl. Thieme, Stuttgart
109. Scharfetter C (1981) Die interaktionale Abhängigkeit der Psychopathologie in ihrer Bedeutung für Untersuchungsgespräch, Diagnostik und Therapie. Vortrag in der Psychiatrischen Klinik der Univ. Marburg am 5.2.1981
110. Schipperges H (1975) Psychiatrische Konzepte und Einrichtungen in ihrer geschichtlichen Entwicklung. ln: Kisker KP et al. (Hrsg.) Psychiatrie der Gegenwart. 2. Aufl., Bd. III, Springer, Berlin Heidelberg New York

111. Schleiffer R (1980) Zur Methodologie von Psychopathologie und Historik. Nervenarzt 51:17-21
112. Schmitt W (1979) Karl Jaspers und die Methodenfrage in der Psychiatrie. In: Janzarik W (Hrsg.) Psychiatrie als Grundlage der Wissenschaft, Enke, Stuttgart
113. Schmitt W (1980) Die Psychopathologie von Karl Jaspers in der modernen Psychiatrie. In: Peters UH (Hrsg.) Die Psychologie des 20. Jahrhunderts, Bd. X. Kindler, Zürich, S 46-62
114. Schmitt W (1980) Psychiatrische Wahrheit und psychiatrische Menschlichkeit – Bemerkungen zur Psychotherapie bei Karl Jaspers. Vortrag beim Kongreß der DGPN, Berlin
115. Schneider K (1922) Versuch über die Arten der Verständlichkeit. Z Gesamte Neurol Psychiat 75:323-327
116. Schneider K (1926) Die phänomenologische Richtung in der Psychiatrie. Philos Anzeiger 4:382-404
117. Schneider K (1938) 25 Jahre „Allgemeine Psychopathologie" von Karl Jaspers. Nervenarzt 11:28-283
118. Schneider K (1955) Klinische Psychopathologie. 4. Aufl. Thieme, Stuttgart
119. Schultz-Hencke H (1951) Zur Verteidigung der Psychoanalyse. Der Monat 3:438-440
120. Schütz A (1970/1972) Gesammelte Aufsätze, Bd. I-III. Nijhoff, Den Haag
121. Schütze F, Meinefeld W, Springer W, Weymann A (1973) Grundlagentheoretische Voraussetzungen methodisch kontrollierten Fremdverstehens. In: Arbeitsgruppe Bielefelder Soziologen (Hrsg.) Alltagswissen, Interaktion und gesellschaftliche Wirklichkeit. Rowohlt, Reinbek
122. Schweizer W (1924) Erklären und Verstehen in der Psychologie. Eine Kritik der Auffassung von Karl Jaspers. Haupt, Bern
123. Seelbach H (1932) Verstehende Psychologie und Individualpsychologie. Ein Vergleich der psychologischen Richtungen von Dilthey, Jaspers und Spranger mit der Individualpsychologie Alfred Adlers. Gräfenhainichen
124. Seidler E, Kindt H, Schau N (1978) Jaspers und Freud. Sudhoffs Archiv 62:36-63
125. Simmel G (1892) Die Probleme der Geschichtsphilosophie. Duncker und Humblot, Leipzig
126. Spoerri T (1957) Die historische Betrachtung als Methode für die Psychiatrie. Bibl Psychiatr Neurol 100:11-20

127. Spranger E (1925) Lebensformen. 5. Aufl. Niemeyer, Halle
128. Stierlin H (1952/53) Verstehen und wissenschaftliche Theorienbildung in der Psychoanalyse. Psyche 6:389-400
129. Stierlin H (1974) Karl Jaspers' Psychiatry in the light of his basic philosophical Position. J Behav Sci 10:213-226
130. Stierlin H (1981) Der Therapeut als Dialogspartner und Dialogsermöglicher. ln: Battegay R (Hrsg.) Herausforderung und Begegnung in der Psychiatrie. Huber, Bern Stuttgart Wien
131. Storch A (1965) Wege zur Welt und Existenz des Geisteskranken. ln: v Baeyer W, Bräutigam W (Hrsg.) Hippokrates, Stuttgart
132. Straus E (1963) Philosophische Grundfragen der Psychiatrie II. Psychiatrie und Philosophie, In: Gruhle HW et al. (Hrsg.) Psychiatrie der Gegenwart, Bd. 12, I. Aufl. Springer, Berlin Göttingen Heidelberg
133. Sullivan HS (1953) The interpersonal theory of psychiatry. Norton, New York
134. Tatossian A (1979) Phénoménologie des psychoses. Masson, Paris New York Barcelona Mailand
135. Tatossian A, Giudicelli S (1973) De la phénoménologie de Jaspers au „retour à Husserl". Confrontations Psychiatriques 11:127-161
136. Tellenbach H (1971) Hermeneutische Akte in der klinischen Psychiatrie. In: Hermeneutik als Weg heutiger Wissenschaft (Salzburger Studien zur Philosophie Bd. 9). Salzburg München, S 139-144)
137. Tellenbach H (1975) Die Begründung psychiatrischer Erfahrung und psychiatrischer Methoden in philosophischen Konzeptionen vom Wesen des Menschen. In: Gadamer HG, Vogler P (Hrsg.) Neue Anthropologie Bd. VI. Thieme. Stuttgart, S 138-181
138. Theunissen M, Greve W (Hrsg. u Einl.) Materialien zur Philosophie Soeren Kierkegaards. Einleitung: III. Kap. Zur Wirkungsgeschichte. 3b Existenzphilosophie. Suhrkamp, Frankfurt, S 62-75
139. Wach J (1926-1933) Das Verstehen. Grundzüge einer Geschichte der Hermeneutischen Theorie im 19. Jahrhundert. 3 Bände. Mohr, Tübingen
140. Waldenfelds B (1980) Verstehen und Verständigung. ln: Der Spielraum des Verhaltens, Suhrkamp. Frankfurt

141. Warsitz P (1984) Das zweifache Selbstmißverständnis der Psychoanalyse. Die Psychoanalysekritik von Karl Jaspers in vollständiger und immanenter Darstellung. Inaug Diss. Marburg
142. Weber M (1913) Über einige Kategorien der verstehenden Soziologie. Logos 4:253-294
143. Weber M (1922) Gesammelte Aufsätze zur Wissenschaftslehre. Tübingen
144. Weingarten E, Sack F. Schenkern J (Hrsg.) Ethnomethodologie. Beiträge zu einer Soziologie des Alltagsbandeins. Suhrkamp, Frankfurt
145. Wieder DL, Zimmerman DH (1976) Regeln im Erklärungsprozeß. Wissenschaftliche und ethnowissenschaftliche Soziologie. In: Weingarten E, Sack F, Scheinkein J (Hrsg.) Ethnomethodologie. Beiträge zu einer Soziologie des Alltagshandelns. Suhrkamp, Frankfurt
146. Wiesenhütter E (1979) Die Begegnung zwischen Philosophie und Tiefenpsychologie. Wissenschaftliche Buchgesellschaft, Darmstadt
147. Windelband W (1921) Präludien, 7. und 8. Aufl. Mohr, Tübingen
148. Winkler WTh (1981) Plädoyer für die Entwicklung einer dynamischen Psychopathologie. In: Battegay R (Hrsg.) Herausforderung und Begegnung in der Psychiatrie. Zu Ehren von G Benedetti. Huber, Bern Stuttgart Wien
149. Witter H (1963) Methodologische Probleme der Psychiatrie. Fortschr Neurol Psychiatr 31:491-521
150. Wyrsch J (1957) Über Geschichte der Psychiatrie. Bibl Psychiatr Neurol 100:21-41
151. Zeh W (1973) Die Psychiatrie und Methodenfrage. Studium Generale 24:440-461

Autonomie- und Heteronomie-Konzepte in ihrer Bedeutung für die psychiatrische Praxis

Die Aufgabenstellung „Psychopathologie und Praxis" legt es nahe, nach einem gemeinsamen Nenner - nach einem gemeinsamen Grund und Boden - von Theorie und Praxis zu fragen. Dies in der Erwartung, dass von dort aus wichtige Innovationsimpulse für die Psychopathologie wie auch für die therapeutische Praxis ausgehen könnten. Vielleicht ließe sich auf diese Weise am ehesten dem an die Adresse der Psychopathologie gerichteten Vorwurf mangelnder Praxisrelevanz begegnen wie auch dem Vorwurf, durch kühle Distanz und durch einseitige Konzentration der Aufmerksamkeit auf das „Pathologische" letztlich eine antitherapeutische Atmosphäre zu erzeugen.

Dieser gemeinsame Grund und Boden von Theorie und Praxis erschließt sich mit der Frage: Wie konstituiert sich Realität - für den Kranken und für uns? Wobei zu der Realität, die sich konstituiert, für den Arzt die des Kranken und für den Patienten die des Arztes hinzugehört.

Die traditionelle Vorstellung, dass die Theorie als „reine" Theorie (wie auch die empirische Forschung als „reine" Forschung) keinen inneren Bezug zur Praxis habe und somit „praxis-neutral" sei, darf als überholt gelten. Theoretische Auffassungen und die methodologisch unterbauten Vorgehensweisen der Empirie entstehen in der Regel nicht ohne Bezug zu einer bestimmten Praxis im Umgang mit psychisch Kranken und bleiben – keineswegs ganz „beliebig" anwendbar – zumeist ihrerseits nicht ohne bestimmte, in ihrem Wesen begründete Konsequenzen für die Praxis.

Es gibt grundsätzlich verschiedene Möglichkeiten, Begegnendes – in der Theorie und in der Praxis – zu konzeptionalisieren, d. h. aufzufassen und anzugehen. Unterschiedliche Erkenntnisinteressen wie auch unterschiedliche Praxisinteressen indizieren unterschiedliche Begegnungsstrukturen. Diese Interessen sind in erster Linie, a) Begegnendes beherrschbar zu machen (z. B. um Störungen beseitigen zu können) und b) Begegnendes als es selbst, d. h. als etwas Eigenständiges, relativ Autonomes[1] zu verstehen und zur Geltung zu bringen. Dies vor allem dann, wenn das Begegnende ein Begegnend*er* eine Person (sc. die des Kranken), ist. Während die Praxis – gemäß der aristotelischen Unterscheidung zwischen „poiesis" und „praxis"[2] – sich aufgespalten hat in einen verfügbar-machenden (herstellenden oder beseitigenden) und einen partnerschaftlichen (sozialen) Umgang mit dem jeweils Begegnenden, gewann auf dem Feld wissenschaftlicher Forschung der Anspruch, Begegnendes beherrschbar machen zu wollen, fast ganz allein die Oberhand. Dies so sehr, dass wissenschaftliche Forschung oft mit Konditionalanalyse (die diesem Ziel dient) gleichgesetzt wird. Erst in neuester Zeit ist die Einsicht im Wachsen begriffen, dass die (durch sie ermöglichte) immer weiter voranschreitende Technik den scheinbar in ihr und durch sie Herrschenden nur allzu leicht zum Beherrschten werden lässt. Ferner: dass – um dem vorzubeugen – nicht eine andere, umsichtigere In-Dienst-Stellung des „know how" allein genügt, sondern dass die Fehlentwicklung bereits mit der Einseitigkeit einer – die Frage nach dem „to know what" und nach dem Woheraus, Woraufhin und Worum-willen vernachlässigenden – ausschließlich auf Konditionalanalyse ausgerichteten Forschung beginnt – ja vielleicht schon mit jeglicher Hegemonie eines „method-centering" über das „problem-centering" in Science (38) –, dass es somit eines anderen Verhältnisses zwischen dem Erkennenden und dem Zu-Erkennenden (zwischen Erkenntnissubjekt und Erkenntnisobjekt) bedarf, wenn weitere Fehlentwicklungen vermieden werden sollen.

Unter dem Titel „Psychopathologie und psychiatrische Praxis" hat der Autor (9) vor drei Jahren eine Konzeption vorgelegt, die die Grundlage für die folgenden Ausführungen darstellt. Als Brücke bzw. gemeinsamer Nenner zwischen Psychopathologie und Praxis diente die Frage nach dem Sich-Konstituieren von Selbst und Welt – sowohl für den Patienten (inmitten seiner nächsten Bezugspersonen) wie auch im Hinblick auf die Arzt-Patient-Beziehung. Diese Ausführungen liefen auf eine Psychopathologie hinaus, die nicht beim deskriptiv Feststellbaren stehen bleibt, sondern konkrete Potentialität einbezieht. In diesem Zusammenhang wurde der Begriff der „Zumutbarkeit" wichtig. Das damals Erörterte wird hier nicht noch einmal wiederholt, sondern in den Grundzügen als bekannt vorausgesetzt. Es gilt, darauf aufbauend, an einer Psychopathologie weiterzuarbeiten, die praxisrelevant (7, 8, 48, 48a) werden kann. Aber vor dem Einstieg in die – hier in den Mittelpunkt gestellte – Frage nach der Heteronomie- bzw. Autonomie-Bezogenheit psychiatrischer Praxis und Theorie müssen wir uns doch noch einmal, um den inneren Zusammenhang zu sehen, die unterschiedlichen Beziehungen zwischen Psychopathologie als theoretischer Disziplin und der alltäglichen Praxis eines Psychiaters vor Augen führen. Folgendes Schema kann uns diese Beziehungen verdeutlichen:

Schema I:

1. Bedeutung der Psychopathologie für die Praxis

   A. Rahmenvorgabe: Was ist pathologisch verändert? – d. h. therapeutisch anzugehen? = Aufgabe der Allgemeinen Psychopathologie

   B. Kategoriale Einordnung der pathologischen Veränderungen im Detail = Aufgabe der Speziellen und Klinischen Psychopathologie

Psychopathologie ⇄ **Praxis**

2. Bedeutung der Praxis für die Psychopathologie

   A. Wirklichkeit erschließende + interpretierende Potenz der Praxis

   B. Hypothesen-generierende Funktion der Praxis

   C. Theorien relativierende + korrigierende Bedeutung der Praxis für die Psychopathologie

Die Bedeutung der Psychopathologie für die Praxis

Die Praxis ist in dieser Blickrichtung nichts anderes als ein Anwendungsfeld der Psychopathologie. Und umgekehrt: Die Psychopathologie bedeutet so für die Praxis nichts anderes als eine Absteckung ihres Aufgabenfeldes und dessen Durchdifferenzierung; kurz ihr wichtigstes *Orientierungs*instrument. Als Allgemeine Psychopathologie gibt sie den Rahmen vor für die psychiatrische Praxis. Als Spezielle und Klinische Psychopathologie liefert sie das Werkzeug – die konkreten Kategorien – für sie. Die Bestimmungen, die sich ihr entnehmen lassen, sind der Praxis vorgegeben. Sie umreißen, was als psychisch „krank" oder „gestört" gilt. Sie bleiben aber als

Zielvorgaben der Praxis in gewisser Hinsicht äußerlich. Psychopathologische Feststellungen der herkömmlichen Art eignen sich lediglich als Orientierungsmarken für den Beseitigungsauftrag, den der Psychiater (zugunsten des einzelnen, seiner Familie und der Gesellschaft) zu erfüllen hat; sie legen fest, was als beseitigenswert gilt. Darüber, wie dies zu geschehen hat, sagt die Psychopathologie zunächst nichts; frühestens dann, wenn sie vom Beschreiben, Ordnen, Klassifizieren zur Bedingungsanalyse übergeht, zur Analyse jener Bedingungen, unter denen psychopathologische Veränderungen auftreten, und jenen (oft daraus zu erschließenden), unter denen sie zum Verschwinden zu bringen sind.

Nach diesem – bislang referierten – Verständnis dient die Psychopathologie der Praxis, und zwar der Praxis als einem zweckrationalen, *„instrumentalen"*, nicht der Praxis als einem *zielsetzenden* Tun. Ihre Feststellungen eignen sich als Orientierungsmarken, nicht aber als die eigentlich bewegenden Prinzipien des Handelns; vorausgesetzt, dass wir unter Praxis nicht nur ein Erfassen von Merkmalen, ein Rubrizieren und Diagnostizieren verstehen, sondern den konkreten Umgang mit dem Patienten unter der Zielsetzung therapeutischer Ermöglichung neuer Lebensbewältigung – sei es durch Symptombeseitigung, sei es durch Erschließung zuvor nicht wahrgenommener Lebens- oder auch nur Kompensationsmöglichkeiten.

Die Bedeutung der Praxis für die Psychopathologie

Aber außer *diesem* Praxis-Verständnis gibt es noch ein anderes: „Praxis“ nicht als Anwendungs-, sondern als ein Erschließungsfeld für die Psychopathologie; für eine Psychopathologie, die in anderer Weise als oben gekennzeichnet, zu einer Grundlage therapeutischen Handelns werden kann (48, 48a), und zwar deshalb, weil sie nicht auf die distanzierte Beobachtung beschränkt bleibt, sondern den handelnden Umgang mit ihrem „Gegenstand“, dem psychisch Kranken, mit einbezieht. Die Psychopathologie bedarf dazu nicht nur „ontischer“ Kategorien (mit denen sich faktische Sachverhalte feststellen lassen), sondern auch „pathischer“ Kategorien (62), mit deren Hilfe sich der Spielraum der je realisierbaren Ermöglichung konkreten Existierens erschließen lässt. In diesen Rahmen gehört unter anderem eine „Psychopathologie der Zumutbarkeit“, wie sie der Autor (7, 9) in Umrissen entwickelt hat. Für sie gehört zur

*Wirk*lichkeit nicht nur das Faktische = fertig Vorliegende, Gewordene, sondern auch das im Werden Begriffene, d. h. reale Potentialität. Für sie bedeutet Praxis nicht allein *Anwendungs*feld, sondern ebenso sehr *Quelle* für psychopathologische Konzeptionen; und zwar aufgrund desjenigen, was dort als „welterschließende Potenz" der Praxis bezeichnet wurde. In dieser Blickrichtung ist die Praxis der Theorie nicht *nach*geordnet, sondern ihr *vor*geordnet. Vorgeordnet, weil sie dasjenige, worum es jeweils geht, immer schon mehr oder weniger vorwegerschlossen hat.

Ein solches Vorwegerschließen ist dadurch möglich, dass dem praktischen Umgang mit dem Begegnenden eine – vorgegenständliche – Umsicht innewohnt (30a), die eine antizipierende Orientierung impliziert. Diese Umsicht basiert nicht auf distanzierter Beobachtung, die eine Vergegenständlichung bereits voraussetzt und sich auf eine solche Vergegenständlichung des Faktischen (= *Gewordenen*) beschränkt, sondern auf partieller Partizipation. Wenn wir uns auf etwas handelnd *ein*lassen, nehmen wir an ihm bis zu einem gewissen Grade teil; – selbst dann, wenn dieses Sicheinlassen den Charakter der Auseinandersetzung (das „Auseinander" setzt ein vorheriges „Beieinander" voraus), des Streites, des Widerstandes, der Abwehr trägt, d. h. nicht nur *den* der Zuneigung, der Einfühlung oder Anverwandlung.

Diese Akte partieller vorbewusster Identifizierung mit dem Begegnenden – äußerlich in etwa ablesbar an einem kaum merklichen Mitvollzug der Bewegungen des Gegenüber – werden in der Regel selbst nicht gegenständlich wahrgenommen, bilden aber nichtsdestoweniger eine Grundlage für jegliches *Vor*verständnis des Begegnenden und für die darauf sich aufbauenden Konzeptionalisierungen.

Die Praxis hat, so gesehen, gegenüber der distanzierten Beobachtung und den sich aus ihr ableitenden theoretischen Überlegungen einen gewissen Vorsprung. Dies in dem ganz wörtlichen Sinn, dass sie jeglicher Vergegenständlichung „vor-springt". Sprachlich kommt das in so umwegigen Redewendungen wie „sich *auf* etwas verstehen, statt „etwas verstehen" zum Ausdruck; oder: „seine Erfahrungen *mit* etwas machen", statt „etwas erfahren". Dieser Vorsprung der Praxis hat etwas mit der ihr eigenen Form der Zukunftsbezogenheit zu tun. Janzarik (32) unterschied im Dienst einer differenzierteren Psychopathologie der Zeitbezogenheit menschlichen Lebens und Erlebens in Bezug auf das einzelne Individuum

„Protensivitat“ von „Prospektivität“. Auch v. Weizsäckers Begriff der „Prolepsis“ (61) gehört hierher. Die gleiche Begrifflichkeit kann man für den Unterschied zwischen Praxis und Theorie heranziehen.

Den genannten „Vor-sprung“ der Praxis theoretisch einzuholen und ihn dabei kritisch gegen ihre – ebenfalls vorhandene – Vorurteilshaftigkeit (34) abzugrenzen, ist Sache der phänomenologischen Hermeneutik. Sie hat unter anderem die Aufgabe, den originären Bezug zum Begegnenden jenseits bzw. *vor* jeglicher Unterscheidung zwischen theoretischem und praktischem Weltverhältnis freizulegen.

Autonomie- und Heteronomie-Bezogenheit in der Praxis und in der Theorie

Die These, die von der Frage nach der Praxisbezogenheit der Psychopathologie zu jener nach dem Verhältnis zwischen Autonomie- und Heteronomie-Ansätzen in unserem Fach führt, erläutert das Schema II.

Praxis qua „instrumentales Handeln“ begünstigt die Auffassung von jeglichem, was begegnet, als *heteronom*, d. h. als fremdbestimmt; fremdbestimmt von äußeren Variablen („Einflüssen“) oder vor – ebenfalls der Selbstverfügbarkeit entzogenen – inneren Determinanten (z. B. diversen Mechanismen). Praxis qua „kommunikatives Handeln“ (29, 30) begünstigt dagegen die Auffassung von Begegnendem als etwas relativ Autonomem.

Heteronomie-Ansätze gehen notwendig mit der Neigung einher, Begegnendes *unter*zuinterpretieren. Das, was prima vista eigenes Gepräge zu tragen scheint, wird auf verdeckte Mechanismen oder Fremdeinflüsse abgeklopft und am Ende auch zurückgeführt. Autonomie wird – zumindest arbeitshypothetisch – in Zweifel gezogen oder sogar zum trügerischen Schein erklärt. Jegliche Autonomie-Unterstellung gerät in Misskredit. Sie ist damit aber noch keineswegs gänzlich aus der Welt geschafft. Im Gegenteil: Sie ist zwar aus dem wissenschaftlich thematisierten Feld verbannt, um sich an einer anderen Stelle – thematisch nicht bewusst – nur umso stärker zu behaupten: nämlich in der vorbewussten Einstellung des wissenschafttreibenden Subjekts zu sich selbst. Dieses braucht – z. B. als Experimentator – den Gegenstand als bedingten, unselbständigen, von bestimmbaren Faktoren abhängigen, um ihn zunächst erkenntnismäßig, sodann womöglich auch technisch „in den Griff“

zu bekommen. Die objektivierende, operationalisierende Vernunft zitiert die Natur vor ihren Richterstuhl. In ihr kondensiert sich die aus dem thematischen Feld verbannte Autonomie-Hypothese.

Schema II

PRAXIS qua beherrschbar machendes („instrumentales") *Handeln*		PRAXIS qua partnerschaftliches („kommunikatives") *Handeln*
Heteronomie- Orientierung	bedient sich bevorzugt des	*Autonomie-* Orientierung
Erklärens	begünstigt methodolo- gisch eine *Tendenz* zur	*Verstehens*
*Unter*interpretation	ontologisch zum	*Über*interpretation
Reduktionismus auf eine je niedrigere ontolog. Ebene		Hinaufprojizieren auf eine je höhere ontolog. Ebene

Der technologisch denkende Mensch versteht sich selbst als verfügbar machendes Subjekt, den Gegenstand infolgedessen primär als einen fremdbestimmten. Denn als fremdbestimmter imponiert er als fremdbestimm*bar*. Ist der Gegenstand erst einmal als fremdbestimmt bzw. fremdbestimmbar erkannt, dann ist es nur noch ein Schritt, an die Stelle fremder Determinanten solche eigener Wahl zu setzen, die den eigenen (z. B. therapeutischen) Zwecken dienen. An die Stelle einer fremden, wird somit die eigene Autonomie gesetzt. Das Verfügbar- bzw. Beherrschbarmachen-Wollen braucht seinen Gegenstand als heteronomen, nicht als autonomen. Der objektivierende, durchschaubar und beherrschbar machen wollende Forscher – und so auch der auf Beseitigung von Störungen ausgerichtete Psychiater – lebt von der Heteronomisierung seines Gegenstandes. Er wird ihn daher hinsichtlich seiner möglichen Eigenständigkeit und Eigenart eher *unter-* als *über*interpretieren.

Und umgekehrt: Dort, wo nicht Beherrschbarmachen, sondern Erkennen im Sinne von partnerschaftlich orientiertem An-Erkennen das Ziel ist, wird dem Begegnenden eher zu viel als zu wenig Autonomie unterstellt. Man wird dann eher zu einer *Über*interpretation als zu einer *Unter*interpretation des Begegnenden neigen und dessen Fremdbestimmbarkeit eher unter- als überbelichten. Dieser Ansatz kann dem Begegnenden u. U. (statt zu wenig) zu viel Autonomie zusprechen, d. h. mehr als ihm zusteht. Er kann nicht nur gewahrend, hin-hörend, sondern evtl. auch hörig machen. So wie der zuerst genannte Ansatz die Welt entsubstantialisiert und entpersonalisiert, so geschieht durch den zuletzt genannten das Gegenteil.

Analog der Gegenüberstellung von beherrschbar-machender und partnerschaftlicher Praxis gibt es demnach auch im Bereich wissenschaftlicher Forschung konträre Ansätze. Dem entspricht cum grano salis in der Psychopathologie die traditionelle Gegenüberstellung von (vorwiegend heteronomiebezogenem) „Erklären“ und (vorwiegend autonomiebezogenem) „Verstehen“.

Autonomie- und Heteronomie-Zuschreibungen finden wir also auf ganz verschiedenen Ebenen:

1. Als vorbewusste, in die Alltagspraxis involvierte (und aus ihr erwachsene) Autonomie- bzw. Heteronomie-Zuschreibungen.

2. Als bewusste, z. T. sogar juristisch vorgegebene Leitlinien des Handelns; i. S. einer
   - Autonomie(fähigkeit) unterstellenden Ethik und Rechtsprechung; und einer
   - Autonomie*un*fähigkeit unterstellenden, um jeden Preis Hilfeleistung fordernden Ethik und Rechtsprechung (auch um den Preis einer vorübergehenden Heteronomisierung; sprich: Entmündigung des Patienten).

   Diesbezüglich ist auf die ausgezeichnete, wenn auch vereinfachte Gegenüberstellung hinzuweisen, die Rössler (46) beim DGPN-Kongress 1984 in Tübingen vornahm: die Gegenüberstellung von Selbstbestimmungs-Ethik, die die Autonomie des Menschen über alles setzt, und einer ärztlich-hippokratischen Ethik, die den Menschen als hilfsbedürftige Kreatur im kranken Zustand als ein eher unmündiges Wesen zu akzeptieren nahelegt.
3. In den die Gegenständlichkeit des „Gegenstandes" entwerfenden und im Vorhinein festlegenden wissenschaftlichen Kategorialisierungen, Forschungsansätzen und -strategien.

Auf allen drei Ebenen – jener der vorprädikativen, der prädikativen (bzw. prädizierten) und der wissenschaftlich konzipierenden Praxis – haben wir es mit den zwei grundsätzlichen Ausrichtungen zu tun, die menschlichen Umgang mit Begegnendem überhaupt charakterisieren:
a) mit derjenigen, die nur die Alternative des Beherrschbarmachens oder Beherrschtwerdens kennt, d. h. mit der des instrumentalen Handelns (29, 30);
b) mit derjenigen der partnerschaftlichen Kommunikation, bzw. eines die Autonomie des Gegenüber (und somit dessen Freiheit) einräumenden, ein Verhältnis der Partizipation pflegenden „kommunikativen" Handelns (29).
Wenn Psychopathologie (als theoretische Disziplin) und psychiatrische Praxis in einen engeren Konnex zueinander treten sollen (9, 48), als dies in der Vergangenheit der Fall war, dann ist es notwendig, auch wissenschaftliche Konzeptionalisierungen und Theorienbildungen als ein *Handeln* – als etwas, was dem Begegnenden „angetan" wird – zu begreifen; kurz: *Theorie* als eine Form der Praxis, und *Praxis als* eine sich ins Werk, sich in Realität umsetzende *Theorie*.

Also auch das Umgekehrte ist notwendig: In der alltäglichen Praxis sind die ihr immanenten, unexplizierten Konzeptionalisierungen freizulegen – immer in Verbindung mit einem sehr sorgfältigen Offenhalten der Frage, inwieweit diese Konzeptionalisierungen subjektiven Vorurteilen, intersubjektiven Auffassungsklischees (bzw. -routinen) entsprechen oder aber einer *vor*-gegenständlichen, aus dem handelnden Umgang erwachsenden Empathie.

Im Hinblick auf beide Aufgaben bietet die – an der Frage der „Konstitution von etwas *als* etwas für uns" orientierte – phänomenologische Forschung wichtiges Rüstzeug: Für die an erster Stelle genannte Aufgabe ist auf die phänomenologische Hermeneutik und auf die dieser verpflichteten Grundlagenklärungen, wie sie Habermas (29, 30) vorgenommen hat, zu verweisen. Für die an zweiter Stelle genannte Aufgabe hat die Ethnomethodologie (59a) hinreichend konkrete Forschungsstrategien entwickelt. Entscheidend für beide Richtungen ist, dass die früher als „transzendental" apostrophierten kategorialen Rahmensetzungen, *in* die empirische Forschung mit einbezogen werden.

Autonomie/Heteronomie beschreibbar oder nur zuschreibbar?

Viktor v. Weizsäcker (62, S. 254) hat einmal geäußert, „daß man einen Menschen nicht richtig beschreiben kann, wenn man ihn nicht als freien Menschen beschreibt. Auch in seiner Krankheit. . ."2a. Er glaubte damit, einen – sowohl für die Lebensgeschichte als auch für die Krankengeschichte maßgeblichen – „Grundbegriff der Geschichtsauffassung" formuliert zu haben. Dem steht die Auffassung entgegen, Freiheit sei etwas „Metaphysisches", zumindest empirisch nicht Fassbares. „Etwas, was frei ist, erkennen zu wollen, ist eine unlogische Forderung" (Sachsse 1967). Für viele hat sich das Freiheitsproblem bzw. Autonomie- Problem in der Psychopathologie damit erledigt. Nicht nur in der Forensischen Psychiatrie (zumindest bei den „Agnostikern") gilt das Freiheitsproblem als obsolet. Philosophen wie Pothast (43), die „die Unzulänglichkeit der Freiheitsbeweise"[3] für erwiesen erachten, kommen dem entgegen. Freilich gibt es nach wie vor Verteidiger der „Willensfreiheit" (17, 23, 24, 31, 39, 57) und damit auch einer relativen Autonomie des Menschen. Sie geben denen Rückendeckung, die innerhalb der Psychiatrie die

Frage nach Autonomie und Freiheit (bzw. Freiheitsgraden des Sichverhaltenkönnens) offenhalten möchten (3, 7, 12, 13, 14, 15, 20). Diejenigen, die dies nicht nur in der unreflektierten Praxis ihres Umgangs mit dem Patienten tun, sondern auch innerhalb der wissenschaftlichen Diskussion, sind eher selten. Uns scheint wichtig, dass man sich im Sinne der oben angeführten Zitate nicht sogleich an ein Erkennen heranwagen sollte, wohl aber an ein „Beschreiben". – Inwieweit ist dieses Beschreiben aber stets ein „*Zu*schreiben"?

Seit Jahrhunderten widmet sich wissenschaftliches Vorgehen dem Aufdecken von Determinanten oder – vorsichtiger – von Bedingungen, unter denen etwas auftritt. Auch für Kant (vgl. 44) war Wissenschaft (wobei er vor allem die Naturwissenschaften im Auge hatte) primär Heteronomie-Wissenschaft. So etwas wie „Autonomie" oder „Freiheit" galt auf diesem Felde als a priori ausgeschlossen und schien mit Wissenschaftlichkeit unvereinbar. Allein die transzendentale Wendung eröffnete den Blick auf eine mögliche Autonomie des Menschen, des Menschen als „Noumenon", nicht als empirisches Faktum. Dies setzte voraus, dass auch die – Heteronomie des Begegnenden unterstellende – Kategorialisierung der Naturwissenschaften zu einem hinterfragbaren transzendentalen Akt wurde, wodurch sie ihren Absolutheitsanspruch verlor. Heteronomie und Autonomie wurden damit zum Ergebnis einer transzendentalen Zuschreibung, wie wir heute sagen würden, erklärt. Allerdings mit einem wesentlichen Unterschied: Während die Heteronomie-Zuschreibung zur apriorischen Grundlage der empirischen Forschung wurde, bekam die Autonomie-Zuschreibung einen der Empirie entrückten apriorischen (und damit pauschalen) Charakter. Sie wurde zu einem Postulat weniger der „theoretischen Vernunft" als vielmehr der „praktischen Vernunft".

Damit war die Problematik der *Zuschreibung* (bzw. Attribuierung), wie wir es heute nennen, aufgeworfen; freilich noch nicht als ein empirisch verfolgbares und auf seine Berechtigung hin zu überprüfendes Geschehen, sondern als eine allem Hier und Jetzt enthobene apriorische Setzung. Dies lässt an Konzeptionen der Gegenwart denken, die so etwas wie „Autonomie" oder „Freiheit" nicht als etwas real Gegebenes (als „Wirklichkeit I. Ordnung") gelten lassen, sondern nur als ein intentionales Korrelat von Zuschreibungsprozessen (d. h. als „Wirklichkeit II. Ordnung").

Wenn man dieser Auffassung folgt (vgl. Watzlawick, 59), dann muss man allerdings zugestehen, dass es sich dabei nicht um ein nur gelegentlich unterlaufendes Vorurteil handelt, sondern um die Wirklichkeit, in der wir ständig leben und handeln.

Mit diesem erweiterten Begriff von „Zuschreibung“ ergeht es einem wie jenem berühmten Marquis, der auf dem Totenbett zu seinem größten Erstaunen feststellte, dass er sein ganzes Leben lang „Prosa“ gesprochen hatte. Dem ähnlich konstatieren wir mit Erstaunen, wenn wir dergleichen wie „Autonomie“ oder „Willensfreiheit“ lediglich Zuschreibungs-Charakter zuerkennen („zuschreiben“)[4], dass wir uns bisher ständig in einer Welt von Zuschreibungen – in einer „Zuschreibungs-Realität“ – bewegt haben. Denn was ist uns selbstverständlicher, als dass wir dem uns begegnenden Menschen relative Autonomie, Freiheit des Tuns oder Lassens und damit Verantwortung zuerkennen.

Dem entspricht auch der Therapeut im psychiatrischen Alltag. Wenngleich viele Psychiater als wissenschaftlich argumentierende Psychopathologen „Autonomie“ und „Freiheit" als metaphysische Spekulationen oder zumindest als etwas empirisch nicht Auszumachendes ansehen, so weiß doch jeder von ihnen, reflektiert er nur ein wenig auf das, was er tut, dass in der alltäglichen Praxis jeder Umgang mit einem Patienten durchwirkt ist, nicht nur von Heteronomie-, sondern auch von Autonomie-Zuschreibungen. Dies ist kaum anders bei demjenigen, der theoretisch das Vorhandensein von so etwas wie Willensfreiheit strikt ablehnt. Weinschenk (60) hat auf dem Hintergrund einer solchen Position „Autonomie“, „Willensfreiheit“ und insbesondere „Verantwortungsbewusstsein“ als lediglich nützliche, arterhaltende „Fiktionen“ bezeichnet.

Es ist eine Tatsache, dass wir den Eindruck von „Autonomie“ bei einem begegnenden Menschen im Alltag nicht als „Zuschreibung“ unsererseits erleben, sondern der Erfahrung zu entnehmen glauben. Dies tun, wie gesagt, auch jene, die ein objektives Vorhandensein von so etwas wie „Autonomie“ oder „Freiheit“ leugnen. Worauf beruht das? Darauf, dass diese Zuschreibungen offensichtlich doch nicht ganz so willkürlich und erfahrungsunabhängig und pauschal erfolgen, wie das der Fall sein müsste, wenn ausschließlich subjektiv oder intersubjektiv konstituierte Vorurteile am Werk wären. Offenkundig folgt die jeweilige Zuschreibung („Unterstellung") von Heteronomie oder relativer Autonomie keineswegs allein subjektiven bzw. intersubjektiven Vorurteilen. Sie reagiert nicht zuletzt auf das, was sich vom Begegnenden her zuspricht. Es gibt durchaus eine Sensibilität dafür, wie das Begegnende aufgefasst sein will. Haben sich doch auch die beiden (Heteronomiebezogenheit und Autonomiebezogenheit entsprechenden) Formen der Praxis: zweckrational beherrschbarmachendes („instrumentales") und partnerschaftliches („kommunikatives") Handeln – nicht im luftleeren Raum vor aller Konfrontation mit Begegnendem herangebildet, sondern in Resonanz auf das, was das Individuum selber von früh auf an Zuwendungen, Widerfahrnissen, Erleidnissen, Prägungen an sich selbst erfahren hat.

Das kleine Kind „lernt", dass nicht die Ecke eines Tisches es stößt und deshalb „böse" ist, sondern dass es selbst es ist, das sich an einem unbelebten, neutralen Gegenstand stößt. Andererseits muss ein Despot (freiwillig oder gezwungenermaßen) lernen, dass seine Untertanen nicht instrumental zu benutzende Figuren sind, sondern einen ihnen innewohnenden Anspruch auf eine relative Autonomie[5] haben. – Der angehende Psychiater muss lernen, dass in einem „Zwangsweinen" nicht die Persönlichkeit des Kranken in ihrer Autonomie zum Ausdruck kommt, sondern ein pathophysiologischer Ablauf. Und umgekehrt hat es der Mediziner lernen müssen, dass eine konversionsneurotische Parese kein heteronomes, organisch determiniertes Geschehen ist, sondern eine relativ „autonome"[6] Inszenierung, die einer Handlung näher sieht als einem Naturgeschehen.

Auf die schwierigen entwicklungspsychologischen wie auch erkenntnistheoretischen Probleme des vorwissenschaftlichen „Erlernens" – wann einem Begegnenden Heteronomie, wann relative Autonomie zuzuerkennen, ist – soll hier nicht eingegangen werden. Dass es überhaupt einen solchen Lernprozess gibt, ist evident. Es gibt ihn auch in der wissenschaftlichen Entwicklung. Innerhalb der Medizin begegnen wir ihm überall da, wo es um die Alternative „somatopsychisch" oder „psychosomatisch" geht.

In der Psychiatrie beschäftigt uns vor allem die Frage, ob eine bestimmte Auffälligkeit als Ausfallserscheinung (primär störungsbedingt) aufzufassen ist oder als Ausdruck einer – am Ende gar personalen – Abwehr*leistung* oder als eine Verschränkung von beidem. Aus der Psychopathologie kann man in diesem Zusammenhang als Beispiel auf die unterschiedlichen Interpretationen der schizophrenen *Konkretismen* verweisen:

Schon für den unvoreingenommenen ersten Eindruck – also vor aller Theorienbildung – erzeugt die Neigung Schizophrener zu konkretistischen Ausdrucksformen einen zwiespältigen Eindruck. Einerseits spürt man die Not des Nicht-anders-Könnens, was die Annahme nahelegt, dass wir es hier mit einer Defizienz-Symptomatik im Sinne heteronomer Determiniertheit zu tun haben. Andererseits spricht der freiere, mitunter sogar originelle und kreative Umgang mit der Sprache – unter Heranziehung von gewöhnlich der Aufmerksamkeit entzogenen Konnotationen und Assoziationen – für eine gewisse Steigerung der Autonomie im Ausdrucksvermögen.

Bekanntlich ist es nicht immer leicht, schizophrenen Sprachproduktionen von skurrilen Sprachspielen, wie wir sie in der neueren Lyrik finden, abzugrenzen: Abgrenzungsprobleme, die es auch innerhalb der späten Dichtung Hölderlins gibt. Es ist fraglich, ob es in jedem Fall genügt, ausschließlich objektive Kriterien wie Kontextbezogenheit, Intersubjektivitätsbezogenheit usw. heranzuziehen. Die Formmerkmale für sich allein erlauben nicht immer eine klare differentialdiagnostische Unterscheidung. Man wird kaum umhin können, auch die subjektive Seite, d. h. das Verhältnis zwischen Autonomie und Heteronomie, zwischen Freiheitsgraden bzw. Unfreiheitsgraden (12) in der Herstellung solcher Texte zu berücksichtigen. Inwiefern handelt es sich um ein Nicht-Anders-Können aufgrund von basalen Ausfällen (Basissymptomen i. S. von Süllwold, Huber et al.), also um Notlösungen? Inwieweit liegt ein (vor)bewusst-absichtliches So-und-nicht-anders-Wollen vor? Beides kann man auch ineinander verschränkt annehmen, wenn man an einen durch die Not (d. h. durch bestimmte Ausfallserscheinungen) stimulierten kreativen Umgang mit der Sprache, an eine der Not gehorchende Kreation neuer Versprachlichungsmöglichkeiten denkt (11).

Dennoch bleibt die Frage: Wie weit reicht der „Ausfall“ – inwieweit handelt es sich um ein „Anders-Sein" (10) mit abartiger Kreativität? Was ist lediglich Verbrämung eines Nicht-Könnens – was hintergründige „Abwehrstrategie“, der eine besondere Form (vorbewusster) Spontaneität zugrunde liegt? Letzteres würde ein bestimmtes Maß an Autonomie, an Freiheitsgraden im Umgang mit einer spezifischen Aporie implizieren. Dabei könnte man vorerst offenhalten, inwieweit diese Aporie durch ein eigenes basales Unvermögen des Patienten (z. B. Verlust der natürlichen Selbstverständlichkeit (6a), „Zusammenbrechen der Gewohnheitshierarchien“ (55)) oder Double-bind-Konstellationen bedingt ist.

Janzarik (1983) führt die Neigung Schizophrener zu Konkretismen auf eine „dynamische Insuffizienz" zurück: „Der zielgerichtete Umgang mit allem Mittelbaren" erfordere eine größere Spannkraft „als ein Verharren beim situativ unmittelbar Gegebenen und den daraus abgeleiteten, anschaulichen Repräsentationen". Zwar könnten „auch dem denkgestörten Schizophrenen . . . metaphorische und abstrakte Gehalte zugänglich bleiben"; er versage aber, wenn es darum gehe, „die Intention auf der metaphorischen Ebene durchzuhalten".

Demgegenüber interpretierte Arieti (2), ähnlich wie die Palo-Alto-Gruppe, das konkretistische Wörtlichnehmen – genauer: den Kurzschluss zwischen übertragenem und wörtlichem Verstehen – als ein (mitunter ausgesprochen kreatives) Taktieren, als ein Coping-Verhalten, das in besonderem Maße durch Double-bind-Situationen nahegelegt werde; d. h. als eine Abwehrstrategie, wie sie – auf einem anderen strukturellen Niveau – auch bei Gesunden beobachtet werden könne. Was heißt: „auf einem anderen strukturellen Niveau"? – Ich meine: Die Freiheitsgrade im Sichverhaltenkönnen (hier: im Sichausdrückenkönnen) sind andere. Das Verhalten des Gesunden hat eine andere „Autonomie"-Struktur. Arieti (2) führt das Beispiel eines Mannes an, der während der Arbeitszeit zu Hause angetroffen wird und auf die ihn peinlich berührende Frage, wie er denn hierher gekommen sei, erwidert: „mit dem Auto". Dieser Konkretismus ist in seiner Ausweichstrategie durchsichtig (man könnte von Entgegnung statt Begegnung sprechen). Auch wenn es sich nicht um eine bewusste Taktik, sondern um ein vorbewusstes Ausweichmanöver handelt, gewahren wir hier doch einen ganz anderen Grad von Autonomie im Bewältigen einer Situation als bei den schizophrenen Konkretismen (11, 30b).

Die Hetero-/Autonomie-Problematik stellt sich aber in der Psychopathologie nicht nur hinsichtlich der Genese einzelner Symptome. Sie kann auch das Ganze einer – zunächst nur fraglich krankhaften – Veränderung betreffen. Eine relativ autonome Vorwegnahme heteronomen Geschehens, bzw. die Rückverwandlung von heteronomen Vorgängen in quasi autonome, finden wir gar nicht so selten.

Beispiele haben wir vor uns, wo ein psychotisch Gefährdeter (z. B. Borderline-Patient) seine angehende Psychose willkürlich zu spielen versucht. Aus der Literatur wäre an Shakespeares „Hamlet" zu denken. Seit vielen Jahren (Blankenburg 6, 6a) haben mich immer wieder solche Patienten interessiert, die vorübergehend noch in der Lage sind, ihre Erkrankung, solange sie noch nicht eine überwältigende Determinationskraft erlangt hat, spielerisch zur Darstellung zu bringen. Indem sie sich damit ein bestimmtes elementares Bedürfnis – mag man dieses nun psychodynamisch oder neurobiologisch determiniert sehen – auf diese Weise erfüllen, entlasten sie durch eine solche Vorwegnahme ein Stück weit sich selbst. Sie bewahren sich vorübergehend einen Rest von Autonomie. In dem Bemühen, z. B. einen „Schizophreniker" „nur zu spielen“, wie ich das vor Jahren an dem Fall eines 17jährigen Jugendlichen beschrieben habe (6), kann man den Versuch sehen, ein unwillkürliches, prozesshaftes Geschehen in eine willkürliche Veranstaltung zu retransformieren. Abely (1) bezeichnete – freilich mit anderem Hintergrund – hebephrenes Verhalten dieser Art als „dernier bastion de la liberte integrale“. Die Psychose wird dann, gleichsam nach Hamlet-Manier, in bizarr-übertriebener Weise „gespielt", um damit – nicht zuletzt auch sich selbst – die verbliebene Autonomie (die verbliebenen Freiheitsgrade) zu demonstrieren. Handelt es sich dabei lediglich um eine Selbsttäuschung des Kranken? Oder kann man darüber hinaus von einem – freilich schon von Anbeginn an zum Scheitern verurteilten – Selbstheilungsversuch sprechen? Das wäre zu klären.

Immerhin sind, von solchen Beobachtungen ausgehend, therapeutische Versuche gerechtfertigt. Es liegt nahe, die Wirkung paradoxer Interventionen (z. B. in der Gestalt einer „Symptomverschreibung'") von da her zu interpretieren. Wenn man einen Patienten seine Psychose willkürlich spielen lässt, ihm Symptome „verschreibt“, dann hat das nicht nur den Sinn, dass dadurch einem elementaren – psychobiologischen oder psychodynamischen – „Bedürfnis“ Rechnung getragen wird, sondern zugleich, dass die andernfalls unwillkürlich hereinbrechende Veränderung zum Gegenstand willkürlicher Intentionen wird. Dies würde bedeuten, dass der Patient dadurch, wenngleich in noch so geringem Ausmaß, vorübergehend ein wenig Autonomie-Raum zurückgewinnt.

Auf diese Weise lassen sich vielleicht die mitunter verblüffenden Erfolge einer „Symptomverschreibung“ erklären, oder auch der Anordnung, dasjenige willkürlich herbeizuführen, wovor der Betreffende (z. B. ein Zwangskranker) am meisten Angst hat.

Relativ „autonome", quasi simulatorische, „psychogene" Vorwegnahmen einer späterhin eindeutig heteronom determinierten Symptomentwicklung gibt es auch auf anderem Feld: z. B. dem der organisch bedingten Psychosyndrome. Seit über fünf Jahren verfolge ich das Schicksal einer an Chorea Huntington erkrankten Lehrerin. Als ich sie vor fünf Jahren erstmals stationär behandelte, lag diese Diagnose aufgrund einer einschlägigen hereditären Belastung zwar nahe; eine pathognomonische Symptomatik bestand jedoch noch nicht. Die Patientin war – im Zusammenhang mit einschneidenden Lebensveränderungen – mit einer anfangs über weite Strecken eher konversionsneurotisch anmutenden Symptomatik dekompensiert. Sie entwickelte anankastisch-phobische Eigentümlichkeiten in Verbindung mit oberflächlich besehen als „psychogen" imponierenden Bewegungs- und Sprachstörungen. Im Mittelpunkt stand die Befürchtung, wie ihre Mutter unheilbar hirnorganisch erkrankt zu sein. In einer sehr demonstrativ anmutenden Weise nahm sie – vor allem angesichts von Ärzten und Pflegepersonal – simulatorisch oder auch nur aggravierend vorweg, was sie als zum Krankheitsbild einer Chorea Huntington dazu gehörig erachtete. Wenn sie sich unbeobachtet glaubte, konnte sie diese Symptomatik in der ersten Zeit noch ohne weiteres „ablegen". Im Verlauf der letzten Jahre verdrängte dann die zunehmende „echte" hirnorganische Symptomatik die psychogene Antizipation derselben. Trotz einer, objektiv betrachtet, weit stärkeren Beeinträchtigung war die Patientin nunmehr streckenweise leichter zu führen. Ihre krampfhaften Versuche, heteronomes Geschehen im Bereich autonomer Verfügbarkeit vorwegzunehmen, bzw. in ihn zurückzunehmen, gingen im Zuge der Progredienz des organischen Geschehens später unter.

Die Verschränkungen von heteronomer und noch relativ autonomer Determination sind bei beginnenden extrapyramidalen Störungen besonders eindrucksvoll. Man braucht dabei nicht nur an den Beginn des seltenen Gilles-de-la-Tourette-Syndroms zu denken. Auch die in der Psychiatrie unter Neuroleptika-Medikation zu beobachtenden Frühdyskinesien (exzitomotorischen Syndrome) bieten ein interessantes Beobachtungsfeld in Bezug auf Heteronomie/Autonomie-Verschränkungen (z. B. in Form psychogener Ausgestaltung) oder der Fähigkeit zu gekonnter (weil organisch gebahnter) Imitation mit dem Ziel, die begehrte, Euphorie erzeugende Akineton-Medikation verordnet zu bekommen.

Eine Hereinnahme heteronomer Verhaltensabläufe in einen Rest verbliebener autonomer Selbstverfügbarkeit kann man auch beim Alkoholiker oder in den Anfangsstadien andersartiger toxischer Bewusstseinsveränderungen (z. B. bei Drogeneinnahme) beobachten:

Eine gewisse willkürliche Übertreibung der sich anbahnenden psychopathologischen Veränderungen gibt dem Betroffenen offenbar das Gefühl, seine „Autonomie" noch nicht gänzlich verloren zu haben. Von daher lässt sich vielleicht auch der „Galgenhumor" des Alkoholikers interpretieren, ebenso wie manche, gelegentlich ins Spielerische gehende Verhaltensauffälligkeiten im beginnenden Delir.

Ein anderes Beispiel relativ autonomer Vorwegnahme der Symptomatik eines heteronomen Geschehens ist das folgende: Ein bedeutender Nachwuchsneurologe sagte beiläufig zu seiner Sekretärin, er müsse wohl einen Hirntumor haben. Mit einer lässigen Handbewegung deutete er Sitz und ungefähre Größe des Tumors an. Der ihn daraufhin untersuchende neurologische Oberarzt fand eine ihm zunächst als eindeutig psychogen imponierende Halbseitensymptomatik. Auffällig war für ihn nur, dass diese recht grobe Form einer psychogenen Störung zu der überaus gradlinigen und selbstkritischen Persönlichkeit des Untersuchten in keiner Weise zu passen schien. Kurze Zeit darauf war an der Diagnose eines Hirntumors – und zwar in der von dem Kollegen angedeuteten Region – kein Zweifel mehr möglich. Die Symptomatik des organischen Prozesses war gleichsam in die virtuell antizipierte Symptomatologie hineingewachsen. Ich sehe in dem anfänglichen Befund nicht nur den Niederschlag einer sich verdichtenden Vorerwartung (bei gleichsam „in Fleisch und Blut übergegangener" neurologischer Kompetenz), sondern auch eine Weise, wie sich anbahnendes heteronomes Schicksal für eine kleine Weile autonom antizipiert zu werden vermag.

Bei den zuletzt genannten Beispielen kann von einer realen Transformation heteronomer Prozesse in autonome Abläufe natürlich nicht die Rede sein. Ein faktischer Einfluss auf die Prozesshaftigkeit des Geschehens ist kaum denkbar. Im Bereich funktioneller Erkrankungen ist dagegen eine solche Einwirkung durchaus diskutabel: Wenn ein Erythrophober trainiert, seine Schamröte in den verschiedensten Situationen aktiv herbeizuführen, verliert sich diese Symptomatik bekanntlich sehr rasch. Auch in anderen Bereichen hat es sich bewährt, unerwünschte Verhaltensweisen nicht durch Supprimation beseitigen zu wollen, was in der Regel nur schwer gelingt, sondern durch freies, willkürliches Hervorbringen (Selbstimitation) ihnen ihre heteronome Dynamik zu nehmen. Unwillkürliche (heteronome) Determination löst sich durch solche neuen, ungewohnten Wege der Willkür in autonomer Determination auf.

Wie ausbaufähig derartige Strategien sind, auf wie viele Bereiche sie sich anwenden lassen, ist vorerst noch nicht abzusehen. Doch kann man daraus entnehmen, dass ein genaueres Bedenken der Heteronomie/Autonomie-Relation im menschlichen Verhalten keineswegs nur theoretische Bedeutung hat, auch nicht nur Bedeutung im Rahmen des ärztlichen Umgangs mit Patienten, die in ihren Freiheitsgraden mehr oder weniger eingeschränkt sind, sondern auch im Hinblick auf die Entwicklung von Strategien zur therapeutischen Auflösung gestörten Verhaltens. Die Heilprinzipien, die dabei zur Anwendung kommen, sind nicht die der Beseitigung pathogener Faktoren, auch nicht die einer Substitution von Fehlendem, sondern die einer relativen Autonomisierung heteronomen Geschehens.

In gewisser Hinsicht verfolgt ja auch die Psychoanalyse[7] (vgl. 37, 41, 51, 54) eine derartige Leitlinie. Man denke nur an den berühmten Satz von Freud (25): „Aus Es soll Ich werden." Freilich spricht manches dafür, dass nicht jede Autonomisierung heteronom determinierter Vorgänge als therapeutisch wünschenswert anzusehen ist. Dies wäre ein Dogma, das vielleicht ebenso schädlich sein könnte wie das entgegengesetzte, wonach etwas erst therapeutisch angegangen werden kann, wenn seine heteronome Bedingtheit aufgedeckt ist und an die Stelle naturhaft-heteronomer Determination die des medizinischen Eingriffs tritt.
Nach alldem stehen sich zwei Auffassungen von Autonomie- und Heteronomie-Konzepten gegenüber: Autonomie und Heteronomie werden verstanden
a) als Ergebnis von Zuschreibungsprozessen (grob gesprochen: von „Unterstellungen") subjektiven und mehr noch *inter*subjektiven Gepräges. Die Frage, ob es sich bei diesen „Zuschreibungen" um etwas der empirisch bereits ein Stück weit erforschten „Attribuierung von Eigenschaften" Vergleichbares handelt oder um etwas von Grund auf anderes „Basaleres", soll hier nicht erörtert werden;
b) als etwas, was in erster Linie als der Erfahrung entstammend angesehen werden muss, als etwas, was zwar nicht unmittelbar aus der Erfahrung zu entnehmen ist, was aber doch an ihr gewonnen und auch an ihr überprüfbar ist.

Wie kann man methodisch an diese ebenso wichtige wie schwierige Frage (nach der Legitimation von Autonomie- und Heteronomie-Konzepten) in Bezug auf ein bestimmtes Patienten-Verhalten herangehen, bzw. zu halbwegs verlässlichen Aussagen über die jeweils vorliegende Autonomie-/Heteronomie-Relation gelangen?

Ein erster Schritt ist in der Mikroanalyse von Einschätzungen zu sehen, die kompetente Bezugspersonen, die mit psychisch Kranken umgehen, meist mehr implizit als explizit über deren jeweilige Autonomie-Heteronomie-Relation zum Ausdruck bringen. Was man aus den verbalen und nonverbalen Äußerungen (z. B. der Mitglieder eines Stationsteams) ablesen kann, sind allerdings zunächst nichts anderes als Meinungen über die Verantwortlichkeit bestimmter Patienten für ihr Tun und Lassen, die natürlich von Vorurteilen durchsetzt sind.

Fengler und Fengler (21) haben derartige Äußerungen, wie man sie tagtäglich auf psychiatrischen Stationen beobachten kann, genauer untersucht. Ähnliches tat Bergmann (4, 5) in Bezug auf psychiatrische Aufnahmegespräche, D. Buhler (16a) in Bezug auf Alkoholkranke.

Manische Patienten eignen sich als Beispiel besonders gut, weil sie sich selbst – im Kontrast zu dem, was der Psychiater feststellt – ein hohes Maß an Autonomie zuerkennen. Bei leichteren Erkrankungsgraden kann überdies der Untersucher in eine erhebliche Unsicherheit hineingeraten, inwieweit noch Autonomie i. S. von Selbstverantwortlichkeit zu unterstellen ist bzw. von welchem Punkt ab nicht mehr; eine Unsicherheit, die in Bezug auf unsere Fragestellung besonders stimulierend wirken kann.

Den genannten Autoren kommt es in erster Linie auf die Relativität der Zuschreibung von Verantwortlichkeit (i. S. einer bestimmten Autonomie/Heteronomie-Relation) in Abhängigkeit von der Berufszugehörigkeit und Sozialisation der Zuschreibenden an. Deren Vorurteilsstrukturen sind vor allem im Blickfeld. Eine Relativität ist zweifellos vorhanden. Sie springt vor allem ins Auge, wo es sich um Grenzfälle handelt. Das Ergebnis der Untersuchungen spricht dafür, dass das Pflegepersonal mehr dahin tendiert, eine gewisse Autonomie (Verantwortlichkeit) anzunehmen, wogegen die Ärzte das Verhalten mehr von heteronomen Faktoren – seien es nun psychoorganische oder intrapsychische oder psychosoziale Determinanten – bestimmt sehen.

Fengler und Fengler (21) haben sich unter dem Titel „Krank oder nicht krank – Wie wird Verantwortlichkeit festgestellt?" ausführlich – freilich nur implizit – mit dem Problem der Autonomie-/Heteronomie-Zuschreibung befasst. Sie untersuchten, in welcher Weise die verschiedenen Mitglieder eines therapeutischen Teams bei dem Verhalten einzelner Patienten auf der Station „Verantwortlichkeit" bzw. „Nichtverantwortlichkeit" unterstellten. Das Augenmerk lag dabei mehr auf den Anteilen, die auf die verschiedenen Perspektiven der diversen Teammitglieder zurückzubeziehen waren, als auf denen, die das Verhalten der Patienten per se betrafen. Die Frage: Wie wird überhaupt so etwas wie Verantwortlichkeit oder Nichtverantwortlichkeit festgestellt, fand wenig Berücksichtigung. Es ging in erster Linie um die Beobachterabhängigkeit der zustande gekommenen Urteile und darum, wie diese in den Teamgesprächen ausgetauscht und zum Angelpunkt offen oder verdeckt ausgetragener Auseinandersetzungen und Machtkämpfe gemacht wurden.

Die Frage der Berechtigung oder Nichtberechtigung dieser Urteile musste dabei – gemäß dem methodischen Ansatz der Untersuchung – offen bleiben. Die Urteilenden interessierten mehr als der Sachbezug ihrer Urteile (bzw. deren Richtigkeit). Das subjektive und intersubjektive Woheraus der Urteile schien wichtiger als ihr Worüber. Daher dominierte die Akzentuierung von Alternativeinstellungen. Deren Relativierung kommt zu kurz. Dabei ist offenkundig – vielleicht am besten am Verhalten eines leicht bis mittelschwer manisch Erkrankten zu exemplifizieren –, dass das eigentliche Problem gerade nicht in einem Entweder/Oder zu suchen ist, sondern in den fließenden Übergängen zwischen Steuerbarkeit und Nicht-mehr-Steuerbarkeit des eigenen Verhaltens durch den Erkrankten. Dabei wird deutlich, dass diese kaum ablösbar sind von der jeweiligen zwischenmenschlichen Situation, und zwar mit all ihren akzidentellen Umständen, die durch Vertrautheit, Status- und Rollenzugehörigkeit, Gestimmtheit, Ausgeruht- oder Überarbeitetsein, Zeithaben oder Unter-Zeitdruck-Stehen der Bezugsperson und durch manches andere bestimmt sind.

Die Autonomie/Heteronomie-Relationen oder die Freiheits- bzw. Unfreiheitsgrade im Sichverhaltenkönnen von Patienten sind keine feststehenden Größen, die mit einem fixierbaren psychopathologischen Befund streng korrelierbar wären, so sehr sie auch mit ihm verbunden sind. Die Frage, ob der psychopathologische Befund selbst als eine feststehende Größe anzusetzen ist und nur seine Auswirkungen im Spannungsfeld unterschiedlicher interaktionaler Einflüsse variieren – oder ob der psychopathologische Befund selbst, wie es die Interaktionale Psychopathologie (27) vertritt, jeweils ein anderer ist, soll uns hier nicht beschäftigen.

Fengler und Fengler bezeichnen die Mitglieder des therapeutischen Teams – interessant wäre es, hier auch die Mitpatienten einzuführen – als „praktische Theoretiker der Verantwortlichkeit"'. Mit dem gleichen Recht könnte man sie als „implizite Diagnostiker der Autonomie-Heteronomie-Struktur" ansprechen. Der gesamte Umgang mit dem Patienten wird von solchen implizit gestellten (nur selten explizit zum Ausdruck gebrachten) „Diagnosen" (7, 9) gesteuert.

Das wird an solchen Äußerungen deutlich wie: „Die Frau X. weiß genau, was sie tut; die will uns nur schikanieren", oder: „Als Herr D. nach mir trat, hielt er mich für den leibhaftigen Teufel: er wusste einfach nicht, was er tat." Das Pflegepersonal treibt auf diese Weise tagtäglich seine eigene „Forensik". Welche „Diagnosen" dieser Art implizit gestellt werden, kann man u. a. daraus ablesen, inwieweit das Personal (Pflegepersonal, Ärzte, Psychologen, Sozialarbeiter, Werk- und Bewegungstherapeuten, auch Stationshilfen) gegenüber unerwünschtem Verhalten von Patienten sich sanktionierend oder therapeutisch einstellen.

Die angeführten Beispiele machen deutlich, dass der Hinweis auf die subjektiven und intersubjektiven Vorurteilsstrukturen hier nicht das letzte Wort haben kann und darf. Der nächste Schritt wäre der, nicht bei der Analyse der verschiedenen persönlichen und sozialen Vorurteile in ihrer Abhängigkeit von unterschiedlichen Sozialisationen, von früher gemachten Erfahrungen und von gegenwärtigen situativen Umständen stehen zu bleiben, sondern die unterschiedlichen Auffassungen im Hinblick auf das Patientenverhalten, um das es geht, zu relativieren. So wie sich in jedem guten Teamgespräch allmählich ein gewisser Konsens herauskristallisiert, der keineswegs nur einen Kompromiss zwischen verschiedenen Meinungen darstellen muss, sondern von einem – nach wechselseitiger Korrektur und Ergänzung der einseitigen Perspektiven – vorurteilsfreieren Blick auf die Sache selbst diktiert ist, so wird auch die Forschung auf diesem Gebiet durch die Erfahrungen hindurch, die mit unterschiedlichen Heteronomie- und Autonomie-Konzepten gemacht werden, allmählich eine Sensibilität dafür entwickeln müssen, welche Autonomie-/Heteronomie-Relation dem jeweilig Begegnenden gegenüber die angemessene ist. Dies kann als eine wichtige Aufgabe zukünftiger Psychiatrie angesehen werden.

Anmerkungen

1 „Autonom" ist (ebenso wie „heteronom") ein mehrdeutiger Begriff. Er wird hier nicht im politischen oder rechtlichen Sinn verwendet. Es ist auch nicht, wie bei der Bezeichnung „autonomes Nervensystem", lediglich an eine eigengesetzliche (etwa der Steuerung durch ein „Ich" entzogene) Regulation gedacht. In unserer Verwendung des Begriffs „autonom" (vgl. 44), verweist das „autos" vielmehr auf ein Selbst mit Ich-Qualität, das sich die Gesetze seines Handelns selbst gibt, zumindest dafür verantwortlich zeichnet. Autonomie meint demnach im Folgenden nicht Selbstregulation, sondern Selbstverantwortlichkeit. Zur Selbstverantwortlichkeit gehört ein „Selbst", das nicht nur sich für sich selbst verantwortlich fühlt und „weiß", sondern auch von anderen als ein solches angesehen wird. Dass beides nicht immer zusammenfällt – am deutlichsten beim manischen Patienten – gehört zu den elementaren Erfahrungen des Psychiaters und wirft mannigfaltige Probleme auf.

2 Scharfetter (48) zieht in einer mir erst nach Fertigstellung dieser Arbeit bekanntgewordenen Studie neben dem ποειν und dem πραττειν als drittes auch das αρχειν heran als einen diesen beiden Formen der Praxis i. w. S. erst Grund gebenden Akt. In unserem Zusammenhang ist es nicht unbedingt erforderlich, darauf näher einzugehen, da hier allein die gen. Gegenüberstellung interessiert.

2a Hervorhebung vom Verfasser.

3 In Bezug auf so etwas wie Freiheit, Freiheitsgrade im Sichverhaltenkönnen, relative Autonomie u. ä. überhaupt „Beweise" fordern zu wollen, stellt natürlich ein grobes Missverständnis dar. Die Realität von dergleichen kann allenfalls aufgewiesen, aufgezeigt, oder als Täuschung entlarvt, nicht aber „bewiesen" oder „widerlegt" werden.

4 Dass das Prädikat „lediglich Zuschreibung" selbst eine Zuschreibung ist, sollte zu denken geben. Die Betonung des intersubjektiv-subjektiven Anteils in jeglichem Prädizieren, wie sie die Attribuierungstheorie vornimmt, unterliegt selbst einer bestimmten Zuschreibungsdynamik. Die subjektiv-intersubjektive Komponente darin ist vor allem, in der Tendenz zu alternativen Einstellungen zu sehen: Danach handelt es sich entweder um Beschreibung oder aber bloße Zuschreibung. Von der Sache her müsste man, eher in einer sehr innigen wechselseitigen Durchdringung von beidem das eigentliche Charakteristikum und zugleich das eigentliche Problem sehen. Dies Ineinander von Be- und Zuschreiben wäre selbst zu beschreiben und genauer zu analysieren. Das gleiche gilt auch für unsere spezielle Thematik: die Relation von Autonomie und Heteronomie im Begegnenden. Aus methodologischen Gründen – und dies macht die eigentliche Zuschreibungs-Dynamik aus – besteht eine Tendenz, entweder die Autonomieaspekte oder die Heteronomieaspekte im Begegnenden in den Vordergrund zu rücken und die jeweils andere Seite unterzubelichten. In dieser Alternativ-Tendenz ist das Subjektiv-Intersubjektive dieser Zuschreibungsdynamik vor allem zu sehen. Solche starren Alternativ-Einstellungen beherrschen sehr häufig am Anfang eines Erkenntnisprozesses das Feld (Zeit oder Raum, Ruhe oder Bewe-

gung, Autonomie oder Heteronomie usw.). Sie führen nur allzu leicht zu wirklichkeitsfremden Auffassungen und Theoremen, die sich in Paradoxien niederschlagen können wie den Zenon'schen in Bezug auf die beiden zuerst genannten Alternativpaare. In Bezug auf die scheinbaren Alternativen Autonomie/Heteronomie, Freiheit/Notwendigkeit u. ä. verhält es sich kaum anders. Nur fehlt hier noch die „Differentialrechnung" bzw. differentiale Betrachtungsweise, die in der Phoronomie aus der Alternativ-einstellung gegenüber Raum und Zeit (bzw. räumlichen und zeitlichen Daten) herausgeführt hat. Hier herrscht nach wie vor die Alternative von Seinswissenschaften und Sollenswissenschaft, von ontischen und pathischen Kategorien, von Beschreibungen des Menschen als eines „freien", verantwortlichen und als eines durchweg determinierten Wesens. Doch wäre es nicht undenkbar, dass auch für diese Alternativaspekte, deren Alternativität mehr in unserer Erkenntnis- und Auffassungsstruktur begründet sein dürfte als in der Sache selbst, ein Newton ersteht, der sie überwindet bzw. in eine Sicht und eine theoretische Konzeption integriert.

5 An dieser Stelle stoßen wir auf das – für die Psychiatrie zentrale – Problem, in welchem Verhältnis denn innere (psychische) und äußere (rechtliche) Autonomie zueinander stehen. Doch geht es zunächst mehr darum, nach den inneren Voraussetzungen für jegliche Autonomie-Zuschreibung zu fragen, bevor auf die Relation zwischen „Freiheitsverlust und Freiheitsentziehung" (64) einzugehen wäre.

6 Die Worte „relativ ‚autonome' Inszenierung" lassen im Sinne von Anm. 1 eine doppelte Interpretation zu. „Autonom" könnte vom gängigen Sprachgebrauch her hier durchaus meinen: eigengesetzlich, der Kontrolle des Ichs entzogen; aber auch (wie sonst in diesem Beitrag): im Endeffekt nicht pathophysiologisch determiniert, sondern von (hier freilich unbewussten) Ich-Anteilen gesteuert.

7 Bemerkenswert ist, in welcher Weise die Psychoanalyse unter dem Kennwort „therapeutische Ichspaltung (Sterba) die Psyche des Menschen „aufgespalten" sieht und zwar in relativ autonome Anteile, die ein „Arbeitsbündnis" mit dem Therapeuten eingehen, für pünktliches Kommen und Bezahlen verantwortlich gemacht werden und in der analytischen Arbeit mit dem Therapeuten kooperieren sollen, und heteronomen Anteilen, die durch unbewusste Fixierungen, Abwehrmechanismen usw. als weitgehend determiniert angesehen werden (vgl. dazu 37, 41, 54). Die Übertragungsneurose kann in diesem Sinne als eine zusätzliche, artifiziell herbeigeführte passagere Heteronomisierung verstanden werden. Bei jeder Psychotherapie spielen Heteronomisierung und Autonomisierung in einer vielfältigen, den jeweiligen Stil der Therapie gekennzeichneten Weise ineinander, wobei in der Regel eine Verschiebung der Heteronomie/Autonomie-Relation zu Gunsten letzterer das Endziel ist.

Literatur

1 Abely, P.: L'hébéphrenie, dernier bastion de la liberté intégrale. Med. Psychol 123 (I) 1965 533

2 Arieti, S.: Creativity and its cultivation. Relation to psychopathology and mental health. In: S. Arieti (ed.). Handbook of Psychiatry, 2nd. ed. Basic Books, New York 1975

2a Hervorhebung vom Verfasser.

3 Baeyer, W. v.: Über Freiheit und Verantwortlichkeit von Geisteskranken I und II. Nervenarzt 56 (1954) 273 u. 417; Wiederabdruck in W. v. Baeyer: Wähnen und Wahn. Ausgewählte Aufsätze, S. 95

4 Bergmann, J.R.: Zur Organisation der Freiwilligkeitsthematik im psychiatrischen Aufnahmegespräch - Skizze zu einer laufenden Untersuchung. Kriminol. J. 9 (1977) 150

5 Bergmann, J.R.: Interaktion und Exporation. Eine konversationsanalytische Studie zur sozialen Organisation der Eröffnungsphase von psychiatrischen Aufnahmegesprächen. Diss. Konstanz 1980

6 Blankenburg, W.: Verhalten und Befinden beim Hebephrenen. Nervenarzt 36 (1965) 460

6a Blankenburg, W.: Der Verlust der natürlichen Selbstverständlichkeit. Ein Beitrag zur Psychopathologie symptomarmer Schizophrenien

7 Blankenburg, W.: Grundlagenprobleme der Psychopathologie. Nervenarzt 49 (1978) 140

8 Blankenburg, W.: Toward a more man-centered psychiatry. In: K.E. Schaefer und Mitarb. (eds.), A New Image of Man in Medicine, Vol. III. Mt. Kisco, N.Y.: Futura 1979

9 Blankenburg. W.: Psychopathologie und psychiatrische Praxis. In: W. Janzarik (Hrsg.), Grundkonzeption der Psychopathologie. Enke, Stuttgart 1982

10 Blankenburg, W.: Schizophrene Psychosen in der Adoleszenz. Jap. J. of Psychopathol. 4 (1983) 15; dt. Text: Kumamoto Bull. 48 (1983) 33

11 Blankenburg, W.: Störungen von Auffassung und Sprache bei Schizophrenen. In: H.J. Bochnik, W. Richtberg (Hrsg.), Sprache – Sprechen – Verstehen. Perimed, Erlangen 1984, S. 104

12 Blankenburg. W.: Prolegomena to a Psychopathology of Freedom. In: Dreyer Krüger (ed.), The Changing Reality of Modern Man. Juta & Co., Cape Town-Wetton-Johannesburg 1984

13 Bochnik, H.J., C, Gärtner-Huth: Besinnungstherapie: Psychotherapie zur Freiheit. Psycho IO,1984

14 Bochnik, H.J., C. Gärtner-Huth: Besinnungstherapie: Praxis einer freiheitsorientierten Hilfe zur Selbsthilfe ebd.
15 Bochnik, H.J., W. Richtberg: Besinnungs-Regressionen. In: K. Heinrich (Hrsg.), Psychopathologie der Regression. Schattauer, Stuttgart 1984
16 Brunner, V.F.: Probleme der Kausalerklärung menschlichen Handelns. Haupt, Bern-Stuttgart 1983
a. Bühler, D.: Therapie und Zwang. Enke, Stuttgart 1984
17 Chisholm, R.: Freiheit und Handeln. In: G. Meggle (Hrsg.), Analytische Handlungstheorie. Bd. I. Frankfurt/Main 1977
18 Coenen, H.: Diesseits von subjektivem Sinn und kollektivem Zwang. Phänomenologische Soziologie im Felde zwischenleiblichen Verhaltens. Diss. Tilburg 1979
19 Cranach, M. v., U. Kalbermatten, K. Indermühle, B. Gugler: Zielgerichtetes Handeln. Huber. Bern-Stuttgart 1980
20 Edwards, R.B.: Mental Health as rational autonomy. J. Med. Philosophy 6 (1981) 306
21 Fengler, Ch., T. Fengler: Alltag in der Anstalt. Psychiatrie Verlag, Rehburg-Loccum, 1980
22 Förster, E., K.-H. Wewetzer (Hrsg.): Selbststeuerung. Psychiatrische und psychologische Beiträge zum Problem der Willensbestimmung und des Handelns. Huber, Bern-Stuttgart-Wien 1973
23 Forster, K. (Hrsg.): Freiheit und Determination. Kösel, München 1969
24 Frankfurt, H.G.: Willensfreiheit und der Begriff der Person. In: P. Bieri (Hrsg.), Analytische Philosophie des Geistes. Hain, Königstein/Ts. 1981
25 Freud, S.: Gesammelte Werke. Fischer, Frankfurt/Main (1. Aufl. Imago, London) 1952
26 Gerchow, J. (Hrsg.): Zur Handlungsanalyse einer Tat. Springer, Berlin-Heidelberg-New York-Tokyo 1983
a. Glaser, B.D.: Theoretical Sensitivity. The Sociology Press, Mill Valley, Cal. 1978
27 Glatzel, J.: Allgemeine Psychopathologie. Enke, Stuttgart 1978
28 Gruber, T.: Kommunikative Kompetenz und persönliche Autonomie. In: F. Ronneberger und Mitarb. (Hrsg.), Autonomes Handeln als personale und gesellschaftliche Aufgabe. Westdeutscher Verlag, Opladen 1980

29 Habermas, J: Theorie des kommunikativen Handelns. Suhrkamp, Frankfurt/Main 1981
30 Habermas, J.: Vorstudien und Ergänzungen zur Theorie des kommunikativen Handelns. Suhrkamp, Frankfurt/Main 1984
30a Heidegger, M.: Sein und Zeit. Niemeyer, Halle 1927
30b Holm-Hadulla. R.-M.: Der ‚Konkretismus' als Ausdruck schizophrenen Denkens, Sprechens und Verhaltens. Nervenarzt 54 (1982) 122
31 Inwagen, P. van: An Essay on Free Will. Cladendon Press, Oxford 1983
32 Janzarik, W.: Psychologie und Psychopathologie der Zukunftsbezogenheit. Arch. ges. Psychol. Bd. 117,1/2 (1965)
33 Janzarik, W. (Hrsg.): Psychopathologische Konzepte der Gegenwart. Enke, Stuttgart 1982
34 Knoll, M.: Die Funktion des Vorurteils in der Psychiatrie. Nervenarzt 55 (1984) 574
35 Lempp, R.: Das Problem der Selbststeuerung aus psychopathologischer Sicht. In: E. Förster, K.-H. Wewetzer (Hrsg.), Selbststeuerung (s. d.). Huber, Bern-Stuttgart-Wien 1973
36 Lenk, H. (Hrsg.): Handlungstheorien - interdisziplinär, Bd. 1-4, Fink, München 1977
37 Loch, W.: Die Frage nach dem Sinn - Das Subjekt und die Freiheit, ein psychoanalytischer Beitrag. Schw. Arch. Neurol., Neurochir. Psychiatr., Bd. 133, 1 (1983) 29
38 Maslow, A.H.: Problem-centering vs. means-centering in science. Philos. Sci. 13 (1946) 326
39 Melden, A.J.: Freie Handlungen. In: A. Beckerman (Hrsg.), Analytische Handlungstheorie, Bd. II. Suhrkamp, Frankfurt/Main 1977, S. 120
40 Montada, L.: Verantwortlichkeit und das Menschenbild in der Psychologie. ln: G. Jüttemann (Hrsg.), Psychologie in der Veränderung: Perspektiven für eine gegenstandsangemessenere Forschungspraxis. Beltz, Weinheim-Basel 1983
41 Mundt, Ch.: Die Entwicklung des Autonomiebegriffs in der psychoanalytischen Literatur. Z. klin. Psych. Psychother. 27 (1979) 231
42 Pothast, U. (Hrsg.): Seminar: Freies Handeln und Determinismus. Suhrkamp, Frankfurt/Main 1978
43 Pothast, U.: Die Unzulänglichkeit der Freiheitsbeweise. Suhrkamp, Frankfurt/Main 1980

44 Prauss, G.: Kant über Freiheit als Autonomie. Klostermann, Frankfurt/Main 1983
45 Ronneberger, F., H.J. Seel, M. Stosberg (Hrsg.): Autonomes Handeln als personale und gesellschaftliche Aufgabe. Westdeutscher Verlag, Opladen 1980
46 Rössler, D.: Zwischen Selbstbestimmung und Unmündigkeit - ethische Fragen in der Psychiatrie. Spektrum 13 (1984) 275
47 Sachsse, H.: Naturerkenntnis und Wirklichkeit. Vieweg. Braunschweig 1967
48 Scharfetter, Ch.: Von der Psychopathologie zur Lehre vom psychiatrischen Handeln. In: K. Dörner (Hrsg.). 33. Gütersloher Fortbildungswoche 1981. Psychiatrie Verlag, Rehburg-Loccum 1982
48a Scharfetter, Ch.: Allgemeine Psychopathologie. Eine Einführung. 2. Aufl., Thieme, Stuttgart 1985
49 Schneewind, K.A.: Autonomes Handeln: Einige Anmerkungen zur Geschichte, Theorie und Empirie eines umstrittenen Konzepts. ln: G. Bittner (Hrsg.), Personale Psychologie. Festschr. f. L.A. Pongratz. Hogrefe, Göttingen-Toronto-Zürich 1983
50 Schulz, W.: Freiheit und Unfreiheit im Horizonte menschlicher Selbsterfahrung. In: W. Schulz, Vernunft und Freiheit, Reclam, Stuttgart 1981
51 Schumacher, W.: Die Tathandlung und ihre Bewertung in psychoanalytischer Sicht. In: J. Gerchow (Hrsg.), Zur Handlungsanalyse einer Tat. Springer, Berlin-Heidelberg-New York-Tokyo 1983
52 Schwemmer, O.: Praktische Begründung, rationale Rekonstruktion und methodische Überprüfung. Zu den handlungstheoretischen Grundlagen der Sozialwissenschaften, In: H. Lenk (Hrsg.), Handlungstheorien - interdisziplinär, Bd. 2. Fink. München 1979
53 Seel, H.J.: Das Verständnis von Autonomie als Nicht-Bevormundung im Rahmen eines handlungstheoretischen Konzepts - Beratung als neues Paradigma in den Sozialwissenschaften. In: F. Ronneberger und Mitarb. (Hrsg.), Autonomes Handeln als personale und gesellschaftliche Aufgabe. Westdeutscher Verlag, Opladen 1980
53a Sterba, A.: Das Schicksal des Ichs im therapeutischen Verfahren. Int. Z. Psychoanal. 20 (1934) 66

54 Strotzka., H., K. Buchinger: Freier Wille und Determinismus. In: B. Strotzka: Fairness, Verantwortung. Fantasie. Deuticke, Wien 1983
55 Süllwold, L.: Symptome schizophrener Erkrankungen. Uncharakteristische Basisstörungen. Springer, Berlin-Heidelberg-New York 1977
56 Tress, W.: Persönlichkeit als gestufte Zuschreibung. (Noch unveröffentl. Manuskript) Mannheim 1983
57 Tugendhat, E.: Zum Problem der Willensfreiheit. Vortrag an der Universität Marburg/L, 1984
58 Waldenfels, B.: Der Spielraum des Verhaltens, Suhrkamp, Frankfurt/Main 1979
59 Watzlawick. P.: Das Kriterion der Wirklichkeitsanpassung. In: W. Janzarik (Hrsg.), Psychopathologische Konzepte der Gegenwart. Enke, Stuttgart 1982
59a. Weingarten, E., F. Sack, J. Schenkern (Hrsg.): Ethnomethodologie – Beiträge zu einer Soziologie des Alltagshandelns. Suhrkamp, Frankfurt/Main 1976
60 Weinschenk, C.: Das Verantwortungsbewußtsein als Fiktion. In: L. v. Tent (Hrsg.), Erkennen - Wollen - Handeln. Festschrift für H. Düker. Hogrefe, Göttingen-Toronto-Zürich 1981
61 Weizsäcker, W. v.: Der Gestaltkreis, 4. Aufl. Thieme, Stuttgart 1950
62 Weizsäcker, W. v.: Pathosophie. Vandenhoeck & Ruprecht, Göttingen 1956
63 Wyss, D.: Beziehung und Gestalt. Vandenhoeck & Ruprecht, Göttingen 1973
64 Zutt, J.: Freiheitsverlust und Freiheitsentziehung. Springer, Berlin-Heidelberg-New York 1970

Ansätze zu einer Psychopathologie der Freiheit

Die Wahl dieses Themas ist nicht nur durch mein Interesse bestimmt, das etwa 20 Jahre zurückreicht, sondern auch – wie dies bei einer Begegnung mit französischen Kollegen kaum anders der Fall sein kann – im Gedenken an Henri Ey; Henri Ey, einen der bedeutendsten Psychiater Frankreichs, der sich über viele Jahre hinweg mit dem vollen Engagement seiner überaus vitalen Persönlichkeit (gemeinsam mit J. Zutt und anderen namhaften Kollegen aus beiden Ländern) für den Austausch zwischen französischer und deutscher Psychiatrie einsetzte.

Ich erinnere an die Tagungen in Bonneval, Bamberg, noch einmal Bonneval und sodann Brauweiler. Tagungen, die in meinen Augen zu den Höhepunkten der Psychiatriegeschichte seit dem 2. Weltkrieg gehören.

Das Lebenswerk von H. Ey durchzieht der Gedanke einer „pathologie de la liberté“[1] wie ein roter Faden. Dieser Gedanke ist die Krönung, zugleich aber auch eine nicht hinreichend explizierte Grundvoraussetzung seiner „conception organo-dynamique“, die an die neuropathologisch orientierte Strukturtheorie Sherringtons und J. H. Jacksons anknüpft.

Ich möchte nun nicht historisch die Rolle dieses Leitgedankens im Lebenswerk von H. Ey verfolgen. Einen guten Überblick vermittelt seine unter dem Titel „Des idées de Jackson à un modèle organo-dynamique en psychiatrie“ 1975 veröffentlichte Schrift, die außer dem Wiederabdruck einer frühen Abhandlung wesentliche Ergänzungen aus den letzten Lebensjahren enthält. Im Übrigen sei auf den Band 41 (1976)[2] der Evolution Psychiatrique verwiesen, der, ursprünglich als Geburtstags-Festschrift gedacht, zu einem würdigen Nekrolog für H. Ey wurde. – Hier geht es demgegenüber allein um den Sachverhalt, den man mit den Worten „pathologie de la liberté“ verbinden kann.

Aktualisiert wurde die Freiheitsproblematik durch die Parole der italienischen Psychiatrie in der Nachfolge Basaglias: „Freiheit heilt“ (Schmid 1978). Dass diese These in dieser Form kaum weniger einseitig ist als die entgegengesetzte, die in der älteren, vorwiegend kurativen Psychiatrie vorherrschte, enthebt uns nicht der Aufgabe (macht sie vielmehr unaufschiebbar) zu untersuchen, wo, wie und unter welchen Bedingungen welches Maß an Freiheiten- bzw. Verantwortung-Zuspielen oder aber -Einschränken im jeweiligen

Fall therapeutisch das Richtige ist. Ich halte es für ebenso verfehlt, die Parole „Freiheit heilt" unbesehen als ein irreführendes Schlagwort zu verwerfen, wie ich es für unverantwortlich und laienhaft (weil realitätswidrig) halte, sie kritiklos zu propagieren. Eine vorher nicht zugebilligte (= nicht zugemutete)[3] Freiheit einräumen, kann im *einen* Fall ein überaus heilsamer Akt sein, im *anderen* Fall eine unvertretbare Überforderung des Patienten bedeuten. Wann das eine in Betracht kommt, wann das andere, darüber entscheidet bislang weitgehend die Routine, bestenfalls die Intuition des Psychiaters. Ich glaube aber, dass es an der Zeit ist, hierfür an einer wissenschaftlich fundierten Methodik zu arbeiten, die die Intuition zwar nicht ersetzen, sie auch nicht ohne weiteres lernbar, aber doch ein Stück weit durchsichtig machen, sie von Vorurteilen, willkürlichem Herumprobieren und gefährlichem Experimentieren befreien kann. Es geht darum, ein begründetes Urteil darüber zu gewinnen, was wir jeweils tun und was wir – nicht nur hinsichtlich des *faktischen* Verhaltens, Erlebens und Befindens, sondern auch, was wir dabei hinsichtlich des generellen Sichkonstituierens von Selbst und Welt[4] bei einem Patienten jeweils damit bewirken.

Der Begriff „Freiheit" ist vieldeutig – je nachdem, gegen was wir abheben: Wir unterscheiden Freiheit von *äußeren*[5] Zwängen und Freiheit von *inneren* Zwängen, wobei man unter letzteren wiederum Triebbedürfnisse und unreflektiert internalisiertes Sollen bzw. Gewohnheitsbildungen (Konditionierungen) voneinander trennen kann. In psychoanalytischer Terminologie: Freiheit gegenüber der äußeren Realität, Freiheit gegenüber dem Es und Freiheit gegenüber dem Überich. Es bleibt die Frage, ob man darüber hinaus von einer Freiheit gegenüber dem eigenen Ich sprechen kann und (im Kontrast zur Frage nach der Freiheit von ...) die Frage nach der Freiheit *wozu*.

In der Psychiatrie wie auch in anderen Disziplinen besteht eine verbreitete Scheu, sich mit dem Freiheitsproblem – genauer mit dem Problem der Ermöglichung bzw. Einschränkung von Freiheitsgraden menschlichen Erleben- und Sichverhalten-Könnens – zu befassen. Dass diese Scheu besteht, hat verschiedene Gründe. Ein Grund ist der folgende: „Freiheit" war von jeher ein Thema der Philosophie.[6] Das allein genügt seit der naturwissenschaftlichen Wende in der Mitte des letzten Jahrhunderts, um einen Begriff, ja einen ganzen Fragenkomplex in Misskredit zu bringen, ihn zumindest aus der einzelwissenschaftlichen Forschung zu eliminieren.

Die Geschichte des Freiheitsproblems – speziell desjenigen der „Willensfreiheit“ – soll hier nicht im Einzelnen aufgerollt werden. Es genügt, einige Schlaglichter zu werfen. Bekanntlich hat es nicht weniger Anfechter als Verteidiger der menschlichen Willensfreiheit gegeben. Die Antike kannte neben der zum Ideal erhobenen äußeren (z. B. politischen) Freiheit das Problem der „inneren“ Freiheit des Menschen nur in einem begrenzten Umfang. Verwiesen sei auf die soeben erschienene Monographie „Entscheidungsfreiheit bei Platon“ (Zeitler 1983). Für Aristoteles war ihre Realisierung eng verknüpft mit der Frage nach der „Mesotes“. Eine wichtige Dimension erhielt das Freiheitsproblem durch die mit dem Christentum (seit Augustinus) aufkommende Wendung „nach innen“. Die Anstrengungen des Mittelalters gingen dahin, diese neue Dimension in die aus der Antike übernommene Ontologie einzubauen.[7]

In der Neuzeit spitzt sich das Problem der Freiheit – vor allem im Kontrast zum Determinismus des naturwissenschaftlichen Weltbildes – erheblich zu. Ihren Höhepunkt erlebt diese Zuspitzung im Deutschen Idealismus. Die Frage nach dem Wesen der menschlichen Freiheit verband sich dort aufs engste mit der Ich-Philosophie (d. h. mit der Idee der Autonomie eines gesetzgebenden transzendentalen Ichs). Nach Kant entspringt „Freiheit“ einem transzendentalen Akt – der Zuschreibung, wie wir heute sagen würden. Nur dass diese „Zuschreibung“ nicht als ein erfahrungswissenschaftlich angehbares Geschehen angesehen wurde, sondern als ein apriorisches Konstituens des Menschseins.[8]

Noch radikaler als die Philosophie Kants ist diejenige Fichtes eine Ich- und zugleich Freiheits-Philosophie: „ICH soll seyn? Wer ist dieser ICH? Offenbar der seyende ... Was bedeutet sein Seyn? Als Prinzip in der Sinnenwelt ist er gegeben. Der blinde Trieb zwar ist vernichtet, und statt dessen steht nun da das hell ersehene Soll. Aber die Kraft, die erst den Trieb in Bewegung setzte, bleibt, daß nun das Soll sie in Bewegung setze und ihr höheres bestimmendes Prinzip werde. Durch diese Kraft soll ich daher darstellen in der Sphäre dieser Kraft, der Sinnenwelt, und in ihr anschaubar machen, was ich als mein wahres Wesen anschaue in der übersinnlichen Welt“ (II/707).[9]

Hegel schreibt lapidar: „Die Philosophie kann als Wissenschaft der Freiheit betrachtet werden“ (VI/23) und „Das Freie ist der Wille. Wille ohne Freiheit ist ein leeres Wort, so wie die Freiheit nur als

Wille, als Subjekt wirklich ist" (VII/50). Ähnliches lesen wir beim frühen Schelling. Doch findet sich bei ihm – nach dem Durchgang durch die Naturphilosophie – ein viel entschiedeneres Fragen nach dem Grund und Boden, auf dem so etwas wie „Freiheit" wachsen und gedeihen kann.[10]

Ein naturnäherer Zugang zur menschlichen Freiheit war (in Abhebung von Kant) zuvor schon durch Schiller gebahnt worden, indem er zwischen Stofftrieb und Formtrieb – psychoanalytisch gesprochen: zwischen Es und Überich – einen Spieltrieb als basale Manifestation von so etwas wie „Freiheit" ansetzte, öffnete er den Weg zu einer weniger postulativen als vielmehr die Naturgrundlage des Menschen berücksichtigenden Freiheitslehre.

Die philosophischen Bemühungen um die Klärung des Problems der Freiheit stellen Höchstleistungen des menschlichen Geistes dar, die vielleicht manche Errungenschaften der empirischen Wissenschaften unseres Jahrhunderts überdauern werden. Was sie aber für diese und so auch für die Psychiatrie fast unbrauchbar macht, ist, dass es in ihnen mehr um den Begriff, um die Idee, um das „Wesen" der menschlichen Freiheit geht als um die Frage nach ihrer *Realität* und *Realisierbarkeit* (in all den intraindividuellen und interindividuellen Differenzierungen, die hier notwendig sind), also vor allem kaum um die *Bedingungen*, unter denen Freiheitsgrade des Erleben- und Sichverhalten-Könnens sich entfalten oder verkümmern.

Was den philosophischen Bemühungen zumeist gänzlich fehlt, ist die letztlich empirische Frage nach dem Mehr oder Weniger realisierbarer und faktisch realisierter Freiheitsgrade und nach den Bedingungen dieses „Mehr oder Weniger". Beispielhaft lässt sich das an Sartres Diskussion der Freiheitlichkeit menschlichen Verhaltens verfolgen. Demjenigen, der mit Empirie und Praxis befasst ist, genügt es nicht, nur darauf hingewiesen zu werden, dass das Tapfer-Sein etwas anderes ist als die Augenfarbe, die jemand hat. Ihn interessiert vor allem dieses „Mehr oder Weniger", das sich in einer Skala zwischen den Polen extremer Heteronomie und größtmöglicher Autonomie erstreckt. Das verlangt subtile Analysen im Grenzbereich zwischen Können-Sollen, Können-Wollen und Wollen-Können (bzw. -Nichtkönnen) und alsdann Realisieren-Können des Gewollten (bzw. -Nichtkönnen). „Realisieren" ist dabei freilich nicht nur in dem aktionistischen (nach dem Wollen einzuordnenden) Sinn des Wortes, sondern auch in seinem kognitiven (vor dem Wollen einzuordnenden) Sinn zu verstehen. Es geht also um differentielle Abstufungen und konkrete Bedingungen des Realwerdens von Freiheit.

Reziprok zu Freiheitsgraden des Verhaltens kann man von Determinationsgraden bzw. Graden der Determiniertheit des Verhaltens sprechen. In dieser Richtung erfolgten Ende des letzten Jahrhunderts wichtige Anstöße seitens der neurophysiologischen Erforschung der Reflex-Abläufe. Auch dort geht es um ein Mehr oder Weniger – nun aber nicht primär von Freiheitsgraden, sondern – von Determiniertheit. Ich denke dabei an das Jacksonsche Konzept des hierarchischen Stufenbaus mehr oder weniger determinierter Funktionsabläufe. Je höher wir in diesen hierarchischen Stufen steigen, desto mehr bewegen wir uns von heteronomen Vorgängen zu relativ autonomeren hin. Wenn wir nun Autonomie mit Freiheit gleichsetzen, ist es klar, dass wir es hier nicht nur mit der Erforschung von Determinanten zu tun haben, sondern – in umgekehrter Blickrichtung – zugleich auch mit der Erforschung stufenweise zunehmender Freiheitsgrade.

Ein weiterer Aspekt der menschlichen Freiheit, der in der Vergangenheit nicht genügend beachtet wurde, ist der *interaktionale*. Fast überall dort, wo wir es in der Praxis mit bereits realisierten oder erst noch zu realisierenden Freiheitsgraden menschlichen Erlebens und Sich-Verhaltens zu tun haben, reicht es nicht aus, diese unter einem das Individuum isoliert für sich allein ins Auge fassenden Blickwinkel zu sehen. Freiheit – d. h. nicht nur Autonomiebewusstsein, sondern in Realität umgesetzte Selbstverantwortlichkeit, faktisch sich manifestierende Einsichts- und Steuerungsfähigkeit – ist nicht unabhängig davon zu sehen, inwieweit einem Menschen von seiner Mitwelt (insbesondere von seinen nächsten Bezugspersonen) realiter Freiheit zuerkannt, zugeschrieben, zugemessen, de facto zugemutet und zugespielt wird.

Durch die transzendentale Wendung Kants war das Problem der Freiheit zu einem Problem der „*Zuschreibung*“ (wie wir heute sagen würden) geworden – freilich einer transzendentalen Zuschreibung. Die neuere phänomenologische Forschung, wie auch die aus ihr hervorgegangene Ethnomethodologie und verwandte Ansätze sind im Begriff, aus diesem transzendentalen Zugang einen empirischen zu machen. Ob „empirisch“ hier „aus“ oder „an“ der Erfahrung bedeutet, wäre zu diskutieren. Wenn wir dies Prädikat „frei“ oder „autonom“ auch nicht so aus der Erfahrung entnehmen wie das Prädikat „rot“, so können wir sie doch an der Erfahrung entwickeln und bis zu einem gewissen Grad überprüfen.

Der Hinweis auf die Freiheits-Philosophie Kants und seiner Nachfolger ließe sich durch folgende vielleicht ein wenig kühne These rechtfertigen: Die Bedeutung der transzendentalen Wende Kants besteht darin, dass er die Unvereinbarkeit unterschiedlicher Realitätskonzeptionen (z. B. kausal-deterministisches Weltbild der klassischen Naturwissenschaften und das Konzept einer Autonomie der menschlichen Person) durch das erklärte, was wir heute als unterschiedliche „Zuschreibungsprozesse“ bezeichnen würden. Nur dass er diesen Zuschreibungsprozessen Apriori-Charakter zusprach, sie damit (herkunftsmäßig) aller Gesellschafts- und Zeitbezogenheit enthob als auch aller Spezifizierung auf einzelne menschliche Individuen. Wir sehen dagegen heute solche Zuschreibungen durchaus in ihrer Abhängigkeit von subjektiven und intersubjektiven Voraussetzungen (z. B. soziokulturellen Faktoren). Deren Aufdeckung steht gegenwärtig im Vordergrund des Interesses. Es wäre aber möglich, dass wir – wenn dieser Prozess der Aufdeckung weit genug vorangeschritten ist – für solche Zuschreibungsprozesse eine neue sensibilisierte Sachbezogenheit entwickeln. Dies wäre an der Zeit – nicht nur für die Pädagogik und verwandte Gebiete, sondern auch für die Autonomie- bzw. Heteronomiezuschreibungen bezüglich psychisch Kranker und Behinderter. Das bedeutet nicht, dass solche Zuschreibungen je *den* Grad von Verbindlichkeit oder gar Falsifizierbarkeit bzw. Verifizierbarkeit erreichen können, wie dies für die Ermittlungen von Daten im Rahmen kategorialer Festlegungen durch konstitutive Begriffe der Naturwissenschaften möglich ist. Das bedeutet aber auch nicht, dass hier alles der subjektiven Willkür oder intersubjektiv begründeten Konvention überlassen bleiben müsste.

Auf diesem Hintergrund ist fraglich, inwieweit das Problem der menschlichen Freiheit überhaupt – nicht nur einem auf Objektivierbarkeit ausgerichteten, sondern auch einem individuumzentrierten oder gar Individuen isolierenden Ansatz hinreichend zugänglich werden kann. Hat ersteres bereits die „Unzulänglichkeiten der Freiheitsbeweise“ gezeigt, so muss letzteres im Rahmen der neueren „Zuschreibungs“-Forschung notwendig zum Problem werden.[11]

Die Schwierigkeiten einer Versöhnung zwischen heteronomieorientierten, empirischen Wissenschaften, die ihrer inhärenten

Methodologie folgend ausschließlich nach der Bedingtheit oder Determiniertheit des Begegnenden fragen, und einer autonomieorientierten Fahndung nach Freiheitsgraden im Begegnenden sind allerdings groß. Man kann geradezu von einer Unvereinbarkeit beider Fragestellungen sprechen, die freilich nicht auf einer Unvereinbarkeit in der Sache, sondern auf einer solchen im methodischen Vorgehen handelt.

Empirische Wissenschaften fragen – sofern sie nicht rein deskriptiv bleiben – in erster Linie nach der Bedingtheit von etwas. Freiheit dagegen impliziert zumindest partielle Unbedingtheit, Autonomie; sie kann daher per definitionem nicht Gegenstand empirischer Wissenschaft (im herkömmlichen Sinn des Wortes) sein oder werden. Wenn man Luthes (1981) Erkenntnisbegriff folgt, wonach Erkennen „nur möglich" ist, „wenn das, was erkannt werden soll, ... naturgesetzlich determiniert ist", resultiert mit Notwendigkeit der von ihm zitierte Satz „Etwas, was frei ist, erkennen zu wollen", sei eine „unlogische" Forderung (Sachse 1967). Es fragt sich dabei nur, ob das, was Gegenstand eines wissenschaftlichen Forschens werden soll, kann, darf, sich nach der vorherrschenden Methodologie und nach den bereits vorhandenen bewährten Methoden zu richten hat, oder ob Methodologien und Methoden sich der Eigenart des Gegenstandes anzupassen haben, den es wissenschaftlich zu erforschen gilt.

Von daher kann die Behauptung, dass relativ „Freies", Autonomes – unterstellt, dass es dergleichen gibt – prinzipiell nicht Gegenstand empirischer Forschung werden könne, keineswegs akzeptiert werden.[12] Vielmehr brauchen wir einen anderen Begriff von „Empirie". Wir brauchen eine Empirie, die nicht allein nach Determiniertheit fahndet, sondern offen ist für ein Mehr oder Weniger an Determiniertheit i. S. von Fremddeterminiertheit. In Ergänzung zur geläufigen heteronomieorientierten Empirie brauchen wir komplementäre, d. h. autonomie-orientierte, wissenschaftliche Ansätze. Und wenn es dergleichen bisher auch nur wenige gibt, wie im Sonderforschungsbereich 22 in Erlangen (Ronneberger et al. 1980), so müssen wir eben alle Kräfte daran setzen, solche zu entwickeln. Andernfalls laufen wir Gefahr, dass – bei der beachtlichen Penetranz, mit der die Wissenschaften bestimmen, was für uns „wirklich" ist oder zu sein hat – so etwas wie Freiheit (vorsichtiger: etwas, dem man relative Freiheitsgrade zusprechen kann) am Ende nicht aus dem wissenschaftlichen Denken, sondern auch aus der von ihm bestimmten Wirklichkeit verschwindet.

Ein gleiches gilt für die Therapie. Therapie will verändern. Was liegt demnach für ein Veränderung anstrebendes, auf Effizienz bedachtes Therapie-Verfahren näher, als Begegnendes als ein Veränderbares = von außen Determinierbares anzusetzen? Effizienz anstrebende Verfahren gehen dementsprechend vor. Wenn aber nun Autonomie des Begegnenden Therapieziel ist, resultiert daraus ein eigentümlicher Zielkonflikt: Der Wunsch nach rascher, sicherer, maximaler Veränderung lässt uns das Begegnende als Fremdbestimmtes definieren. Ist Autonomie das Fernziel, so muss sich alle Einflussnahme darauf richten, Fremddeterminiertheit und Fremddeterminierbarkeit zugunsten von Eigendeterminierbarkeit (Selbstbestimmbarkeit) zu reduzieren. Gegenüber den geläufigen Wirkprinzipien, die auf größtmögliche Einflussnahme von außen (nach vorgegebenen Zielen) ausgerichtet sind, bedarf es eines andersartigen, neuen „Wirk"-prinzips, das sich in gewissem Sinne als ein solches selber aufhebt. Die kybernetischen Modelle haben hier freilich eine neue Situation geschaffen. Ob sie hinreichen, um relativ freies, einsichtsbezogenes Handeln zu erfassen, soll hier nicht diskutiert werden.

Wo werden wir in der Psychiatrie mit dem Problem der Freiheit konfrontiert?

1. In der Forensischen Psychiatrie ist es das sog. „psychologische Stockwerk" der §§ 20 und 21 StGB. Die „Fähigkeit, das Unerlaubte einer Tat einzusehen und nach dieser Einsicht zu handeln", entspricht in etwa dem, was wir hier unter Freiheit verstehen: Einsichtsfähigkeit und die Fähigkeit, aus Einsicht heraus zu handeln. Mit der Fähigkeit der „freien Willensentscheidung", von der im Zivilrecht die Rede ist, ist es nicht viel anders.

Ungeheuer viel Scharfsinn wurde in der klassischen Psychopathologie und speziell in der Forensischen Psychiatrie darauf verwendet, das Problem der Freiheit zu eliminieren. Dabei ist jedoch nicht mehr gelungen, als dass der Tatbestand relativ freien und damit verantwortbaren Handelns aus dem, was thematisch wird, zu verdrängen in den Bereich der stillschweigenden Voraussetzung. Man hat sogar noch mit viel Scharfsinn versucht, das Problem der

Verantwortlichkeit von dem der Freiheitlichkeit eines Handelns zu trennen – so vor allem Haddenbrock – ohne dass hier etwas *sachlich* wirklich Überzeugendes herausgekommen wäre.

Die Tendenz dieser Bemühungen ist verständlich. Im Interesse der Rechtsgleichheit möchte man die Frage der Schuldfähigkeit oder Schuldunfähigkeit an möglichst objektiv feststellbare Fakten – „harte Daten" – geknüpft wissen. Das hat seinen guten Sinn. Doch sollte man sich in seinem Sinn für Wirklichkeit nicht irremachen lassen. Die mangelnde Objektivierbarkeit eines Tatbestandes sollte nicht im Sinne einer Verschleierung gegen diesen Tatbestand verwendet werden. Sie sollte vielmehr Anstoß zu einer Revision der Methodologie geben.

In Bezug auf die Frage: Freiheit oder Notwendigkeit, Indeterminismus oder Determinismus, ist es nicht viel anders als mit einer Reihe von anderen ontologischen Statuierungen wie: Sein oder Nichts, Ruhe oder Bewegung usw., die zu den bekannten antiken Paradoxien geführt haben. Dies, weil *Übergänge nicht gedacht* werden konnten, vielmehr nur starre Alternativen. Aus der Physik unseres Jahrhunderts könnte man weitere Beispiele anführen (Korpuskel-Energie).

Aber so wie für die Vermittlung bzw. Übergängigkeit zwischen Ruhe und Bewegung seit Newton und Leibniz durch die Infinitesimalrechnung Mittel zur kategorialen Bewältigung geschaffen wurden, so ist Ähnliches zur kategorialen Bewältigung der Übergänge und Interferenzzonen zwischen deterministisch und relativ indeterministisch, von Heteronomem und Autonomem zu entwickeln, wenn wir nicht – die Folge methodologischer Zwänge – weiterhin starren Alternativstrategien in der Forschung verhaftet bleiben wollen.

Solche Alternativstrategien gibt es keineswegs nur auf dem Felde philosophischen Denkens, sondern auch in den verschiedenen einzelwissenschaftlichen Ansätzen. Hier überwiegen zwar bei weitem die heteronomie-orientierten Vorgehensweisen. Daneben gibt es aber auch Ansätze, die in methodischer Weise ihrem Gegenstand nicht Heteronomie, sondern Autonomie arbeitshypothetisch unterstellen. Verwiesen sei auf die Sozialwissenschaften (Sonderforschungsbereich 22 in Erlangen, s. Ronneberger et al.). In der Psycho(patho)logie und -therapie gehören hierher die existenzanalytischen Arbeitshypothesen, wie die einer „Daseinsverweigerung" (Storch) als Basis, auf der schizophrene Psychosen entstehen oder auch nur in Gang gehalten bleiben. Ebenso gehen viele Ansätze der Individualpsychologie A. Adlers in diese Richtung. In der Inneren Medizin war es die – projektiv gemeinte – These V. v. Weizsäckers, „Krankheit“ sei nicht nur etwas, was der Patient erleide, sondern auch etwas, was er „mache“. Implizit – wenn auch methodisch ungeklärt – stellte v. Weizsäcker damit dem Heteronomieprinzip das Autonomieprinzip komplementär an die Seite. Ich habe früher von Depotenzierung und Potenzierung des Begegnenden durch unterinterpretierendes bzw. überinterpretierendes Vorgehen, das sich wechselseitig ergänzen könnte, gesprochen. Die Ethnomethodologie hat es in der systematischen Unterstellung von selbstkonstruierten Strategien und somit Freiheitlichkeit des „individuellen Daseins“ („How to do walking?“) besonders weit getrieben.

Die klassische Psychopathologie, insbesondere in der Form, in der sie in der Forensischen Psychiatrie zugrunde gelegt wurde, hat sich bemüht, das Freiheitsproblem aus der Psychopathologie zu eliminieren.

Dies sicher aus gutem Grund. Die Spanne zwischen Freiheit und Unfreiheit lässt sich nur mit größten Schwierigkeiten skalieren. Eine Interbeobachterübereinstimmung ist mangels „harter Daten“ nur grob erreichbar, in der Forensischen Psychiatrie steht daher die Rechtsgleichheit auf dem Spiel, um die es ja ohnehin auf diesem Felde schlecht genug bestellt ist. Dies macht verständlich, warum die Forensische Psychiatrie sich mit allen Mitteln gegen eine Beantwortung der Frage wehrt, ob der Delinquent die „Freiheit“ hatte, auch anders zu handeln, als er de facto gehandelt hat. In Gutachten kann man – sollte man in den meisten Fällen auch – diese Frage unbeantwortet lassen. Man kann die Frage, wenn sie vor einem Richter gestellt wird, zurückweisen. Im konkreten Umgang mit einem Patienten können wir das nicht. Auch wenn wir es bewusst wollen bzw. diese Frage gar nicht erst im Bewusstsein aufkommen lassen, wie dies im alltäglichen Umgang der Fall ist, beantworten wir sie dennoch ständig in der Art und Weise, wie wir mit dem Anderen umgehen.

Eine große Rolle spielt dieses Problem ja bereits in der *Pädagogik*. Es ist dort besonders deutlich zu sehen, wie sehr von der jeweiligen Gesellschaft mitgeprägte Vorentscheidungen dabei eine beträchtliche Rolle spielen. Und doch macht es die Qualität eines guten Erziehers aus, gerade auf diesem Felde, unabhängig von Modestörungen in der einen oder anderen Richtung, über eine hohe

Sensibilität für das, was dem Entwicklungsstand eines Kindes „*angemessen*“ ist, zu verfügen. Dass Vorurteile hier eine beträchtliche Rolle spielen, ist nicht zu leugnen. Es wäre aber ein vielleicht noch ärgeres Vorurteilen als die im Kurs befindlichen, zu behaupten, dass es auf diesem Felde *nur* Vorurteile geben könne. Freilich ist nicht zu leugnen, dass es einen nicht geringen Ermessensspielraum gibt. Dennoch gibt es für das Ermessen einen Realitätsbezug, der nicht leicht zu fassen ist. Mehr als in anderen Bereichen der Wirklichkeit handelt es sich nicht um eine vom Subjekt desjenigen, der mit dem Betreffenden zu tun hat, unabhängige, „objektivierbare“ Realität. Doch ist diese, wie wir wissen, ja auch bereits in einigen Bereichen der Physik nicht mehr gegeben.

In der praktischen Psychiatrie spielt das Problem der Freiheitlichkeit – Verantwortlichkeit eines Patienten – die ernst zu nehmende Absichtlichkeit seines Verhaltens – eine eminente Rolle. Und es gehört schon eine beträchtliche Objektivitätshörigkeit – im Grunde ein methodologisch verordnetes Scheuklappen-Bewusstsein – dazu, dieses Problem zu verleugnen. Was wir ablehnen können oder als Möglichkeit gar nicht erst aufkommen lassen können, ist die explizite Beschäftigung mit diesem Problem. Implizit gehen wir – ob wir wollen oder nicht – ständig damit um. Darauf wurde schon bei früheren Gelegenheiten (Blankenburg 1978, 1979, 1982) wiederholt abgehoben.

Auch in der Psychotherapie geht es um Freiheit im Sinne einer Erweiterung des Freiheitsspielraums. Dies gilt sowohl für psychoanalytische als auch für verhaltenstherapeutische Verfahren, obwohl das angesichts der theoretischen Konzepte beider – für beide in unterschiedlicher Weise – fast paradox anmutet. Ist doch die Psychoanalyse ganz wesentlich darauf ausgerichtet, unbewusste Determinanten unseres Verhaltens (z. B. in den Wiederholungszwängen) aufzudecken, und die Verhaltenstherapie orientierte sich – zumindest in früheren Stadien ihrer Entwicklung – am Konzept des operanten Konditionierens. Die Arbeitshypothesen folgen in beiden Richtungen, wenn auch auf unterschiedliche Art, nach dem Muster der Naturwissenschaften dem Heteronomie-Prinzip. Aber mag sich auch das Hauptinteresse der Psychoanalyse auf unbewusste Abhängigkeiten konzentrieren, derart, dass streckenweise die menschliche Freiheit bestenfalls noch wie eine kleine schwimmende Insel im Meer unbewusster Determinanten imponiert, so geht es ihr doch letztlich um die Erweiterung eben dieser Freiheit. Darin gründet der humanisierende Impuls der Psychoanalyse.

Und doch ist folgende Dialektik nicht zu übersehen: Der Freiheitsraum des Individuums soll erweitert werden durch die Entlarvung vermeintlicher Freiheit als verkappter Unfreiheit. So, wie uns jede Ent-Täuschung der Wahrheit einen Schritt näherbringt, so bedeutet jede Aufdeckung unbewusster Determination eines nur scheinfreien Verhaltens einen Schritt zur Emanzipation, d. h. eine Erweiterung unseres Freiheitsradius. Konzentriert sich die Aufmerksamkeit aber zu sehr auf unbewusste Abhängigkeiten, kann sich die an sich fruchtbare Arbeitshypothese möglicher Unfreiheit durch unbewusste Determinanten zur Ideologie verdichten und jegliches Vertrauen auf freies Handeln und damit auf die menschliche Freiheit selbst unterminieren. Ein Gleiches gilt für andere (z. B. marxistische) Hinterfragungsstrategien.

Es handelt sich hier um ein typisch dialektisches Problem: Dort, wo an der Freiheit durch Aufdeckung latenter Unfreiheit gearbeitet wird, droht sie im Dickicht letzterer aus dem Blickfeld zu verschwinden. Dort, wo wir sie (z. B. in idealistischen Systemen) ständig beschwören, droht sie, unversehens zu einer ideologischen Selbsttäuschung zu werden. Freiheit als Akt (z. B. in der Entlarvung von Unfreiheit) und Freiheit als Thema des Denkens und Ziel unseres Wollens geraten nur allzu leicht in ein reziprokes Verhältnis wechselseitiger Ausblendung oder gar Auslöschung. Freiheitsverleugnung aufgrund eines verschärften Maßstabes, der überall Unfreiheit aufdeckt, und Verspielen von Freiheit durch ein dogmatisches Insistieren auf angebliche Freiheitlichkeit stehen in einem komplementären Verhältnis zueinander. Zugleich bedeutet das, dass „Freiheit wovon" und „Freiheit wozu" sich nicht miteinander verbinden, sondern in ein rivalisierendes Verhältnis zueinander treten, wobei die eine auf Kosten der anderen vorangetrieben wird. Das bedeutet, dass „Freiheit wovon" und „Freiheit wozu" sich wechselseitig den Boden entziehen können, auf dem sie wachsen und gedeihen.

Das lässt sich an manchen pervertiert verlaufenden analytischen Psychotherapien exemplifizieren. Dort wo die Psychoanalyse mit Erfolg angewendet wird, vermag sie den Patienten – mittels „Erinnern, Wiederholen, Durcharbeiten" (Freud 1914) – von aus dem Unbewussten stammenden Zwängen befreien und ihm ermöglichen, bisher ausgeklammerte Erlebnisbereiche in sein Leben (erstmals oder wieder) einzubeziehen; sie kann aber den Blick auch nur zu leicht darauf fixieren, wovon sie eigentlich befreien möchte. Der seelische Blick gewöhnt sich im Verlauf einer Analyse daran, die Aufmerksamkeit vornehmlich darauf zu richten, was den Menschen unfrei macht. Zwar kann die Einsicht, in wie hohem Maße wir von unbewussten Triebbedürfnissen gerade da, wo wir sie nicht wahrhaben (wollen), bestimmt werden, und wie sehr unbewusste Abwehr unser Denken, Fühlen und Wollen formt, freier machen. Sie kann diejenigen Kräfte des Ichs, die in dieser Abwehrreaktion gebunden und in der Abwehrarbeit verbraucht wurden, emanzipieren. Aber die Freiheit „wovon" genügt nicht. Es muss etwas da sein, was zu befreien ist und wohin zu befreien ist. Dies – und damit einen gesunden Kern – setzt das psychoanalytische Verfahren ständig voraus. Doch ist diese Voraussetzung im Hinblick auf viele Patienten problematisch. Sie mag für Menschen mit einem relativ gesunden Ich-Kern, die zudem noch über ein gutes Stück alter Kultur und damit „Sinn-Sicherheit" verfügen, berechtigt sein. Ein großer Teil unserer Patienten verfügt aber gerade darüber nicht. Bei ihnen kann die Erwartung, dass aus der Befreiung von unbewussten Zwängen („Freiheit wovon") wie von selbst eine „Freiheit zu ..." erwachse, trügen. Hier bedarf es anderer Formen der Psychotherapie (z. B. einer daseinsanalytisch erweiterten Psychoanalyse). Nun noch etwas zum Freiheits-Problem bzw. Verfügbarkeitsgewinn des Therapeuten:

Der psychiatrische Machtzuwachs durch ein zunehmendes Beeinflussen-Können menschlichen Erlebens und Verhaltens bringt – so sehr er Fortschritt bedeutet und in unzähligen Einzelfällen Hilfe ermöglicht, wo wir früher hilflos waren – auf das Ganze gesehen Gefahren und Versuchungen mit sich, auf die wir zu wenig vorbereitet sind. Das Machbar-Machen führt in den Zugzwang des Machbaren. Der Beherrscher wird zum Beherrschten. Beim einzelnen Therapeuten drohen die Gefahren mangelnder Selbstbescheidung. Die Erweiterung des Freiheitsraumes bedeutet zunächst lediglich eine Erweiterung des Willkürraumes. Sie bedeutet nicht, dass automatisch damit auch schon die Orientierung für eine angemessene Indienstnahme und Erfüllung dieses neuen Freiheitsraumes gegeben wäre. Mit einer möglichen Befreiung (von den Zwängen der Natur, von den Zwängen des Unbewussten, von den Zwängen der Gesellschaft) ist nicht bereits auch schon die Frage nach dem Woraufhin der Befreiung mitbeantwortet. Was muss geschehen, damit der neu hinzugewonnene Frei-Raum auch wirklich „menschlicher“ Raum wird? Wenn in Zukunft diese Frage nach dem Woraufhin und Wozu – nach dem Wofür der Freiheit – nicht ebenso methodisch bewusst und entschieden gestellt wird wie die nach den uns einengenden, determinierenden Faktoren, droht, dass dieser Freiraum zu einer Einlass-Pforte für neue Zwänge wird, die sich als solche nicht ohne weiteres zu erkennen geben müssen.

Dem Patienten zur Freiheit zu verhelfen, kann also keineswegs nur bedeuten, ihn zu emanzipieren; sie darf nicht nur Beihilfe zur Selbstaufklärung des Menschen über seine unreflektierten Abhängigkeiten bleiben, seien diese nun somatischer, psychodynamischer oder soziodynamischer Art. Mit der Eröffnung neuer Selbstentfaltungsräume muss die Sinnkreation, die Be-sinnungsfähigkeit, Schritt halten. In der Tradition wurde dieser Forderung Rechnung getragen durch die Unterscheidung zwischen einer „Freiheit von“ und einer „Freiheit für".

Bei einer einseitigen Beschäftigung mit den verschiedenen Abhängigkeiten und ihrer Beherrschbarmachung laufen wir Gefahr, die Grenzen aus dem Auge zu verlieren zwischen technischer Beherrschbarmachung der Mechanismen pathologischer Determinanten, um sie beseitigen zu können, – und der Manipulierbarmachung des Gesunden, d. h. gerade desjenigen, was dem Menschen seine begrenzte relative Freiheit ermöglicht. Die einseitige Orientierung an der Frage nach möglicher ‚Freiheit wovon‘ kann zu einer unfruchtbar werdenden Beschäftigung mit dem Unfreiheit-Bedingenden führen, zum Nachteil einer Beschäftigung mit dem positiv Freiheit-Ermöglichendem. Zur Freiheit-Ermöglichung gehört mehr als nur Entdetermination. Wir müssen uns offenhalten dafür, dass Unfreiheiten bzw. Einschränkungen im menschlichen Sichverhaltenkönnen einerseits und der Erwerb neuer (relativer) Freiheit (im Verhältnis zu sich selbst und zur Welt) nicht im gleichen Sinne „bedingt“ sind. Sie könnten – und manches spricht dafür – sich auf ganz verschiedenen Ebenen von Tatsachenverknüpfungen bewegen, d. h. nicht ein und derselben Art von Kausalnexus unterworfen sein. Provokation von inneren Möglichkeiten im Patienten und Beseitigung von etwaigen Störungen gehören – das sei hier als These vorgebracht – unterschiedlichen Ebenen der Konzeptionalisierung (bzw. des Seinsverständnisses) an und führen von daher nicht nur zu unterschiedlichen Handlungsanweisungen, sondern auch zu einem ganz unterschiedlichen Stil therapeutischen Engagements und therapeutischen Handelns.

Wir sollten zum Schluss noch kurz die verschiedenen psychiatrischen Krankheitsbilder durchgehen im Hinblick auf Einbußen an Freiheitsgraden im menschlichen Erleben- und Sichverhaltenkönnens:

Stärkere *Erlebnisreaktionen* engen bei jedem Menschen mehr oder weniger die Freiheitsgrade ein. Die Panik stellt einen Extremfall dar; ebenso der erlebnisreaktive Stupor. Ab wann eine Erlebnisreaktion als „abnorm" anzusehen ist, soll uns hier nicht beschäftigen. Jedenfalls bemisst sich der Grad der Abnormität keineswegs allein an der Einschränkung der Freiheitsgrade des Erleben- und Sichverhaltenkönnen, sondern in erster Linie an der Relation zwischen Erlebnisanlass und Reaktion, wobei soziokulturell bedingte Verhaltensmuster und Normen zu berücksichtigen sind. Das gilt auch für die chronischen Erlebnisreaktionen und sog. „einfachen Entwicklungen". Von besonderem Interesse ist das Problem bei nichtpsychotisch Suizidalen. Die kontroverse Diskussion beim diesbezüglichen Symposium in Köln 1983 war eindrucksvoll.

Bei den *neurotischen Entwicklungen* und Reaktionen ist es nicht so sehr die Außenwelt, sondern in erster Linie die Binnenwelt, der gegenüber die Freiheitsgrade des Erleben- und Sichverhaltenkönnen eingeschränkt sind; am ausgeprägtesten bei Zwangsvorstellungen, Zwangshandlungen, Zwangsimpulsen.

Ein besonderes Feld, auf dem Einschränkungen der Freiheitsgrade im Sinne der Selbstverfügbarkeit beobachtet werden können, stellt das der *Sucht*entwicklungen und der damit verwandten Drang- und Durchbruchshandlungen dar. Im Hinblick darauf sei das Referat, das Bochnik und Richtberg unter dem Titel „Besinnungs-Regressionen" im Rahmen des von Heinrich veranstalteten Regressions-Symposions in Düsseldorf gehalten haben, verwiesen. Dort wurde gerade in Bezug auf die Sucht einiges von dem näher ausgeführt, was hier zu sagen wäre. Ein regressiver Abbau von Freiheitsgraden menschlichen Sichverhaltenkönnens im Sinne einer „desolution", wie der Jacksonsche Begriff lautet, ist hier recht präzise fassbar; eindeutiger, wie mir scheint, als bei den endomorphen Psychosen. Eindrucksvoll ist vor allem das Studium von malignen Regressionen, bei denen nicht immer die pathologisch entgleiste psychodynamisch interpretierbare Abwehr von hirnorganischen Determinanten abgrenzbar ist.

Wenn wir bei den nichtpsychotischen Störungen fortfahren, wäre nunmehr von den Einbußen der Freiheitsgrade bei *Oligophrenen* zu sprechen. Bei ihnen wird deutlich, dass zur Freiheit menschlichen Sichdarlebens nicht nur Steuerungsfähigkeit, sondern ganz entscheidend auch Einsichtsfähigkeit gehört. Zur Einsichtsfähigkeit gehört auch die Einsicht in die Grenzen der eigenen Einsichtsfähigkeit. Viel zu wenig erforscht sind die beträchtlichen Unterschiede, die diesbezüglich im Reflexionsvermögen (und damit auch in den Freiheitsgraden des Erlebens und Sichverhaltens) bei verschiedenen Formen der Oligophrenie bzw. bei verschiedenen oligophrenen Menschen zu beobachten sind.

Das Erstaunlichste, was der Verfasser in dieser Hinsicht erlebt hat, war ein hochgradig hydrocephaler 18-jähriger junger Mann (mit einer nur millimeterdünnen Hirnrinde), der bei jeder Frage, die ihn überforderte, wie aus der Pistole geschossen sagte: „Das weiß ich nicht; ich habe einen Wasserkopf". Diese Antwort mag einstudiert gewesen sein, erstaunlich blieb die Treffsicherheit des Urteilsvermögens, mit der er unterschied, was er wusste (konnte) und was nicht. Solche Differenzen des Reflexionsvermögens (vielleicht sollte man mit Störring lieber von Besinnungsfähigkeit sprechen) finden wir auch bei dementiellen Prozessen, wo in der Regel (mit seltenen, um so beachtlicheren Ausnahmen) ein Mangel eben dieser Fähigkeit ins Auge springt.

Es geht hierbei keineswegs nur um einen Abriss der für die Forensische Psychiatrie relevanten Psychopathologie. Für die Begutachtung sind allein die gröberen Umrisse desjenigen, was hier im Blick ist, von Interesse. Viel gewichtiger sind die Konsequenzen für den alltäglichen Umgang mit diesen Menschen. Der Stil des Umganges mit ihnen – die Wahrnehmung und Berücksichtigung der Person – wird entscheidend von daher geprägt. Die Konsequenzen reichen bis in die Organisation der Versorgung hinein. Gerade bei dieser Gruppe von Patienten zeigt sich, dass keineswegs Emanzipation das einzige Ziel sein kann. Die adäquate Einbindung in eine Umgebung, die die Freiheitsgrade des Erleben- und Sichverhaltenkönnens weder überfordern noch unterfordern, ist dasjenige, worauf es ankommt.

Am meisten interessiert uns die Freiheitsfrage bei den endomorphen Psychosen. W. v. Baeyer hat schon vor vielen Jahren Einleuchtendes darüber geschrieben, was hier nicht noch einmal wiederholt werden soll. Den Verfasser interessiert seit langem (Blankenburg

1965) das Phänomen, dass manche Schizophrene sich die eigene Freiheit dergestalt zu bewahren versuchen, dass sie die beginnende Krankheit „nur“ zu spielen intendieren, um sie auf diese Weise gleichsam in den eigenen Freiheitsraum zurückzunehmen.

Abely (1965) sprach – freilich mit etwas anderer Sinngebung – von hebephrenem Verhalten als „dernier bastion de la liberté integrale“. Immer wieder einmal kommt es vor, dass (wie in dem 1965 beschriebenen Fall) ein Patient, gleichsam in der Art eines Hamlet, den „Schizophrenen" in übertriebener Weise zu spielen versucht, um – nicht zuletzt auch sich selbst – die verbliebenen Freiheitsgrade zu demonstrieren. Handelt es sich dabei lediglich um eine Selbsttäuschung des Kranken? Oder kann man von einem freilich schon von vornherein zum Scheitern verurteilten Selbstheilungsversuch sprechen? Das wäre noch zu klären. Immerhin sind von daher therapeutische Versuche gerechtfertigt. Auf dem Hintergrund des Konzeptes paradoxer Intervention (in der Form der Verordnung paradoxer Intention[en]) kann man den Patienten seine Psychose willkürlich spielen lassen. Das hat nicht nur den Sinn, dass durch die Symptomverschreibung dem der Symptomatik zugrunde liegenden Bedürfnis Raum gegeben wird, sondern zugleich, dass dadurch das unbeabsichtigt Erzwungene zum Gegenstand absichtlicher Intention wird, der Freiheitsraum der Person sich erweitert.

Die Einengung der Freiheitsgrade bei der endogenen Depression ist zu offenkundig, zumeist auch dem Kranken quälend bewusst, als dass sie hier im Einzelnen erörtert werden müsste. In der *Manie* fühlt sich der Patient im Gegensatz dazu vordergründig subjektiv von einem ungeheuren Freiheitsgefühl wie auch zugleich Machtgefühl getragen. An diesem Krankheitsbild wird deutlich, dass das innere Evidenzgefühl, das W. Keller als Beleg für den Tatbestand der Willensfreiheit hervorhebt, trügen kann. Es sind nur die äußeren Zwänge, deren sich der Maniker enthoben fühlt. Von sich selbst ist er umso mehr eingenommen. Hintergründig taucht denn auch nicht ganz selten ein vages Bewusstsein einer eigenen inneren Unfreiheit auf.

Im Übrigen darf man in diesem Zusammenhang selbstverständlich nicht die *hirnorganisch bedingten Psychosyndrome* vergessen. Der grobe hirnorganische Abbau, bei dem der Freiheitsverlust auf den ersten Blick ins Auge springt, wirft zwar keine besonderen Probleme auf, wohl aber die leichteren und leichtesten Abbauprozesse, die sich nicht scharf vom normalen Altern abgrenzen lassen. Hier gibt es eine gewisse Zweideutigkeit: Einerseits bringen hirnorganische Veränderungen Einbußen an Selbstverfügbarkeit mit sich. Andererseits können aber leichteste Formen ein gewisses Abstandnehmenkönnen begünstigen und damit eine besondere Besonnenheit des Denkens und Handelns, wodurch sich ältere Menschen oft von jüngeren unterscheiden. Gesellschaftlich vorgeprägte Interpretationsmuster sind hier Einflussgrößen, die nicht nur sekundär Bewertungen von Altersveränderungen mitbestimmen, sondern über das dadurch beeinflusste Selbstbild auch das faktische Erleben und Sichverhalten der Betroffenen.

Zum Schluss sei noch einmal betont:

Wir kommen nicht umhin – die Praxis erlaubt es nicht in der Frage nach Beeinträchtigungen der Freiheitsgrade menschlichen Erleben- und Sichverhaltenkönnens ein Hauptthema der Psychiatrie zu sehen. Heidegger schrieb – eine der dialektischen Mehrdeutigkeiten deutscher Wortbildungen nutzend – das „Dasein" sei das „Unumgängliche" der Psychiatrie. „Da-sein" ist einer der hochkomplexen Begriffe Heidegger'schen Philosophierens. Wir wollen uns darauf hier nicht einlassen. Es gibt Argumente für wie auch gegen diese Begrifflichkeit. Nach allem Gesagten ist es aber berechtigt, statt „Dasein" in den spezifischeren Begriff/„Freiheit" einzusetzen und in der „Freiheit" – genauer: in der Bezogenheit auf Beeinträchtigung der Freiheitsgrade des Erleben- und Sichverhaltenkönnens – etwas für die Psychiatrie „Unumgängliches" zu sehen. Über die beiden Bedeutungen hinaus, die Heidegger mit dem Begriff „unumgänglich" verbindet, kann man von unserem Blickpunkt aus auf eine noch größere Bedeutungsvielfalt verweisen, wie sie das nachfolgende Schema verdeutlicht:

FREIHEIT = DAS UN-UMGÄNGLICHE DER PSYCHIATRIE
= DASJENIGE, WORAUF ALLE PSYCHOPATHOLOGIE RÜCKBEZOGEN BLEIBT
= DASJENIGE, WORAUF ALLE PSYCHIATRISCHE THERAPIE AUSGERICHTET BLEIBT
= DASJENIGE, UM DAS WIR NICHT „HERUM"KOMMEN
= DASJENIGE, WAS SICH NICHT HINLÄNLICH *UMGEHEN* LÄSST
= DASJENIGE, MIT DEM SICH NICHT LEICHT *UM*GEHEN LÄSST

= DASJENIGE, WAS SICH NICHT BEFRIEDGEND GEGENSTÄNDLICH MACHEN LÄSST
= DASJENIGE, WAS SICH VON SEINEM WESEN HER NICHT IN DEN „GRIFF“ BRINGEN LÄSST, SONDERN DAS EINES ANDEREN ZUGANGES BEDARF

Wenn etwas von der Komplexität des Freiheits-Problems, wie es sich in der Psychiatrie darstellt, deutlich geworden ist, kann die Aufgabe, die sich dieser Beitrag gestellt hat, als erfüllt angesehen werden.

Anmerkungen

1 Zur Verwendung des Begriffs „pathologie de la liberté“ wurde H. Ey möglicherweise – ebenso wie J.-P. Sartre (Rocek 1982) – durch den 1936 in den „Recherches Philosophiques“ erschienenen Artikel von G. Anders „Pathologie de la Liberté“ angeregt. Ausgangspunkt und Zielrichtung sind aber dort andere. Immerhin wäre es interessant, das an den neurophysiologischen Konzeptionen Sherringtons und Jacksons orientierte, organismische Modell eines krankheitsbedingten Abbaues von Freiheitsgraden mit dem philosophischen Gedanken des Leidens an einem Obermaß an Freiheit („Der Mensch im Abgrund seiner Freiheit“), das ihn „schwindeln“ lässt (Kierkegaard) und zur Flucht (vor der Freiheit) treibt, in Beziehung zu setzen. In der Psychopathologie ist es speziell auf dem Gebiet regressiver Phänomene nicht immer leicht, Abbau und Abwehr von Freiheitsgraden des Sichverhaltenkönnens gegeneinander abzugrenzen.

2 In diesem Band ist vor allem auf den Beitrag des wenig später verstorbenen Schweizer Psychiaters J. Wyrsch „La liberté de l'âme me manque“ zu verweisen sowie auf „Psychiatrie et liberté“ von G. Röda und „Liberté et Psychiatrie“ von H. Sztulman.

3 Zum Konzept der „Zumutbarkeit“ als Grundlage einer praxis-, d. h. therapeutisch orientierten Psychopathologie vgl. Blankenburg 1982.

4 Das „Sichkonstituieren von Selbst und Welt“ (für einen Patienten) ist ein Hauptthema der phänomenologisch-anthropologisch orientierten Psychopathologie und Psychotherapie. Gemeint ist die Struktur der Art und Weise, wie jemand sich selbst und das ihm Begegnende konzipiert bzw. realisiert.

5 Die „äußeren“ Zwänge reichen von solchen physischer Art bis hin zu Verboten, die durch Internalisierung am Ende wiederum zu inneren Zwängen werden können; unmittelbar hat es die Psychopathologie nur mit inneren Zwängen, d. h. mit einem Verlust an Freiheitsgraden im Erleben- und Sichverhaltenkönnen zu tun.

6 Die Literatur ist kaum übersehbar. Pothast (1980) führt – ohne An-

spruch auf Vollständigkeit – 540 Titel auf.

7 Entgegen von Schneewind (1983), dass im Mittelalter „von der Autonomie des Menschen keine Rede war", sei an die durch die Jahrhunderte hindurch unermüdlich immer wieder von neuem aufgegriffene Thematik des „Liberum arbitrium" erinnert, an die thomistische Freiheitslehre und Denker wie Duns Scotus.

8 Vgl. Prauss (1983); eindrucksvolle Formulierungen finden sich neben dem veröffentlichten Werk vor allem auch im Opus postumum.

9 Im übrigen vgl. Ballauf: Fichtes Freiheitslehre, Düsseldorf: Schwann 1956.

10 Über die Entwicklung der Freiheitsthematik bei Schelling orientieren Schulz (1977) und Mine (1983).

11 In der Diskussion zu diesem Vortrag führt Wulff das Beispiel einer nicht-altersbedingten hirnorganischen Schädigung an, die sich ebenfalls positiv auf die Freiheitsgrade im Verhalten des Betroffenen ausgewirkt habe. Hierbei kann man auch an das Ziel stereotaktischer Eingriffe bei Zwangskranken denken, womit wir freilich in einen mehr als fragwürdigen Problemkreis eintreten.

12 Dass prinzipiell keinerlei empirische Forschung auf diesem Feld möglich sein soll, wird psychologischerseits durch die Arbeiten von M. v. Cranach et al. (1980), Schneewind (1983) und auf dem soziologischen Sektor durch die Bemühungen des Sonderforschungsbereichs 22 (Ronneberger et al. 1980) um das Problem des autonomen Handelns widerlegt.

Literatur

Abely, P.: L'hébephrenie, dernir bastion de la liberte integrale. Med. Psychol. I 12 (I), 533-539 (1965)

Adorno, Th.; Negative Dialektik. Frankfurt/M.: Suhrkamp 1970

Anders, G.: Pathologie de la liberté. Recherches philosophiques 5, 20-32 (1937)

Baeyer, W. v.: Die Freiheitsfrage in der forensischen Psychiatrie mit besonderer Berücksichtigung der Entschädigungsneurose. Nervenarzt 23, 337 (1957)

Baeyer, W. v.: Über Freiheit und Verantwortlichkeit von Geisteskranken I und II. Nervenarzt 25, 265-273 u. 417-426 (1954). Wiederabdruck in: Baeyer. W. v.: Wähnen und Wahn. Ausgewählte Aufsätze. S. 95-126. Stuttgart: Enke 1979

Bandura, A.: The Self System in Reciprocal Determinism. American Psychologist 33, 344-358 (1978) Bergmann, J. R.: Zur Organisation der Freiwilligkeitsthematik im psychiatrischen Aufnahmegespräch – Skizze zu einer laufenden Untersuchung. Kriminologisches Journal 9, 150-159 (1977)

Bergmann, J. R.: Interaktion und Exploration. Eine konversationsanalytische Studie zur sozialen Organisation der Eröffnungsphase von psychiatrischen Aufnahmegesprächen. Diss. Konstanz 1980
Blankenburg, W.: Verhalten und Befinden beim Hebephrenen. Nervenarzt 36, 460-462 (1965)
Blankenburg, W.: Grundlagenprobleme der Psychopathologie. Nervenarzt 49, 140-146 (1978)
Blankenburg, W.: Toward a more man – centered psychiatry. In: Schäfer, K. E. et al. (eds.): A New Image ov Man in Medicine, vol. III Mt. Kisco, N.Y.: Futura 1979
Blankenburg, W.: Psychopathologie und psychiatrische Praxis. In: W. Janzarik (Hrsg.): Grundkonzeption der Psychopathologie. Stuttgart: Enke 1982
Blankenburg, W.: Gibt es eine positive Regression? In: Heinrich, K. (Hrsg.): Psychopathologie der Regression. Stuttgart: Schattauer 1984
Bochnik, H. J., Richtberg, W.: Besinnungs-Regressionen. In: Heinrich, K. (Hrsg.): Psychopathologie der Regression. Stuttgart: Schattauer 1984
Bockeimann, P.: Willensfreiheit und Zurechnungsfähigkeit. ZStW 75, 372-374 (1963)
Bockeimann, P.: Schuld, Schicksal und Verantwortung des Menschen. In: Förster, K. (Hrsg.): Freiheit und Determination. S. 89-120. München: Kösel 1967
Berrios, G. E.: Henry Ey, Jackson et les idées obsedantes. Evol. psychiatr. 42 (2), 685-699 (1977)
Breda, H.-L. van: Busserl und das Problem der Freiheit. In: Noack (Hrsg.): Husserl. Damstadt: Wissenschaftliche Buchgesellschaft 1973
Brunner, V. F.: Probleme der Kausalerklärung menschlichen Handelns. Bern-Stuttgart: Haupt 1983
Chisholm, R.: Freiheit und Handeln. Meggle, G. (Hrsg.): Analytische Handlungstheorie, Bd. i, Frankfurt/ M.1977
Coenen, H.: Diesseits von subjektivem Sinn und kollektivem Zwang. Phänomenologische Soziologie im Felde zwischenleiblichen Verhaltens. Diss. Tilburg 1979
Cohen, J., Hansel, C. E. M.: The idea of independence. Brit. J. of Psychology 46, 178-190 (1955)
Cranach, M. v., Kalbermatten, U., Indermühle, K., Gugler, B.: Ziel-

gerichtetes Handeln. Bern-Stuttgart: Huber 1980
Cranach, M., Harre, R.: The Analysis of Action. Recent Theoretical and Empirical Findings. Cambridge University Press 1981
Dennett, D. C.: Bedingungen der Personalität. In: Bieri, P. (Hrsg.): Analytische Handlungstheorie. Hain: 1981
Doi, T,: The anatomy of dependence. Tokyo-New York-San Francisco: Kodansha Internat. 1973
Edwards, R. B.: Mental Health as rational autonomy. J. of Med. and Philosophy 6, 309-322 (1981)
Erhardt, H., Villinger, W.: Forensische und administrative Psychiatrie. In: Psychiatrie der Gegenwart, I. Aufl., Bd. III, S. 181-350. Berlin-Göttingen-Heidelberg: Springer 1961
Engisch, K.: Die Lehre von der Willensfreiheit in der strafrechtsphilosophischen Doktrin der Gegenwart. Berlin: W. de Gruyter 1963
Ey, H.: La conscience. II. me ed. Paris: Presses de Univ. de France 1968 Ey, H.: La psychose et les psychotiques. Evol. Psychiat. 40, 103-116 (1975a)
Ey, H.: Des idées de Jacksons à un modèle organo-dynamique en Psychiatrie. Toulouse: Privat 1975
Förster, E., Wewetzer, K.-H. (Hrsg.): Selbsteuerung. Psychiatrische und Psychologische Beiträge zum Problem der Willensbestimmung und des Handelns. Bern-Stuttgart-Wien: Huber 1973
Förster, K. (Hrsg.): Freiheit und Determination. München: Kösel 1969
Frankfurt, H. G.: Willensfreiheit und der Begriff der Person. In: Bieri, P. (Hrsg.): Analytische Philosophie des Geistes. Königstein/Ts.: Hain 1981
Gadamer, H.-G.: Über den Zusammenhang von Autorität und kritischer Freiheit. Schw. Arch. Neurol. Neurochir. Psychiat. 133, 1-16 (1983)
Gehlen, A.: Über die Geburt der Freiheit aus der Entfremdung. Archiv für Rechts- und Staatsphilosophie 40, 338-353 (1952/53)
Gerchow, J. (Hrsg.): Zur Handlungsanalyse einer Tat. Berlin-Heidelberg-New York-Tokyo: Springer 1983
Glatzel, J.: Allgemeine Psychopathologie. Stuttgart: Enke 1978
Gruber, T.: Kommunikative Kompetenz und persönliche Autonomie. In: Ronneberger, F. et al. (Hrsg.): Autonomes Handeln als personale und gesellschaftliche Aufgabe. Opladen: Westdeutscher Verlag 1980

Haddenbrock, S.: Freiheit und Unfreiheit des Menschen im Aspekt der forensischen Psychiatrie. JZ 24, 121-125 (1969)
Haddenbrock, S.: Die Unbestimmtheitsrelation von Freiheit und Unfreiheit als methodologischer Grenzbegriff in der Psychiatrie. Nervenarzt 32, 145-215 (1961)
Haddenbrock, S.: Strafrechtliche Handlungsfähigkeit und Schuldfähigkeit. In: Witter, H., Göppinger, H. (Hrsg.): Handbuch der forensischen Psychiatrie, S. 863ff. Berlin-Heidelberg-New York: Springer 1972
Hare, R. M.: Freedom and Reason. Oxford Univ.-Press 1962; übers, von G. Meggle: Freiheit und Vernunft. Frankfurt/M.: Suhrkamp 1983
Hare, R. M.: Moral Thinking. Its Levels, Metod, and Point. Oxford Univ. Press 1981
Heidegger, M.: Wissenschaft und Besinnung, In: Vorträge und Aufsätze. Pfullingen: Neske 1954
Heimann, H.: Psychopathologie. In: Kisker, K. P. et al. (Hrsg.): Psychiatrie der Gegenwart, Bd. 1/1, S. 1 – 40. Berlin-Heidelberg-New York: Springer 1979
Jakobs, G.: Die juristische Perspektive zum Aussagewert der Handlungsanalyse einer Tat. In: Gerchow, J. (Hrsg.): Zur Handlungsanalyse einer Tat. Berlin-Heidelberg-New York-Tokyo: Springer 1983
Jaspers, K.: Der philosophische Glaube. München: Piper 1948
Jaspers, K.: Selbstsein als Freiheit. In: Philosophie, Bd. II. Berlin-Göttingen-Heidelberg: Springer 1956
Jaspers, K.: Allgemeine Psychopathologie. Berlin-Göttingen-Heidelberg: Springer 7. Aufl. 1959
Jenner, F. S., Damas Mora, J.: Jackson, Freud et Henri Ey. Evol. psychiatr. 42 (2), 681-684 (1977)
Keller, W.: Psychologie und Philosophie des Wollens. München-Basel: Reinhardt 1954
Keller, W.: Freiheit, Wille und Schuld. Nervenarzt 33, 97-101 (1962)
Kenny, A.: Freedom, spontaneity and indifference. In: Honderich, T. (ed.): Essays on freedom of action, pp. 87-104. London-Boston: Routledge & Kegan Paul 1973
Krämer, H.: Die Grundlegung des Freiheitsbegriffes in der Antike. In: Simon, J. (Hrsg.): Freiheit, theoretische und praktische Aspekte des Problems. Freiburg-München: Alber 1977
Lempp, R.: Das Problem der Selbsteuerung aus psychopatholo-

gischer Sicht. In: Förster, E., Wewetzer, K.-H. (Hrsg.): Selbsteuerung (s. d.) Bern-Stuttgart-Wien: Huber 1973

Lenk, H. (Hrsg.): Handlungstheorien - interdisziplinär, Bd. 1-4. München: Fink 1977

Lösel, F.: Begründungsdefizite in der Kritik genereller Persönlichkeitsmerkmale - Zu den Grundlagen psychologischer Autonomiekonzepte, ln: Ronneberger, F. et al. (Hrsg.): Autonomes Handeln als personale und gesellschaftliche Aufgabe. Opladen: Westdeutscher Verlag 1980

Loubser, J. J. et al. (Hrsg.): Allgemeine Handlungstheorie, Frankfurt/M.: Suhrkamp 1981

Luijpen, W. A. M.: Phänomenologie der Freiheit. München: Moriz 1971

Luthe, R.: Verantwortlichkeit, Persönlichkeit und Erleben. Berlin-Heidelberg-New York: Springer 1981

Meggle, G. (Hrsg.): Analytische Handlungstheorie Bd. I. Frankfurt/M.: Suhrkamp 1977

Melden, A. J.: Freie Handlungen. In: Beckermann, A. (Hrsg.): Analytische Handlungstheorie. Bd. II, S. 120-167. Frankfurt: Suhrkamp 1977

Mitscherlich, A.: Freiheit und Unfreiheit in der Krankheit. Frankfurt/M.: Suhrkamp 1977

Montada, L.: Verantwortlichkeit und das Menschenbild in der Psychologie. In: Jüttemann, G. (Hrsg.): Psychologie in der Veränderung: Perspektiven für eine bestandsangemessenere Forschungspraxis. Weinheim-Basel: Beltz 1983a

Montada, L.: Voreingenommenheiten im Urteilen über Schuld und Verantwortlichkeit. In: Montada, L., Reusser, K., Steiner, G. (Hrsg.): Kognition und Handeln. Stuttgart: Klett-Cotta 1983

Müller, M.: „Freiheit." Staatslexikon 3. Bd. Freiburg: Herder 1959, Sp. 528-544

Ohm, A.: Persönlichkeitswandlung unter Freiheitsentzug. Berlin: W. de Gruyter 1964

Pothast, U. (Hrsg.): Seminar: Freies Handeln und Determinismus. Frankfurt/M.: Suhrkamp 1978 Pothast, U.: Die Unzulänglichkeiten der Freiheitsbeweise. Frankfurt/M.: Suhrkamp 1980

Prauss, G.: Kant über Freiheit als Autonomie. Frankfurt/M.: Klostermann 1983

Reda, G.: Psychiatrie et liberté. Evol. psychiat. 42 (2), 915-923 (1977)

Rocek, R.: Zu Günther Anders. Das Pult 65, 23-31 (1982)
Ricoeur, P.: Philosophie de la volonte, vol. I, Paris 1949, vol. II. Paris 1960
Ronneberger, F.: Seel, H. J., Stosberg, M. (Hrsg.): Autonomes Handeln als personale und gesellschaftliche Aufgabe. Opladen: Westdeutscher Verlag 1980
Sachse, H.: Naturerkenntnisse und Wirklichkeit. Braunschweig: Vieweg 1967
Sapir, M.: Le soignant et le Pouvoir. Schw. Arch. Neur. Neurochir. Psychiat. 133, 17-28 (1983)
Sartre, J.-P.: L'Être et le Néant. Paris: Gallimard 1943
Scharfetter, Chr.: Die interaktionale Abhängigkeit der Psychopathologie in ihrer Bedeutung für Untersuchungsgespräch, Diagnostik und Therapie. Vortrag in der Psychiatrischen Klinik der Universität Marburg am 5. 2. 1981
Schewe, G.: Wille und Freiheit – juristische und medizinisch-psychologische Aspekte. In: Gerchow, J. (Hrsg.): Zur Handlungsanalyse einer Tat. Berlin-Heidelberg-New York-Tokyo: Springer 1983
Schmid, S.: Freiheit heilt. Bericht über die demokratische Psychiatrie in Italien. Berlin: Wagenbach 1978
Schneewind, K. A.: Autonomes Handeln: Einige Anmerkungen zur Geschichte, Theorie und Empirie eines umstrittenen Konzepts. In: Bittner, G. (Hrsg.): Personale Psychologie. Festschr. f. L. A. Pongratz. Göttingen-Toronto-Zürich: Hogrefe 1983
Schneider, K.: Die Beurteilung der Zurechnungsfähigkeit. Stuttgart: Thieme 1961
Spaemann: Freiheit. In: Ritter, J. (Hrsg.): Histor. Wörterbuch der Philosophie, Bd. 2, 1088-1098
Schreiber, M.: Seine Seele im Zustand der Freiheit erhalten. Selbstwerden als kreatives Geschehen. In: Bittner, G. (Hrsg.): Personale Psychologie. Festschr. f. L. J. Pongratz. Göttingen-Toronto-Zürich: Hogrefe 1983
Schulz, W.: Die Wandlungen des Freiheitsbegriffs bei Schelling. In: Simon, J. (Hrsg.): Freiheit. Theoretische und praktische Aspekte des Problems. Freiburg-München: Alber 1977
Schulz, W.: Freiheit und Unfreiheit im Horizonte menschlicher Selbsterfahrung. In: ders.: Vernunft und Freiheit. Stuttgart: Reclam 1981
Schumacher, W.: Die Tathandlung und ihre Bewertung in psychoa-

nalytischer Sicht. In: Gerchow, J. (Hrsg.): Zur Handlungsanalyse einer Tat. Berlin-Heidelberg-New York-Tokyo: Springer 1983
Schwemmer, 0.: Philosophie der Praxis. Frankfurt/M.: Suhrkamp 2. Aufl. 1980 Schwemmer, 0.: Praktische Begründung, rationale Rekonstruktion und methodische Überprüfung. Zu den handlungstheoretischen Grundlagen der Sozialwissenschaften. In: Lenk, H. (Hrsg.): Handlungstheorien – interdisziplinär, Bd. 2, München: Fink 1979
Seel, H. J.: Das Verständnis von Autonomie als Nicht-Bevormundung im Rahmen eines handlungstheoretischen Konzepts – Beratung als neues Paradigma in den Sozialwissenschaften. In: Ronneberger, F. et al. (Hrsg.): Autonomes Handeln als personale und gesellschaftliche Aufgabe. Opladen: Westdeutscher Verlag 1980
Sherrington, C. S.: The integrative action of the nervous system. London: Constable 1906
Simon, J. (Hrsg.): Freiheit. Theoretische und praktische Aspekte des Problems. Freiburg-München: Alber 1977
Skinner, B. F.: Beyond Freedom und Dignity. New York: Knopf 1971
Steiner, R.: Die Philosophie der Freiheit. Berlin: 1894
Störring, G. E.: Besinnung und Bewußtsein. Stuttgart: Thieme 1953
Storch, A.: Wege zur Welt und Existenz der Geisteskrankheiten; hrsg. von W. V. Baeyer und W. Bräutigam. Stuttgart: Hippokrates 1965
Stoutland, F.: Die kausale Theorie der Handlung. In: Apel, K.-O. et al. (Hrsg.): Neue Versuche über Erklären und Verstehen. Frankfurt/M.: Suhrkamp 1978
Tress, W.: Persönlichkeit als gestufte Zuschreibung (noch unveröffentl. Manuskript). Mannheim 1983
Straus, E.: On the Form and Structure of Man's Inner Freedom. In: ders.: Psychologie der menschlichen Welt. Gesammelte Schriften. Berlin-Göttingen-Heidelberg: Springer 1960
Waelhens, A. de: Linéaments d'une Interpretation phenomenologique de la liberté. In: Liberté. Actes du IVe Congrès des Sociétés de Philosophie de langue française. Neufchatel 1949
Waldenfels, B.: Der Spielraum des Verhaltens. Frankfurt/M.: Suhrkamp 1979 Warnach, W.: Freiheit. In Historisches Wörterbuch der Philosophie, Bd. II, hrsg. von J. Ritter. Basel: Schwabe
Waller, H. (Hrsg.): Zwangseinweisung in der Psychiatrie. Bern-Stuttgart-Wien: Huber 1982

Warnock, M.: Freedom in the early philosophy of J.-P. Sartre. In: Honderich, T. (ed.): Essays on freedom of action. London-Boston: Routledge & Kegan Paul 1973

Wegener, H.: Zum Aussagewert der Handlungsanalyse einer Tat – die psychologische Perspektive. In: Gerchow, J. (Hrsg.): Zur Handlungsanalyse einer Tat. Berlin-Heidelberg-New York-Tokyo: Springer 1983

Weizsäcker, V. v.: Pathosophie. Göttingen: Vandenhoeck & Ruprecht 1956

Wendland, K.-L.; Menschliche Freiheit zwischen Selbstverwirklichung und Selbstzerstörung. Schweiz.

Arch. Neurochir. Psychiat. 132, 149-160 (1983)

Werbik, H.: Handlungstheorien. Stuttgart-Berlin-Köln-Mainz: Kohlhammer 1978

Wewetzer, K.-H.: Konstruktive Alternativen – Die Psychologie der „personellen Konstrukte" von George Kelly. In: Förster, E. u. Wewetzer, K.-H.: Bern-Stuttgart-Wien: Huber 1973 Windelband, W.: Über die Willensfreiheit

Wyrsch, J.: „La liberté de l'âme me manque." Sur la conscience du Séntiment de liberté chez les schizophrénes. Evol. psychiatr. 42 (2), 845-849, 1977

Zutt, J.: Freiheitsverlust und Freiheitsentziehung. Berlin-Heidelberg-New York: Springer 1970

Zur Subjektivität des Subjekts aus psychopathologischer Sicht

Die Frage nach dem Stellenwert von so etwas wie „Subjekt", „Ich", „Selbst"[1] und allem, was wir mit ähnlichen oder verwandten Ausdrücken umschreiben, geht durch die Jahrhunderte, ja durch die gesamte für uns überschaubare Geistesgeschichte der Menschheit. Dennoch gibt es Akzentsetzungen und Zuspitzungen, die einer bestimmten Kulturentwicklung oder einer Epoche ihren Stempel aufprägen. In der abendländischen Tradition finden wir – über Wellenbewegungen hinaus, die nicht das Thema dieses Beitrags sind – zweifellos eine gewisse Tendenz, die man als Steigerung der Subjektivitätsproblematik auffassen kann. Dafür spricht schon die hinlänglich bekannte Geschichte des Begriffs „Subjekt", in deren Verlauf – in der Entwicklung vom griechischen „υποκειμενον" zum modernen „Subjekt"-Begriff – geradezu eine Bedeutungsumkehr stattgefunden hat; noch gut ablesbar am Doppelsinn von frz. „sujet". Schlagwortartig kann man – an Hegel[2] anknüpfend – sagen, dass in zunehmendem Maße die „Substanz" als (vom Objekt distanziertes, verobjektivierendes) „Subjekt" und (zumindest von einem gewissen Standpunkt aus) das „Subjekt" als die wahre „Substanz" sich darstellt.

Diese Entwicklung nachzuzeichnen, steht hier nicht an. Sie ist häufig genug und zwar in unserem Jahrhundert zunehmend kritisch analysiert worden. So ging es Heidegger – um nur einen Exponenten der Philosophie unseres Jahrhunderts zu nennen – bekanntlich ganz wesentlich um eine „Überwindung[3] der Metaphysik der Subjektivität". Auch die Argumentation von G. Vattimo (1986) in „Jenseits vom Subjekt" ist von daher bestimmt. In dem weiteren Umkreis unseres Faches hat Horst-Eberhard Richter in seinem Buch „Der Gotteskomplex" (1979) aus psychoanalytischer Sicht die Steigerung der Subjektivität des Subjekts in der neuzeitlichen Entwicklung im Sinne einer Selbstvergottung des Ichs mit all ihren Konsequenzen – vornehmlich einer Vergewaltigung der Natur, die ausschließlich auf Beherrschbarkeit hin und immer weniger als das ihn Umfangende oder gar als „Partner" des Menschen erfahren wurde – heftig gebrandmarkt. Diesbezüglich ließe sich manches anfügen, was zum Aufkommen der „ökologischen" Bewegung in der Gegenwart beigetragen hat. Unabhängig davon ist auf den Strukturalismus (Levi-Strauss, Foucault, Lacan) und den

Poststrukturalismus (Derrida, Lyotard u. a.) zu verweisen[4], die auf ihre Weise beigetragen haben, die Subjektivität des „Subjekts" zu unterlaufen. Habermas (1985: 426f.) unterscheidet eine rationale und eine anti-rationale Auseinandersetzung mit der „subjektphilosophischen Erbmasse". Zur ersteren – der sicher die größere Zukunftsbedeutung zukommt – zählt er die sich anbahnende Ablösung der „subjektzentrischen Vernunft durch Systemrationalität" (1985: 444)[5]. Ist doch der in der Biologie entwickelte systemtheoretische Begriff der „Autopoiesis" („autopoietic Systems") dabei, eine „subjektfreie" Konzeption[6] des menschlichen Bewusstseins und „Selbst's" anzubieten (Luhmann 1985). Ob mit Hilfe der kybernetischen Interpretation des Selbstbewusstseins als eines „selbstreferentiellen Systems" nur alte subjektivistische Konzeptionen überholt werden oder das menschliche Subjekt selbst auf eine formal bestechende Weise eskamotiert wird, wird sich zeigen. M. Frank (1986) hat im Hinblick auf diese und ähnliche Tendenzen „Reflexionen über Subjekt, Person und Individuum aus Anlass ihrer ‚postmodernen' Toterklärung" angestellt und mit Nachdruck „die Unhintergehbarkeit der Individualität" verteidigt. Allerdings ist fraglich[7], ob man das „Subjekt", wie es hier zur Debatte steht, ohne weiteres mit „Individualität" gleichsetzen darf; dies ist zu verneinen. Doch bestehen zwischen beiden Problemkreisen wichtige wechselseitige Beziehungen, auf die hier abgehoben werden soll.

Letztlich ist wohl auch der mit einem Fragezeichen versehene Titel dieses Bandes „Tod des Subjekts?" in diesem Sinne zu verstehen. Man kann fragen, ob „Tod des Subjekts" für unser Jahrhundert nicht eine ähnliche Devise abgibt wie für das vergangene diejenige vom „Tode Gottes".[8] „Tod Gottes" – „Tod des Subjekts": darin zeichnet sich eine Konsequenz ab, die heute nicht mehr nur von einigen wenigen verkündet wird, sondern fast schon in das allgemeine Bewusstsein des gegenwärtigen Menschen übergegangen ist.

Gegenüber aller Kritik, die dem Subjektivismus der Neuzeit in seinen mannigfaltigen Spielarten entgegengebracht wird, ist jedoch zunächst noch einmal auf das Faszinosum hinzuweisen, das von der Idee eines Zu-sich-selbst-Kommens des Seins im menschlichen „Subjekt" ausgeht. Diese Idee beschränkt sich keineswegs nur auf eine bestimmte Auffassung der Geschichte des menschlichen Geistes. Sie impliziert darüber hinaus die Konzeption einer (nichtmenschliche wie menschliche Etappen umfassenden) Seinsgeschichte selbst. Leitend ist dabei die Idee, dass das Sein im „Subjekt“ zu sich selbst kommt; eine Idee, die im Deutschen Idealismus in vielen Variationen durchgespielt wurde. Das Postulat lautet: Die Entwicklung, die von der „Substanz“ zum „Subjekt“ führt, ist nicht nur eine solche des Auffassens, sondern zuvor schon die eines realen Gestaltwandels der Natur selbst. Die Evolution wird als eine Art Inversion gedacht. Seiendes tritt den Rückstieg (quasi „Krebsgang“) in seine eigenen Voraussetzungen an. Es ist der Weg einer sich potenzierenden Verinnerlichung, ein Weg, der zu einer gesteigerten „Ur-Sprünglichkeit“ des Seins von Seiendem führt. „Vonselbst-Sein“ metamorphosiert sich in Richtung „Selbstsein“; der Verf. (Blankenburg 1971) hat dies vor Jahren im Hinblick auf spezielle Probleme der Psychopathologie differenzierter dargelegt.

Ohne hier näher auf die schwierige Frage, wie und wodurch sich Lebendiges von Unlebendigem abhebt, einzugehen, kann man zumindest für die Biologie festhalten, dass alle Entwicklung den Weg über Verinnerlichungsprozesse nimmt. Das beginnt bereits – rein äußerlich betrachtet – dort, wo eine Morula sich zur Gastrula „einstülpt". Einstülpungsprozesse sind es, wodurch die Natur sich fortentwickelt. Das Wort „Entwicklung“ („Evolution“) besagt zwar sprachlich, dass etwas Inneres nach außen tritt. Aber in Wahrheit handelt es sich bei den wesentlichen Entwicklungsschritten zugleich um Prozesse einer „Verinnerlichung“. Äußeres wird Inneres. Äußere Bedingungen werden zu inneren Bedingungen der Existenz. Seiendes verliert dadurch jeweils ein Stück zuvor gezeigter äußerer Stabilität. Es wird labiler, zugleich damit aber auch beweglicher und differenzierter; und zwar in dem gleichen Maße, in dem sich das äußerlich Sichtbare zugleich mehr und mehr als Ausdruck und/oder Produkt eines zunehmend in Erscheinung tretenden „Inneren“ darstellt; ein Prozess, in dem Seiendes sich in seinem Sein in zunehmenden Maße selbst aufs Spiel setzt (sich riskiert) und gerade hierin ein eigenes, neues Existieren findet.

Die Gestalt einer Pflanze ist durch ihre Wachstumsbewegungen beweglicher – cum grano salis: „labiler“ – als die Gestalt eines Steines. Zugleich manifestiert sich in der Pflanze das Gestaltende der Gestalt als eigenständige Realität. Raumgestalt wird Zeitgestalt. Für Unlebendiges bedeutet dagegen „Zeit“ lediglich das Worinnen des Erscheinens. Im Lebendigen substanzialisiert sich die Zeit zu einem eigenen Wesen. Animalische Existenz zeigt darüber hinaus im Vergleich mit pflanzlichem Sein nicht nur Wachstumsbewegungen, aus denen eine „Zeitgestalt“ resultiert, sondern auch Ausdrucksbewegungen und zielgerichtete Bewegungen (Zweckbewegungen), durch die hindurch etwas „Inneres" („Innerlichkeit") sich manifestiert. Dieses „Innere" ist allerdings beim Tier noch weitgehend festgelegt (z. B. im Sinne einer bestimmten Triebstruktur). Auch der Mensch verfügt über eine solche Triebstruktur. Sie ist bei ihm aber weit weniger festgelegt als beim Tier. Der Mensch zeigt ein Minus an „Instinkt"[9]. Er präsentiert sich als das „nicht festgestellte Tier" (Nietzsche II: 623, 862). Das eigene Sein ist ihm weniger vorgegeben; es ist ihm vielmehr – jedenfalls in manchen Bereichen seines Daseins – *auf*gegeben.

Der Weg führt vom Vorgegebensein zum Sich-Aufgegebensein. Das Dasein wird riskierter, ereignishafter; dies dadurch, dass es sich in seinem Sein selbst aufs Spiel setzt. Im Gegensatz zu Stein, Pflanze, Tier begegnet uns der andere Mensch nicht ausschließlich als etwas, was schlicht „da" ist, sondern als etwas, was sein Sein zu sein hat. Es ist ein Prozess der „Verinnerlichung", der vom schlichten Sein über ein Sich-Verhalten zum eigenen Sein letztlich, wenigstens partiell, zu einer Selbstkonstitution im Sinne von Selbstverantwortung und Selbstbegründung des eigenen Seins führt. Am Ende dieses Prozesses stünde dann ein sich selbst konstituierendes und sich selbst verantwortendes Wesen; „*Sub*jekt" genannt, weil es ein (wenn auch noch so kleines) Stück weit für die Voraussetzungen seines eigenen Existierens selbst einsteht bzw. aufkommt.

Man kann auch von der Relation zwischen Teil und Ganzem, Einzelnem und Allgemeinem her argumentieren: die Unselbständigkeit des Teils (bzw. Einzelnen) ist eine Bedingung der Integrität des Ganzen (bzw. Allgemeinen). Jede Abgrenzung eines Einzelnen als Einzelnes bedeutet zugleich Gefährdung desselben; ohnehin immer nur relativ möglich, wird sie daher erkauft durch zeitliche Begrenzung. Der räumlichen Abgrenzung entspricht die zeitliche Begrenzung: Mit der Absonderung eines Eigenlebens im Verlauf der Evolution – mit der Individuation – gewinnt der Tod an Bedeutung. „Die Wahrheit der Individualität ist ihr Tod" können wir im Sinne Hegels sagen. Verstehen wir die Individualität als „Subjekt" – das freilich ist ein springender Punkt –, bedeutet dies: Die Wahrheit des Subjekts ist sein Tod. Selbst eine befristete Verselbständigung des Einzelnen gegenüber dem Ganzen – der Prozess der Individuierung – ist nur dadurch möglich, dass das Einzelne Gesetzmäßigkeiten des Ganzen, ohne deren Berücksichtigung es nicht existenzfähig wäre, internalisiert. Ein Ersetzen von Fremdbestimmtheit durch Selbstbestimmung, Fremdsteuerung durch Eigensteuerung, ist – wenn das Individuum nicht zugrunde gehen soll – nur möglich, wenn die Umwelt bis zu einem gewissen Grade sich in Form von „Wahrnehmung und Einsicht *im* Menschen selbst repräsentiert.

Bildlich gesehen haben wir es auch hier mit einem „Einstülpungsvorgang" zu tun. Systemtheoretisch ließe sich dieser Vorgang relativ leicht formalisieren, aber unter Preisgabe der lebendigen, personalen Dynamik, die ihm innewohnt.

Nennt man das, worauf dieser Prozess der „Verinnerlichung", Individuierung, Absonderung vom Ganzen, Verselbständigung von Eigensein sich zubewegt, *„Subjekt"* – es handelt sich um einen Prozess ständiger Oszillation zwischen den Gefahren zu weit gehender Verselbständigung, die Isolation, ja Tod (das heißt *Zugrundegehen* als Rückgang, Rückkehr in den eigenen Grund) bedeuten würde, und der Gefahr eines Mangels an Verselbständigung, der eine Individuation gar nicht erst aufkommen lässt – so ist verständlich, dass die Frage, ob man dem Subjekt den „Tod" oder eine Potenzierung seiner selbst wünschen soll, nicht lediglich ein beliebiges Streitobjekt individueller, von jeweiligen Zeitströmungen abhängiger Meinungen ist, sondern Ausdruck einer fundamentalen, in der Sache selbst verankerten Dialektik.

Eine derartige Konzeption, die in ihren verschiedenen Varianten für uns mit den Namen Fichte, Schelling, Hegel verbunden ist, stellt sich als Konsequenz weiter zurückreichender Konzeptionalisierungen dar: Ein (zu sich „ich" sagendes) Subjekt ist es, worin das Sein zu sich selbst kommt. Aus der griechischen Antike bewegt uns bis heute die Inschrift am Tempel zu Delphi „γνώϑι σεαυτόν" („Erkenne dich selbst"). Der Name des Gottes im Alten Testament, Jahve, wird zumeist mit den Worten „Ich bin, der ich bin" übersetzt. Aus dem Neuen Testament ragen die sieben „Ich bin …"-Worte des Johannes-Evangeliums heraus (Worte, wie „Ich bin der Weg, die Wahrheit und das Leben …"). In der gesamten christlichen Geistes- und Kulturentwicklung spielt der Selbstbezug eine eminente Rolle. Die Autobiographie[10] – man denke an Augustinus – hat von da her entscheidende Anstöße erfahren.

Der Selbstbezug ist immer wieder in vielen Varianten als ein ausschlaggebender Katalysator in der Entwicklung des menschlichen Bezugs zur Welt angesehen worden. Ein Beispiel unter vielen: Bei Novalis finden wir das Distichon „Einem gelang es, – er hob den Schleier der Göttin zu Sais. Aber was sah er? – Wunder des Wunders – Sich Selbst". Das „Cogito ergo sum" Descartes' steht keineswegs allein da. Vielfältig sind die Gedanken, die um ähnliches kreisen. Erinnert sei an die Monadologie von Leibniz, an Kants „transzendentale Apperzeption", an Fichte und den frühen Schelling („Vom Ich als Prinzip der Philosophie"), an Hegel, aber auch an den Antihegelianer Kierkegaard, für den das Sichverhaltenkönnen zu sich selbst zum Angelpunkt seines Philosophierens wird. Auch Heideggers Versuch einer „Überwindung der Metaphysik der Subjektivität" bleibt – zumindest in „Sein und Zeit" – noch darauf bezogen.

Von dem Gesagten her liegt es nahe, die Auffassung eines Weges vom Sein zum Selbst (vom bloßen „Von-selbst"-sein zum Selbstsein) – d. h. „Selbstbezug" als treibendes Moment der Evolution schlechthin – als einen zentralen Leitgedanken aller sogenannten „Hochkulturen" zu betrachten. Dies zumal dann, wenn man einbezieht, dass sie – wenngleich mit ganz anderer Ausrichtung – auch im alten Indien eine kardinale Rolle spielte. Dort stand am Ende freilich nicht ein „Subjekt" qua persönliches „Ich", das alles Begegnende zum Gegenstand (oder gar zum bloßen „Bestand") werden lässt, sondern ein Selbst (Atman), das alles in sich und sich in allem wiederfindet („tatwam asi").

Bekannt sind die Versuche, das Selbst- und Weltverhältnis im Abendland und dasjenige im alten Indien auf einen gemeinsamen Nenner zu bringen, auf den der Bemächtigung: Auf der einen Seite Beherrschbarmachung der äußeren Welt („Machet euch die Erde untertan"); auf der anderen Seite Beherrschbarmachung der inneren Welt (durch Yoga u. ä.), wobei freilich in die Beherrschbarmachung des eigenen Inneren auch die Beherrschung egoistischer Bemächtigungstriebe einbezogen war, aber eben doch letztlich im Rahmen eines Prozesses, dem eine grandiose Selbstbezogenheit – und sei es auch nur die in Richtung einer Selbsterlösung – nicht abgesprochen werden kann. Wenn schon nicht für alle sogenannten „Hochkulturen" schlechthin, so scheint doch zumindest für die indogermanische Welt der *Selbstbezug* eine Art „Leitmotiv" zu bilden.

Unsere Frage lautet: Inwieweit handelt es sich bei dieser „Ontologik" nur um eine Projektion? Um die Projektion einer spezifisch abendländischen oder darüber hinaus indogermanischen „Metaphysik der Subjektivität", eines „Furor intentionalis", um die Ausgeburt einer narzisstischen Kollektiv-Neurose? Inwieweit spiegelt sich darin doch etwas von einer menschenübergreifenden Seinsgeschichte wider? Es ist nicht leicht, von einer Betrachtungsweise Abstand zu nehmen, die eine zielgerichtete Evolution annimmt; eine Evolution vom Sein zum Selbst-Sein, von einem schlichten Sein, wie es uns die Pflanzenwelt vorlebt („Die Ros' ist ohn' Warum, sie blühet, weil sie blühet ...“[11]) zu einem Zu-sein-Haben, von einem vorgegebenen zu einem aufgegebenen Sein; also von einer Auffassung, die eine Zielgerichtetheit, einen Richtungssinn im Weltgeschehen voraussetzt; das heißt zugleich; eine Entwicklung, die von einem in sich zusammenhängenden, ungeteilten Sein zu zunehmender Individuation führt, wobei jedes einzelne Individuum, wenn es seine Existenz behaupten will, auf mittelbarem Wege sich so viel von dem es umfangenden Ganzen (der Umwelt) angeeignet und internalisiert haben muss, wie es an unmittelbarem Konnex verloren hat. Es ist ein langer Weg, der vom unmittelbaren Einbezogensein zu zunehmend freierer Vermittlung führt und zugleich vom ‚fertigen' Konstituiertsein (natura naturata) zu einem konstituierenden Leben (natura naturans).

Muss ein solcher Rückstieg vom Konstituierten zum Konstituierenden mit Notwendigkeit zur Subjektivität eines Subjekts qua „Ich“ führen? Könnte dieser Rückstieg statt dessen nicht auch ins gänzlich Anonyme, zu (wie dichterisch in Goethes „Faust“ gestaltet) quasi anonymen „Müttern“ alles Seienden geleiten? Unter anderen war es Goethe, der zur Zeit der Hochblüte der reflexiven Ich-Philosophie gegen dieselbe entschiedene Skepsis anmeldete; „Hierbei bekenn ich, daß mir von jeher die große und so bedeutsam klingende Aufgabe: erkenne Dich selbst, immer verdächtig vorkam, als eine List geheim verbündeter Priester, die den Menschen durch unerreichbare Forderungen verwirren und von der Tätigkeit gegen die Außenwelt zu einer falschen Beschaulichkeit verleiten wollen. Der Mensch kennt nur sich selbst, insofern er die Welt kennt, die er nur in sich und sich in ihr gewahr wird ...“ (XVI/879 f.).

In der Gegenwart sind die kritischen Stimmen weit lauter. In der Tat kann man fragen: Handelt es sich, wenn wir z. B. von einem „transzendentalen Ego“ sprechen, tatsächlich um etwas so Ursprüngliches, wie beansprucht, und nicht nur um die Rückprojektion eines untergeordneten, abkünftigen, soziokulturell bedingten Ichbewusstseins auf eine große Projektionsfläche, als die sich uns unser Unbewusstes qua „Ursprungsgefilde“ darstellt? Ist nicht schon das Denken früher als das Ich[12], insofern das Denken es ist, welches allererst Subjekt und Objekt, Ich und Nichtich auseinandertreten lässt und alsdann miteinander konfrontiert? Diese Fragen sind nicht ausgestanden. In verschiedenem Gewand begegnen sie uns immer wieder von neuem; auch in den Bereichen der Psychopathologie und Psychodynamik. Lang (1980) wies darauf hin, dass die Entthronung des autonomen Subjekts ein Motiv ist, das die Psychoanalyse Freuds sowohl mit dem Strukturalismus als auch mit dem Ansatz Heideggers verbindet – ungeachtet aller sonstiger tiefer Differenzen.

Der Selbstbezüglichkeit im indogermanischen Denken wird heute mit Nachdruck die fernöstliche Sicht bzw. Denktradition mit ihrem Bezug zum Allen Gemeinen, zum Umkreishaft-Atmosphärischen, zum „Zwischen" usf. entgegengestellt. Dass die Auffassung, dass der Weg zum Sein über die Subjektivität des Subjekts führe, nicht für alle sogenannten „Hochkulturen" gelte, bekommen wir in der Tat von Japanern und Chinesen immer wieder gesagt: Zwar spielt auch im Buddhismus, der auf die fernöstliche Kultur einen weitreichenden Einfluss gehabt hat, der Selbstbezug (im Sinne des buddhistischen Ziels der „Selbsterlösung") eine große Rolle[13]. Aber gerade diese (indische) Seite des Buddhismus scheint auf dem Weg über China nach Japan – unter den Nachwirkungen der Lehre des Konfuzius einerseits, des Laotses andererseits – nach Japan entschieden abgeschwächt worden zu sein, zugunsten einer Einstellung, die nicht den Selbstbezug, sondern den Bezug zum Allen Gemeinen – zum „Zwischen" („ma") und darüber hinaus zum „ki" – ganz in den Vordergrund stellt (Kimura 1969, T. Doi 1982 u. a.).

Von hier aus versteht sich denn auch – um nunmehr einen Sprung in die Psychopathologie zu wagen – eine andere Interpretation der Schizophrenie: Schizophrenie nicht primär als Spaltung im „Ich" (wie dies seit E. Bleuler geläufig ist), sondern als Störung im „ki" (Kimura 1969, 1975, 1982); eine Interpretation, die einer „ökologischen" Betrachtungsweise im weitesten Sinne des Wortes entgegenkommt und sich mit manchen Bestrebungen der neueren Schizophrenie-Forschung in der westlichen Welt deckt. Zu denken ist dabei z. B. an den systemischen Ansatz in der Familienforschung, der nicht mehr von der einzelnen Person ausgeht, wie dies in der klassischen Psychopathologie selbstverständlich war, sondern – im Sinne eines tiefgreifenden Paradigmenwechsels – von einem Beziehungsnetz zwischen den einzelnen Mitgliedern einer Familie (oder sonstigen Sozietät). Gegenstand der Forschung ist nicht mehr der einzelne Patient – „Indexpatient", wie er nunmehr genannt wird –, sondern das, was „zwischen" den verschiedenen Mitgliedern der Familie (oder sonstigen Sozietät) passiert: *Inter*subjektive Struktur rangiert vor Subjektivität.

Im September 1986 fand in Japan – organisiert vom Kawai-Institut in Nagoya – eine japanisch-deutsche Tagung zum Thema "‚Das Selbst' aus der Sicht der Psychiatrie und Philosophie" statt. Dies ist beachtlich, wenn man bedenkt, dass der Japaner kein einheitliches Wort für „ich" kennt, vielmehr sehr verschiedene Worte, wobei die Wahl des Wortes ganz und gar von der jeweiligen zwischenmenschlichen Situation abhängt, aus der heraus gesprochen wird. Dem ist zu entnehmen – wenn man der Sprache folgen darf –, dass das Subjekt qua „Ich" für Japaner nicht wie für uns etwas Primäres ist, etwas, was als mit sich selbst identisch erlebt wird, das – selbst unveränderlich bleibend – in beliebiger Weise verschiedenartige Beziehungen (zu anderen Menschen und Dingen) aufnehmen kann. Dies geht so weit, dass in Japan von einigen Philosophen ernstlich bezweifelt wird, ob die „transzendentale Apperzeption" im Sinne Kants („Das: Ich denke muss alle meine Vorstellungen begleiten können") (Kr. d. r. V., B 131/132) für das japanische Bewusstsein die gleiche Gültigkeit habe wie für das europäische. Dasjenige, was wir mit dem *einen* Wörtchen „ich" zum Ausdruck bringen, scheint sich für den Ostasiaten in je unterschiedlicher Weise aus der jeweiligen Situation – aus dem „Zwischen" – zu ergeben; d. h. es stellt sich als eine Resultante der jeweiligen zwischenmenschlichen Konstellation dar.

Der in der abendländischen Tradition aufgewachsene Mensch lebt dagegen aus dem Bewusstsein einer Identität seines Selbst heraus; d. h. aus einer als einheitlich erlebten Ich-Identität, der gegenüber z. B. die aus Rollenübernahmen resultierenden „Identitäten" (im soziologischen Sinn des Wortes) als sekundär erlebt und eingeschätzt werden. – Dass dies nicht unmodifiziert gilt, d. h. dass es auch bei uns unterschiedliche Relationen zwischen „Ichidentität" (eigentlichem Selbstsein) und jeweiligen „Rollenidentitäten" gibt, hat die Sozialpsychologie klar herausgestellt. A. Kraus (1977) nahm dies zum Ausgangspunkt für seine Charakterisierung des Typus melancholicus (Tellenbach 1961, 1983). Er sieht ihn geprägt durch eine Überidentifikation mit der je eigenen Rolle. Dennoch behält – auch für den Melancholiker – in Europa das Bewusstsein einer rollenunabhängigen Ich-Identität (so wie dies in den meisten Sprachen der westlichen Welt deutlich zum Ausdruck kommt) Vorrang[14]. Dieser Vorrang herrscht in der westlichen Welt unangefochten. Wird doch im Englischen das Wörtchen „I" sogar groß geschrieben. Es dominiert das, was Kant mit dem Begriff der „transzendentalen Apperzeption" im Auge hatte: „das stehende und bleibende Ich macht das Korrelatum aller unserer Vorstellungen aus" (Kr. d. r. V. A 123). Dass Kant dieses Primat dem „Ich" nicht nur in erkenntnistheoretischer, sondern auch in anthropologischer Hinsicht einräumte, zeigen seine berühmten Worte aus der „Anthropologie in pragmatischer Absicht" (1794): „Daß der Mensch in seiner Vorstellung das Ich haben kann, erhebt ihn unendlich über alle andere auf Erden lebende Wesen."

Dieses Ich wird in numerischer Einzahl als etwas Einfaches, ja Einzigartiges erlebt und entsprechend verbalisiert. Die Akzentuierung der Einzigartigkeit und philosophischen Bedeutung der Erfahrung des „Ich denke" reicht bekanntlich bis zu Descartes zurück. Sie kulminierte in der Transzendentalphilosophie um 1800. Nicht nur in der Philosophie. Auch in der Dichtung fand „die Manifestation des Selbstbewusstseins im konkreten ‚lch bin'" (Uehlein 1982) vielfältigen Niederschlag. Von Interesse ist diesbezüglich der Band von Wuthenow „Das erinnerte Ich". Entsprechende Kindheitserinnerungen wurden wichtig. Besonders eindrucksvoll ist die Selbstschilderung Jean Pauls (1826/28, S. 53):

„Nie vergeß' ich die noch keinem Menschen erzählte Erscheinung in mir, wo ich bei der Geburt meines Selbstbewusstseins stand, von der ich Ort und Zeit anzugeben weiß. An einem Vormittag stand ich als ein sehr junges Kind unter der Haustür und sah links nach der Holzlege, als auf einmal die innere Gestalt, ich bin ein Ich, wie ein Blitzstrahl vom Himmel auf mich fuhr und seitdem leuchtend stehenblieb: Da hatte mein Ich zum ersten Mal sich selber gesehen und auf ewig. Täuschungen des Erinnerns sind hier schwerlich denkbar, da kein fremdes Erzählen sich in eine bloß im verhangenen Allerheiligsten des Menschen vorgefallene Begebenheit, deren Neuheit allein so alltäglichen Nebenumständen das Bleiben gegeben, mit Zusätzen mengen konnte."

Kant hat offensichtlich etwas Ähnliches erlebt; schreibt er doch (a. a. O.), dass demjenigen, der „früh dazu gelangt" sei, „auf sich selbst aufmerksam" zu werden, „gleichsam ein Licht aufgegangen" zu sein scheine. Dazu wäre eine erst jüngst in Leningrad aufgefundene Notiz von Kant über den „inneren Sinn" heranzuziehen, die R. Brandt (1987) unter dem Titel „Gipfelsturm zum Ich" einer breiteren Öffentlichkeit zur Kenntnis brachte.

Mögen auch für die Ausgestaltung eines solchen Erlebens, insbesondere auch für die stärkere oder schwächere Akzentuierung desselben, soziokulturelle Einflüsse ausschlaggebend sein, so dürfte doch etwas hiervon für den Menschen spezifisch sein und bleiben. Darin ausschließlich einen Ausdruck der – durch die sozioökonomisch bedingte Emanzipation des Bürgertums geprägte – frühkindlichen Sozialisation um 1800 sehen zu wollen, wäre denn doch wohl allzu kurz gegriffen. Allerdings braucht man kein Marxist zu sein, um zu sehen, dass diesbezüglich gewisse Zusammenhänge[15] bestehen. Sie sind aber wohl eher im Sinne einer Wechselwirkung zu interpretieren. Die Frage: Spiegelt sich in diesem zugespitzten Ich-Erleben lediglich ein soziokulturell-ökonomisch bedingter, hoch kultivierter Narzissmus oder ein in die Zukunft weisendes Sich-selbst-Ergreifen des Ich als das „Subjekt" eines Geschehens, in dem das Sein in einer je einmaligen Weise zu sich kommt? –, sollte man nicht überstürzt beantworten. „Die Erfahrung ‚Ich bin'" (R. May 1986) ist heute nicht weniger lebendig als vor 200 Jahren. Es ist nicht ausgemacht, inwieweit nur die Bedeutung, die ihr gegeben wird, von Epoche zu Epoche schwankt oder inwieweit auch die Intensität des Erlebens unabhängig von der Bedeutung, die ihm zugemessen wird, Schwankungen unterworfen ist.

Wittgenstein sprach von der „eigenartigen Grammatik des Wörtchens ‚ich'"[16]. Holenstein (1985) bemühte sich sie zu relativieren. Es dürfte kein Zufall sein, dass er japanischem Denken nahesteht. In Japan ist – wie erläutert – die Subjekterfahrung offenbar eine von Grund auf andere. Dort hängt das, was die westlichen Sprachen mit dem *einen* Wort „ich" oder „I" ausdrücken, ganz und gar von der jeweiligen, gesellschaftlich definierten zwischenmenschlichen Situation ab.

Bekommen wir hier in Europa dergleichen von einem Menschen zu hören, müssen wir an dessen psychischer Gesundheit zweifeln. Vor kurzem sagte mir ein Patient: Seit gestern habe er sich verändert. Früher sei er immer er selbst gewesen, er sei ein und derselbe geblieben, wenn er mit jemandem gesprochen habe. Jetzt erlebe er sich jeweils als ein ganz anderer – ja er wäre jeweils ein anderer –, je nachdem mit wem er gerade spreche, ob mit einem Mitpatienten, einer Schwester, mit einem Assistenzarzt oder mit mir oder mit der

Putzfrau. Er habe sein eines „ich" nicht mehr. Sein Selbst wäre ganz und gar davon abhängig, mit wem er gerade spreche; er sei jeweils ein ganz anderer – je nach der Beziehung, die zwischen ihm und dem andern Menschen im Augenblick gerade bestehe.

Das klingt, rein formal betrachtet, ähnlich wie das, was uns die Japaner von ihrer Sprache berichten (s. o.). Zwar ist es klar, dass diese wegen der genannten Eigentümlichkeit ihrer Sprache und dem dahinter stehenden Empfinden, aus dem sie erwächst, nicht etwa schizophren sind. Doch meine ich, dass die sich hier aufdrängende – verblüffende – formale Ähnlichkeit Anlass genug gibt, hinsichtlich der Phänomenologie und Psychopathologie der Subjektivität des Subjekts nach einem differenzierteren Wahrnehmungsvermögen und auch nach einer schärferen Begrifflichkeit Ausschau zu halten.

Auf jeden Fall macht der transkulturelle Vergleich darauf aufmerksam, dass die Frage, ob ein bestimmtes „Ich-Bewusstsein" oder Subjekt-Bewusstsein als pathologisch (d. h. im Sinne einer „Ichstörung") gelten muss oder nicht, nicht unabhängig von dem Bezug zur intersubjektiven Konstitution zu sehen ist, d. h. nicht unabhängig von der Einbettung in die jeweilige primäre Sozialisation. Dafür sprechen auch Erfahrungen, die Wulff aus Vietnam berichtete, wonach dort „Ichstörungen", wie sie bei Schizophrenen in Europa geläufig sind, kaum Vorkommen. Damit ist seitens der psychiatrischen Erfahrung ein wesentlicher Anstoß für die Diskussion des Verhältnisses zwischen Subjektivität des Subjekts und Intersubjektivität gegeben.

Die damit verbundenen Probleme können hier nicht hinreichend behandelt werden. Bekannt ist, wie sehr die Relation zwischen subjektiver und intersubjektiver Konstitution bei E. Husserl und manchem anderen Phänomenologen in der Schwebe bzw. unklar blieb[17]. Auf die Position der Wiener Schule und Wittgensteins wird in anderen Beiträgen dieses Bandes eingegangen. Von Seiten unseres Fachgebietes ist auf die kritischen Ausführungen von M. Spitzer (1985) hinzuweisen.

Im Rahmen dieser Studie soll nur auf ein zentrales Problem noch kurz eingegangen werden: Ob man dem „Subjekt" den „Tod" prophezeien oder gar wünschen soll, dafür ist von beträchtlicher Bedeutung, was ich den ‚Janus'charakter der Selbstreflexion nennen möchte. Die damit verbundenen Probleme stellen sich auf verschiedenen Ebenen: Auf der erkenntnistheoretischen Ebene ist es die Frage: Welche Form der Selbstreflexion führt – offenbar mit einer gewissen Zwangsläufigkeit zu einer mehr oder weniger solipsistischen Egologie? Welche Form derselben führt zu einer nicht nur selbsterschließenden, sondern zugleich auch welterschließenden Erweiterung und Vertiefung der Erfahrungsfähigkeit? Und in Bezug auf das Alltagsbewusstsein: Welche Form von Selbstreflexion führt zu Selbstbezogenheit, Egozentrizität, letztlich Egoismus? Hinsichtlich der libidinösen Regungen: Welche Form von Selbstbezug zeitigt einen als pathologisch zu beurteilenden, neurotischen Narzissmus, welche Form dagegen einen Narzissmus, der die Kreativität des Menschen eher fördert als einschränkt? Schließlich: Welche Form der Selbstreflexion führt zu jenem „Reflexionskrampf" (K. Conrad), den wir bei schizophrenen Autisten beobachten? Und in welchen Formen wird die Selbstreflexion[18] therapeutisch fruchtbar? Von der Beantwortung dieser Fragen wird es nicht zuletzt abhängen, wie man sich zu der Frage nach Wert oder Unwert der Reflexion auf die Subjektivität des Subjekts stellen wird.

Im Folgenden sollen nur einige Gesichtspunkte hervorgehoben werden: Subjektbezogenheit im Sinne eines narzisstischen Selbstverhältnisses kennen wir vor allem in der Form von Selbstbespiegelungen. Das Subjekt „nimmt" sich dabei als vorhandenes so, wie es „ist" bzw. wie es zu sein vermeint. Reflexion bedeutet in diesem Zusammenhang, dass das Subjekt auf sich selbst als ein *vor*gegebenes, wirkliches, bereits gesetztes, *zurück*kommt, dass es sich selbst als einen vorgegebenen, festen Bezugspunkt versteht und „nimmt". Dabei ist nicht entscheidend, ob es sich ‚hoch' oder ‚niedrig' ansetzt, d. h. sich selbst eher überbewertet oder unterbewertet. Auch wenn es sich unterbewertet, kann es sich selbst zu wichtig nehmen; nicht minder geschieht dies, wenn es eine Unterbewertung durch sich und/oder andere aus dem Bewusstsein verdrängt, einen „Minderwertigkeitskomplex" (Adler) entwickelt und auf diesem Hintergrund Größenvorstellungen mit einer entsprechenden Anspruchshaltung.

In jedem Fall verstellt sich das Subjekt mit dieser Form der Reflexion selbst den Zugang zur Realität. Subjektbezogenheit bedeutet dann zwangsläufig Subjektverfangenheit, also das Gegenteil von Weltoffenheit und Realitätsbezogenheit. Derartiges ist zumeist im Blick, wenn die ungünstigen Aspekte einer Reflexion auf die Subjektivität des Subjekts herausgestellt werden. Pathologische Auswüchse kennen wir in der Form eines Zwangsgrübelns über sich selbst wie auch anderer Zwänge, in denen es in verdeckter Weise um Selbstvergewisserung geht, ferner – wie schon gesagt – in den verschiedenen Formen narzisstischer Neurosen. Dabei steht nicht selten – auch für den Laien erkennbar – ein abnormes Geltungsbedürfnis im Vordergrund. Narzisstisches Streben nach Selbstüberhöhung begegnet uns besonders einprägsam in den sogenannten Leistungs- und Profilneurosen; mitunter verleiten solche Persönlichkeitsentwicklungen zu Drogenmissbrauch (etwa in der Form eines Weckaminabusus zwecks Leistungssteigerung). Dahinter kann sich eine Thanatophobie verbergen. Ein ständiges untergründiges Konfrontiertsein mit der Endlichkeit des eigenen Seins – ohne jede Genüge im Hier und Jetzt – motiviert ein ständiges Bedürfnis nach Produktivität. Daraus, wie hart der Mensch – mehr oder weniger bewusst – mit dem (im Grunde unausdenkbaren) Gedanken an das bevorstehende Nichtsein konfrontiert wird – ohne den Schutz durch eine Neutralisierung dieses Gedankens in dem selbstentfremdeten Bewusstsein objektiver Tatsachen, zu denen gehört, dass alle Menschen sterblich sind und somit auch die eigene Person – bestimmt sich das existentielle Gefüge derselben. Es durchflechten sich darin sehr innig Bedingungen psychopathologischer Störungen (insbesondere neurotischer Angst, die z. B. in frühkindlichen Verlusterlebnissen begründet sein kann), und Bedingungen des spezifisch Menschlichen menschlichen Existierens. Den Tod des Menschen als eines vorhandenen Objekts unter anderen Objekten in der Welt vorzustellen und zu bedenken, stellt für einen reifen Erwachsenen kein besonderes Problem dar. Der Tod des Menschen als „Subjekt" – als eines „Ich" – hingegen ist unausdenkbar. Wir werden darauf zurückkommen.

Eine psychotische Zuspitzung erfährt der Selbstbezug des Subjekts im „Reflexionskrampf" (Conrad 1958) im Vorfeld sich anbahnender Schizophrenien oder im Rahmen sogenannter Borderline-Syndrome. Die Hyperreflexie ist dabei nicht so sehr als Symptom denn als Bewältigungsversuch bzw. missglückende Überkompensation dessen aufzufassen, was vom Autor früher als „Verlust der natürlichen Selbstverständlichkeit" (Blankenburg 1971) näher untersucht wurde. Eine scheinbar narzisstische Selbstbezogenheit im Vorfeld schizophrener Psychosen, die sich bis zur autistischen Abkapselung steigern kann, ist hier nicht als eine pathologische Form der „Selbstliebe" zu sehen, sondern als insuffizienter Versuch – bei Durchlässigwerden der Grenzen zwischen natürlichem und transzendentalem Ich – letzteres durch ersteres gleichsam zu stützen, so wie im psychotischen Omnipotenzerleben das natürliche Subjekt im Erleben des Kranken mit transzendentaler Machtvollkommenheit ausgestattet erscheint. Bei all den geschilderten Beispielen haben wir es mit eindeutig krankhaften Formen von Selbstbezogenheit zu tun.

Meine These lautet nun: Was hier im Hinblick auf diese unheilvollen, ins Pathologische reichenden Abwandlungen menschlichen Erlebens „Selbstreflexion" genannt wird, ist keineswegs die ganze, vielmehr nur eine auf halbem Weg stehengebliebene Selbstreflexion. Die Steigerung der Reflexivität des Subjekts kann auch eine ganz andere Richtung einschlagen. Möglich ist die Reflexion nicht nur in der Weise einer Rückblendung des Subjekts auf sich als eines vorgegeben-vorhandenen, auf das es zu insistieren gälte, sondern auch als eines aufgegebenen, d. h. in der Form eines Rückstiegs in den eigenen Ursprung: Reflexivität als Gewinnung potenzierter Ursprünglichkeit. Dies ist jene Form einer „Subjektivierung", die als ein Element jeder Fortentwicklung gelten kann. Eine solche Reflexivität (bzw. Steigerung der Subjektivität des Subjekts) bedeutet nicht *In*sistieren auf sich selbst, nicht Verabsolutierung der eigenen Vorgegebenheit, sondern Selbst*aufgabe* in dem doppelten Sinne des Wortes: Das Selbst muss sich aufgeben, um sich (Akk.) sich selbst (Dativ) aufgeben zu können, um in einer neuen Weise sich zur Aufgabe werden zu können. Das Sichloslösen- und Abstandnehmenkönnen von sich selbst impliziert eine „Labilisierung", die Risiko und Chance zugleich bedeutet. Das Dasein riskiert sich selbst. Es kommt – im Bilde gesprochen – nicht zu einer Verfestigung, sondern zu einer „Verflüssigung" des Selbsts. Damit wird es zugleich offener und empfänglicher für neue Eindrücke auch seitens der Außenwelt. Durch Selbstaufgabe kann sich das Subjekt als Organ für ein Sich-selbstrepräsentieren der Welt im Menschen zur Verfügung halten. Rückstieg des Subjekts in seine eigene „Subjektivität" heißt Rückstieg in die Voraussetzungen seiner selbst. Dies erfordert, dass das Subjekt gerade nicht auf sein Vorgegebensein insistiert, sondern sich selbst (= Akk.) sich selbst (= Dativ) aufgibt, in der Weise, dass „die reine Gewißheit seiner selbst ... das Fixe ihres Sichselbstsetzens aufgibt" (Hegel III, 22).

Dementsprechend handelt es sich bei dieser Form der Selbstreflexion nicht um Selbstbespiegelung (die in der Regel Selbstverblendung nach sich zieht), sondern um Selbsterschließung durch

Selbstaufgabe. Die Selbst„aufgabe“ dient aber nicht dazu, um „in seliger Selbstvergessenheit wiederzukehren ins All der Natur …“ (Hölderlin), sondern sie bedeutet Zuspitzung der Subjektivität; freilich eine solche, die gerade nicht zu einem Insistieren führt: in erkenntnistheoretischer Hinsicht nicht zu einem Solipsismus, hinsichtlich des emotionalen Selbst- und Weltverhältnisses nicht zu einem Narzissmus, im Hinblick auf das Handeln nicht zu einem Egozentrismus bzw. Egoismus und auf der psychopathologischen Ebene nicht zu einem Autismus. Dies alles wäre der Fall, wenn die Subjektivität des Subjekts allein darin bestünde, an sich selbst als gegeben-vorgegebener festzuhalten, ohne die Möglichkeit, sich in freier Spontaneität von sich selbst zu lösen.

Ein solipsistisches, narzisstisches, autistisches Subjektverständnis beruht dagegen auf der Voraussetzung, die Subjektivität des menschlichen Subjekts bestehe in nichts anderem als einer vorgegebenen (als gegeben hinzunehmenden) Selbstbezogenheit von allem, was für es da ist, inklusive seiner selbst. Dies trifft jedoch nicht zu. Die Subjektivität des Subjekts besteht weder in diesem einzigen Sachverhalt der Selbstbezogenheit noch ist sie ausschließlich eine vorgegebene. Sie erweist sich vielmehr als *„aufgespalten“* in zwei, einander polar entgegengesetzte Komponenten: Die *eine* besteht darin, dass in der Tat jedes Subjekt abhängig ist von seiner eigenen Vorgegebenheit (z. B. von seinem Standort, von dem Milieu, in dem es sich vorfindet, von der Zeit, in die es geboren ist, von der Struktur seiner mitgebrachten leiblichen und geistig-seelischen Beschaffenheit). Diese Vorgegebenheiten sind „zu-fällig“. Sie machen die Kontingenz des menschlichen Daseins – und damit auch der persönlichen Erfahrung des Menschen – aus. Gäbe es nur diesen einen Aspekt der Subjektivität des Subjekts, wäre am Solipsismus – zumindest am Perspektivismus – kaum zu rütteln. Wie wären auf dieser theoretischen Grundlage therapeutische Konzepte im Hinblick auf Narzissmus und Autismus denkbar?

Der „Subjektivität“ des Subjekts kommt jedoch noch eine ganz *andere* Eigenart zu, die geradezu das Gegenstück zu der oben gekennzeichneten darstellt. Diese komplementäre Gegenläufigkeit zu erkennen, ist von beträchtlicher Bedeutung. Gemeint ist die Fähigkeit des Subjekts, sich selbst zu bewegen, bis zu einem gewissen Grade sogar sich selbst zu verändern.

Am konkreten Beispiel: Der Standort, an dem ich stehe, bleibt nicht mein Standort. Ich kann ihn verändern, kann alsdann auf ihn zurückschauen, ihn mit anderen vergleichen und relativieren. Gleichzeitig kann ich dies in Bezug auf die Perspektiven tun, die sich von verschiedenen Standorten aus ergeben. Das heißt: Die Standortgebundenheit menschlicher Sicht wird zu einem guten Teil aufgehoben durch die Fähigkeit, Standorte zu verändern. Standortgebundenheit (wie auch Zeitpunktgebundenheit) bedingen die „Relativität" menschlichen Erlebens von Welt und Selbst. Diese Relativität ist zumeist im Blick, wenn von „Subjektivität" die Rede ist. Die „Relativität" wird aber noch einmal relativiert durch die Fähigkeit des Subjekts ihre Bedingungen willkürlich zu verändern. Die – durch unbeeinflussbare Bedingungen bedingte – Relativität unseres Daseins und damit auch unserer Sicht kann zwar nicht rückgängig gemacht werden, aber sie kann noch einmal – ein zweites Mal – relativiert und dadurch partiell aufgehoben werden. Relativsein und Relativieren können, Bedingtsein und selber willkürlich bedingen schließen sich zu einem Gestaltkreis oder Regelkreis zusammen. Ein Verständnis für diesen Gestalt- oder Regelkreis ist entscheidend für ein Verständnis der Subjektivität des Subjekts.

Was hierbei wirksam wird, ist das Prinzip wechselseitiger Relativierung entgegengesetzter Dynamik – das ἕν διάφορον ἑαυτῷ von Rezeptivität und Spontaneität – hier: von heteronom determinierter Relativität infolge der Abhängigkeit vom eigenen Standort, von den eigenen konstitutiven Bedingungen und relativ autonomer (spontaner) Relativierung durch willkürliches Verändern (Blankenburg 1987).

Man kann ganz allgemein sagen: die wechselseitige Relativierung widerstrebiger Momente ist – und zwar in unterschiedlichsten Gestalten – ein Kunstgriff der Natur, durch den Evolution möglich wird. Hier ist es der Kunstgriff, durch den menschliches Dasein zugleich Subjekt und Objekt seiner selbst zu sein vermag.

Der Titel des vorliegenden Bandes lautet „Tod des Subjekts?". Das Interesse kann und darf sich dabei nicht allein auf das „Subjekt" richten. Es darf sich nicht allein darauf richten, ob man dem Begriff „Subjekt" (bzw. der Subjektivität des Subjekts) den „Tod" oder eine Neugeburt wünschen soll (im Zweifelsfall würde ich für letzteres eintreten). Zu fragen ist vielmehr auch, welcher Stellenwert hier dem Tod zugemessen wird, was in diesem Zusammenhang „Tod" überhaupt bedeuten soll. Der Bezug zwischen „Subjekt" und „Tod" ist – seit Hegel – nicht mehr undialektisch zu denken. Lässt sich doch schon allein das, was „Subjekt" meint, kaum ohne den Bezug zwischen Sein und Nichts ins Auge fassen. Das Subjekt lebt nicht nur in Stufen der Radikalisierung seines Sich-zu-sich-selbst-Verhaltens, sondern auch seines Verhaltens zum Nichts (und zur Gewissheit des eigenen kommenden Nichtseins). Der Satz „Die Wahrheit des Subjekts ist sein Tod" (s. o.) ist nicht nur aus dem Geist Hegels wie auch der gesamten christlichen Überlieferung heraus gesprochen, sondern auch aus dem Kontext von Heideggers „Sein und Zeit" (1927). Wie sich beide Weisen des Sich-Verhaltens – „Verhalten zu sich selbst" und „Verhalten zum Nichts" – zueinander verhalten, ist eine schwierige, aber zentrale Frage.

Wie wir gesehen haben, hat diese Frage auch für das transkulturelle Gespräch Relevanz: Vieles spricht dafür, dass – wenn auf diesem Gebiet überhaupt verallgemeinernde Aussagen zulässig sind – in der fernöstlichen Tradition ein Verhalten zum Nichtsein, in der westlichen Tradition das Verhalten zu sich selbst (wie auch vor allem zur Welt) vorrangig zu sein scheint. Das ergab auch ein Gespräch, das ich kürzlich mit Prof. Seiko Hirata, einem der bedeutenden Zen-Meister des heutigen Japans, hatte. Eindrucksvolle Analysen finden sich diesbezüglich auch bei Shizuteru Ueda (1985). Verbindungslinien zur westlichen Tradition werden von beiden Japanern – wie auch früher schon von Nishida und von Nishitani (1981) – vor allem zu Meister Eckart gezogen sowie für unser Jahrhundert zum Spätwerk M. Heideggers (vgl. hierzu Y. Oshima 1985 und H.-P. Hempel 1987). Dass aber auch von Fichte, Schelling und Hegel her ein Brückenschlag möglich ist, zeigen zahlreiche Arbeiten gerade von Japanern aus jüngster Zeit (in: Henrich 1985); von der Phänomenologie in der Nachfolge E. Husserls her bietet sich dies ebenfalls an (vgl. Nitta 1984). Auch die lebhafte Auseinandersetzung mit dem Poststrukturalismus und der sogenannten „Postmoderne" in Japan ist sicher nicht zufällig.

Für die Profilierung des Problems der Subjektivität des Subjekts in der abendländischen Tradition war nicht so sehr die Kontrastierung von Sein und Nichts bedeutsam – etwa in Form der Frage „Warum ist überhaupt etwas und nicht vielmehr nichts?" –, wie die Zuspitzung der Seinserfahrung in der Konfrontation mit dem je eigenen Tod. Er ist es, der das Subjekt – insofern seinen Tod ein jeder für sich allein hat – auf sich selbst zurückwirft. Das „Sein zum Tode", das „Vorlaufen" auf den je eigenen Tod (Heidegger) ist es auch, was (wie Binswanger richtig gesehen hat) „Sein und Zeit" trotz aller behutsamer Umgehung der Subjekt-Problematik zu einem subjektivistischen Werk macht (vgl. etwa die Passagen über die „Jemeinigkeit" des Daseins[19].

Diese Unterschiede hinsichtlich des Subjektbezugs lassen sich auch im Rahmen der Psychopathologie aufzeigen. Es geht dabei weniger um die Konfrontation mit der Sterblichkeit des Menschen schlechthin als vielmehr um das Persönliche, höchst Persönliche, des je eigenen Todes. Mir scheint ein Studium der Auseinandersetzungsmöglichkeiten mit dem Tod (vgl. dazu J. E. Meyer 1979) – sei es in den pathologischen Formen z. B. einer Thanatophobie, sei es in den verschiedenen Weisen einer Steigerung dessen, was der Mensch sein kann – gerade im Hinblick auf die Frage nach der Subjektivität des Subjekts fruchtbar.

Als Anregung hierzu seien an den Schluss dieser Ausführungen einige Zeilen aus dem Nachruf Theodor Adornos (1968) auf S. Kracauer gesetzt: „Das einzige, was dies denkende Leben nicht in sich reflektierte, wahrhaft sein blinder Fleck, war der Tod. Daß er ihn nun ereilte, macht zum Endgültigen, was der eigenen Intention nach dagegen, gegen alles Abschlußhafte, sich sträubte … . Daß er sterben musste, dies Allerindividuellste, verklagt das Allgemeinste."

Diese Sätze sind hier nicht weiter zu interpretieren. Sie reißen das Problem des Zusammenhanges zwischen Subjekt und Tod in einer Härte an, wie es wohl nur selten geschieht: Wer kann wahrhaft von sich behaupten, dass der Tod nicht der blinde Fleck seines Daseins ist? Zugleich provozieren diese Sätze, die Grundfrage dieses Bandes, „Tod des Subjekts?", nicht in der wohl in erster Linie gemeinten begriffskritischen Perspektive, sondern in einer sehr konkreten – wenn man will: konkretistischen – Weise anzugehen.

Anmerkungen

1 Begriffe wie Subjekt, Ich, Selbst u. a. werden hier nicht in einem terminologisch definierten, durch ein bestimmtes Konstrukt – etwa das psychoanalytische – festgelegten Sinn verwendet, sondern – dem allgemeinen Sprachgebrauch folgend – in einer sehr lockeren Weise, in der sie sich wechselseitig überschneiden.

2 Vgl. Hegel 111/22ff.

3 Gelegentlich sprach Heidegger (1954: 119; 1967: 242ff.) auch von einer „Verwindung" der Metaphysik der Subjektivität; ein eigenwilliger Begriff, der einer gesonderten Interpretation bedürfte (vgl. dazu W. Marx 1983: 61 ff., Oshima 1985, Sánchez 1986 u. a.).

4 Inzwischen ist eine – in den Augen des Verfassers berechtigte – Kri-

tik an dieser (über weite Strecken zu einer Modeströmung entarteten, wenngleich im Kern erstzunehmenden) Bewegung, die auf eine „Entthronung des Subjekts“ hinausläuft, in Gang gekommen (Frank 1983, 1986).

5 Die Frage, ob die von Habermas diagnostizierte Ablösung der „subjektzentrischen Vernunft durch Systemrationalität“ (1985:444) unaufhaltsam ist oder das „Subjekt“ dadurch zu einer Potenzierung seiner selbst stimuliert zu werden vermag, um in einer geklärteren Weise zu sich selbst zu kommen, muss für jeden, der es – theoretisch oder praktisch – mit dem Menschen zu tun hat – und wer hat das nicht? – von zentralem Interesse sein.

6 Dass sogar so etwas wie „Freiheit“ sich – in systemtheoretischer Formalisierung – ohne Subjekt denken lässt, zeigte kürzlich Schwemmer (1986).

7 So ist z. B. bei Heidegger die „Überwindung der Metaphysik der Subjektivität“ bereits (vor der sogenannten „Kehre“) in „Sein und Zeit“ (1927) angelegt, d. h. in einem Buch, das im Übrigen noch eine überwiegend individualistische Konzeption verfolgt, innerhalb welcher Existenzialien wie „Mitsein“ recht blass und formalistisch anmuten.

8 Das Diktum vom „Tode Gottes“ wurde 1803 von Hegel (11/432) – unter Rückgriff auf ein Wort Pascals – im Rahmen einer kritischen Analyse der (von ihm sogenannten) Position des „spekulativen Karfreitags“ in die philosophische Diskussion eingeführt. Von Feuerbach verschärft, prägte es alsdann Nietzsche mit großer Wirkkraft dem kommenden Zeitalter ein (vgl. dazu Heidegger 1954: 193ff.). Literarisch tauchte es schon früher auf, so z. B. bei Jean Paul (1796–98) in der makabren „Rede des toten Christus vom Weltgebäude herab, dass kein Gott sei“. Im Rahmen unserer Analogie („Tod Gottes“: „Tod des Subjekts“) entspräche dem für die Jetztzeit ein systemtheoretisches Kalkül, das die Annahme eines „Subjekts“ für überflüssig erklären würde.

9 Auf die diesbezüglichen anthropologischen Konzepte seit Herder (über A. Gehlen bis zu D. Wyss) soll hier nicht näher eingegangen werden.

10 Hinsichtlich der Zuspitzung des Subjektbegriffs und des Subjektbezugs in der autobiographischen Literatur vgl. Misch (1949, 1955) und speziell für das 18. Jahrhundert R.-R. Wuthenow (1974).

11 Vgl. die Interpretation dieses Verses von Angelus Silesius durch Heidegger in „Der Satz vom Grunde“.

12 Diesbezüglich finden sich interessante Passagen in dem Briefwechsel zwischen A. Schütz und A. Gurwitsch (Grathoff 1985).

13 In dem Band „The multiple Self“ von J. Elster (1985) findet sich eine Studie von S.-Ch. Kolm über „The Buddhist theory of ‚no-self‘“. Darin wird – unter den Titeln „self-reference, self-production and self-destruction“ – zwar ein dreifacher Selbstbezug herausgearbeitet, aber letztlich doch in Richtung auf eine Aufhebung, ja Auslöschung eben dieses Selbst. Zum Verhältnis zwischen Selbst und Nichtselbst im frühen Buddhismus vgl. auch Pérez-Remón (1980).

14 „Obwohl ich mehrdimensional vermittelt bin, bin doch *ich* mehrdimensional vermittelt“ schreibt Sánchez (1986).

15 Vgl. R. Brandt 1987. Im Übrigen gibt es genug Beispiele dafür, inwieweit die Subjektivitätsphilosophie ein Verhältnis zur Weit theoretisch begründete, in dem es weniger um Partnerschaft als vielmehr um Verfügbarmachung, Bemächtigung und Besitz geht. Bezeichnend ist der Titel des letzten großen Werks, das Kant plante (vgl. Opus posthumum): „Der Transzendentalphilosophie erste und letzte Gegenstände, Gott, die Welt und dieser ihr Inhaber, der Mensch". Ein „Inhaber"-Verhältnis ist es, was der Mensch hier zur Welt einnimmt. Von da ist ein Bogen zu spannen zu dem Titel des Hauptwerks von M. Stirner „Der Einzige und sein Eigentum".

16 Ob es gerechtfertigt ist, Fragen wie die nach der Subjektivität des Subjekts auf die nach „Eigentümlichkeiten" einer „Grammatik" oder bestimmter „Sprachspiele" zurückführen zu wollen (vgl. Wittgenstein 1958/1984, Holenstein 1985 sowie einige Strukturalisten und Poststrukturalisten), halte ich für zweifelhaft. Letztlich ist es menschliches Erleben, das sich seine Sprache formt. Zwar kommen wir an der Entdeckung einer anonymen Macht der Sprache nicht vorbei. Deren Hypostasierung ist jedoch – zum Dogma erhoben – kaum weniger irreführend als eine Ignorierung ihrer kategorialen Penetranz; ihre Autonomie bleibt stets eine nur relative. Wie in anderen Bereichen auch sind Alternativkonzeptionen – hier: auf der einen Seite Sprache als beliebig handhabbares Instrument („Gemachte") eines Subjekts, auf der anderen Seite Sprache als eine transsubjektive, anonyme Instanz – von Übel. Intersubjektiv vorgeprägte Kategorialisierung durch die Sprache und subjektive, vorsprachliche (d. h. allererst um Sprache ringende) Konfrontation mit dem jeweils Begegnenden gehören zueinander und bilden offenbar gemeinsam einen Gestalt- bzw. Regelkreis, in dem sich für uns seiende Wirklichkeit konstituiert. Keine der beiden Seiten sollte unterbelichtet werden.

Die Subjektivität des Subjekts ist demnach unterschiedlicher Struktur, je nachdem inwieweit das Subjekt sich mit dem Entwurf seiner selbst und der Welt identifiziert – sei es mit einem Entwurf eigener Prägung, sei es mit einem mehr von den Erwartungen der Mitwelt bestimmten, d. h. sich von diesen Erwartungen wenig abhebenden Selbst-Entwurf. Die „Selbstkonzept"-Forschung hat sich zu einer eigenständigen Disziplin entwickelt (Filipp 1979). Sie gewinnt auch für die Psychopathologie zunehmend an Bedeutung. „Überidentifikation" und „Unteridentifikation" mit dem Bild, das ein Subjekt von sich entwirft bzw. entwerfen lässt, stehen einander gegenüber. Sie bilden wichtige Parameter (z. B. für die Erforschung prämorbider Persönlichkeitsstrukturen).

17 Selbstverständlich sind „konstituierende (d. h. transzendentale) Subjektivität" und „Selbstbild", „Selbstgefühl" usw. streng voneinander zu unterscheiden (dazu M. Spitzer 1985), was aber nicht hindern sollte, Beziehungen zwischen beiden ins Auge zu fassen.

18 Bedarf es nur des rechten Maßes zwischen Überreflektiertheit und Unterreflektiertheit? Oder gibt es darüber hinaus einen qualitativen Unterschied zwischen einer reflexiven Selbstbezogenheit, die Produktivität auf neuen Ebenen freisetzt, und jener (uns nur allzu geläufigen) Selbst-

bezogenheit, die den Zugang zur Welt (und damit letztlich auch zu sich selbst) verstellt?

19 Innerhalb der Psychiatrie, Psychosomatik und Psychotherapie hat vielleicht am radikalsten M. Boss eine *nicht*subjektivistische (die Subjekt-Objekt-Spaltung unterlaufende) Konzeption zu realisieren versucht. In engem Anschluss an den späten Heidegger werden ständig „Offenständigkeit" und „vorgängige Gelichtetheit" als unhinterfragbare Grundgegebenheiten des menschlichen „Daseins" rekurriert. Sämtliche psychopathologischen Störungen imponieren als Verstellungen derselben. Das führt in der Darstellung derselben zu einer ermüdenden Monotonie. Die Offenbarkeit des Offenbaren ist freilich etwas Letztes – in anderer Hinsicht zugleich als Voraussetzung für alles Erkennen-Wollen ein erstes. Der unmittelbare Rückbezug darauf nährt aber die Illusion, als sei alles differenziertere Erkennen überflüssig. Die Frage dieser Modifikation der „Daseinsanalyse" lautet denn auch nicht „Warum?", sondern „Warum nicht?".

Man fühlt sich zu einer ähnlichen Kritik wie derjenigen Hegels an den Schellingianern herausgefordert: tritt hier nicht das „Absolute" in Form der vorgängigen „Gelichtetheit" wie „aus der Pistole" geschossen auf den Plan? Das Bemühen um Begreifen und Erklären geht in einem grenzenlosen Verstehen „unter" oder – besser gesagt – „auf". Das Absolute ist hier nicht die „Nacht", in der, wie man sagt, „alle Kühe schwarz" sind (vgl. Hegels Vorrede zur „Phänomenologie des Geistes"), sondern das reine Licht der „Gelichtetheit". Ein Vergleich zwischen der „intellektuellen Anschauung" und dieser Offenheit für die „Offenständigkeit" des Offenbaren im Sinne des späten Heidegger liegt nahe; dies vor allem dann, wenn man sich der Forderung Schellings, mit der er sich von Fichte abgrenzte, erinnert, wonach das „Subjekt" – also der „Anschauende" – aus der „intellektuellen Anschauung" eliminiert werden müsse. Für die rein begriffliche Erkenntnis, zu der Trennschärfe gehört, geben die Erörterungen, die vom Rekurs auf das vorgängige Gelichtetsein des Seins des Seienden ausgehen, wenig her. Anders stellt sich dies dar, wenn nicht der begriffliche Ertrag gefragt ist, sondern die „Lichtung" als Quelle einer neuen Art des Erlebens und Erfahrens bzw. „Andenkens". Diesbezüglich gilt es offen zu bleiben oder allererst zu werden. Die abstrakt-allgemeine Formel einer „Überwindung der Metaphysik der Subjektivität", die durch ständige Wiederholung nicht gewinnt, sondern sich abnutzt, dient dann am Ende nur als ein in mancher Hinsicht sehr dürftiges Signal – d. h. als ein Ruf (Heidegger sprach auch von einem „Wink") zu einer Metamorphose menschlicher Erfahrung. – Ob das dann allerdings unter dem Motto „Tod des Subjekt" oder nicht vielmehr „Geburt – Neugeburt des Subjekts" zu stehen hätte, wäre zu bedenken. Dies dürfte nicht allein von der Perspektive abhängen und davon, welche Bedeutung wir mit diesen Begriffen verbinden.

Wenn in der Heidegger-Rezeption von Boss Begriff aus „Sein und Zeit" wie „Jemeinigkeit", „Selbstsein", „Eigentlichkeit", „Entschlossenheit" u. ä. – im Gegensatz zu derjenigen Binswangers – kaum Vorkommen bzw. ganz und gar zugunsten von Begriffen wie „Offenständigkeit" und „vorgängiger Gelichtetheit" zurücktreten, kann man mit Kunz-Holtzhey (1978) fragen, ob damit nicht zugleich auch die „Ebenen von Freiheit und Selbstvollzug" zu sehr in den Hintergrund treten, jedenfalls weit mehr als in der – vorwiegend an „Sein und Zeit" anschließenden – „Daseinsanalyse" L. Binswangers (vgl. dazu Blankenburg 1977).

Literatur

Th. W. Adorno, Nach Kracauers Tod, in: Jauß, H. R. (Hrsg.), Die nicht mehr schönen Künste. Grenzphänomene des Ästhetischen, München 1968.

G. Aschenbach, Plädoyer für eine Psychologie des ‚reflexiven Subjekts' – zur Kontroverse um Erklärung und Verstehen, in: W. Kempf, G. Aschenbach (Hrsg.), Konflikt und Konfliktbewältigung. Handlungstheoretische Aspekte einer praxisorientierten psychologischen Forschung, Bern - Stuttgart - Wien 1981.

L. Binswanger, Grundformen und Erkenntnis menschlichen Daseins, München[4] 1964.

W. Blankenburg, Perspektivität und Wahn, in: W. Blankenburg (Hrsg.), Wahn und Perspektivität (in Druck).

W. Blankenburg, Zur Phänomenologie und Psychopathologie der Selbstheit. Vortrag am 20.9. 1986 am Kawai-Institut in Nagoya (dort in Druck). W. Blankenburg, Halluzination und Wahn in phänomenologisch-anthropologischer Sicht, in: H. Olbrich (Hrsg.), Halluzination und Wahn, Berlin - Heidelberg - New York - Tokyo (in Druck).

E. Bleuler, Das autistische Denken, in: Jb. psychoanalyt. u. psychopathol. Forschungen IV/1, Leipzig - Wien 1912.

M. Bleuler, Die schizophrenen Geistesstörungen im Lichte langjähriger Kranken- und Familiengeschichten, Stuttgart 1972.

R. Brandt, Gipfelsturm zum Ich, in: FAZ, 7.1.1987.

J. Bugental, The search for existential identity, San Francisco - Washington - London 1976.

K. Conrad, Die beginnende Schizophrenie, Stuttgart 1958.

P. Dettmering, Das „Selbst" in der Krise, Frankfurt a. M. 1986.

T. Doi, Amae. Freiheit in Geborgenheit. Zur Struktur japanischer Psyche. Mit einem Vorwort von E. Holenstein, Frankfurt a. M. 1982.

J. Elster, The Multiple Seif, Cambridge - London - New York, 1986.

S.-H. Filipp, Selbstkonzept-Forschung. Probleme, Befunde, Perspektiven, Stuttgart 1979.

B. Ch. Flynn, Descartes and the Ontology of Subjectivity, in: Man and world 16, (1983), S. 3-23.
M. Frank, Die Unhintergehbarkeit der Individualität. Reflexionen über Subjekt, Person und Individuum aus Anlaß ihrer „postmodernen",Toterklärung, Frankfurt a. M. 1986.
J. Glatzel, Spezielle Psychopathologie, Stuttgart 1981.
J. W. v. Goethe, Sämtliche Werke, Zürich 1976.
J. W. v. Goethe, Der Versuch als Vermittler von Subjekt und Objekt, in: Bd. IX.
C. Goldberg, In Defense of Narcissism, New York 1980.
R. Grathoff (Hrsg.), Alfred Schütz, Aaron Gurwitsch — Briefwechsel 1939-1959, München 1985.
H. R. G. Günther, Das Problem des Sichselbstverstehens, Berlin 1934.
J. Habermas, Der Philosophische Diskurs der Moderne, Frankfurt a. M. 1985. W. F. Haug, Die Frage nach der Konstitution des Subjekts, in: K.-H. Braun, K. Holzkamp (Hrsg.), Subjektivität als Problem psychologischer Methodik, Frankfurt a. M. 1985.
G. W. Hegel, Sämtliche Werke, Frankfurt a. M. 1969.
M. Heidegger, Sein und Zeit, Halle 1927.
M. Heidegger, Holzwege, Frankfurt a. M. 1949.
M. Heidegger, Was heißt „Denken"?, Tübingen 1954.
H.-P. Hempel, Heidegger und Zen, Monographien zur philosophischen Forschung 236 Frankfurt a. M. (in Druck).
D. Henrich, Selbstbewußtsein. Kritische Einleitung in eine Theorie, in: R. Bubner, W. Cramer, R. Wiehl (Hrsg.), Hermeneutik und Dialektik 1, Tübingen, Mohr 1971.
D. Henrich, Selbstverhältnisse, Stuttgart 1982.
D. Henrich (Hrsg.), All-Einheit. Wege eines Gedankens in Ost und West, Stuttgart 1985.
H. Henseler, Beobachtungen und Reflexionen zur Theorie des Narzißmus, in: Z. f. psychoanl. Theorie u. Praxis 1 (1986), S. 68—81.
D. R. Hofstadter, D. C. Dennet, The mind's I. New York 1981; dt.: Einsicht ins Ich, Stuttgart 1986.
E. Holenstein, Menschliches Selbstverständnis, Frankfurt a. M. 1985.
H. Jonas, On the Power or Impotence of Subjectivity, in: Spicker, S. F. Engelhardt, H. T. (eds.), Philosophical Dimensions of the Neuro-Medical Sciences. Dordrecht1976, S. 143—161.

I. Kant, Kritik der reinen Vernunft, 1. Aufl. 1781 (= A), 2. Aufl. 1787 (= B), Leipzig 1944.
I. Kant, Werke in zehn Bänden, hrsg. von W. Weischedel, Wiesbaden 1958, Darmstadt 1968.
O. F. Kernberg, Borderline-Störungen und pathologischer Narzissmus, Frankfurt a. M. 1983.
S. Kierkegaard, Die Krankheit zum Tode, hrsg. v. L. Richter, Reinbek 1971.
B. Kimura, Zur Wesensfrage der Schizophrenie im Lichte der japanischen Sprache, in: Jb. Psychol. Psychother. med. Anthropol. 17 (1969), S. 28-37.
B. Kimura, The phenomenology of the between: the problem of the basic disturbance of schizophrenia, in: A. J. J. de Koning, F. A. Jenner (eds.), Phenomenology and Psychiatry, London - Toronto - Sydney 1982.
B. Kimura, Identität und Differenz als Momente des Selbstseins. Vortrag beim Weltkongress der Psychiatrie. Congress-Report Wien 1984.
B. Kimura, Reflexion und Selbst beim Schizophrenen. Vortrag am 20. 9. 1986 in Nagoya (in Druck).
H. Kohut, The Restoration of the Self, New York; dt.: Die Heilung des Selbst, Frankfurt a. M. 1979.
H. Kojima, Die doppel-einheitliche Struktur des menschlichen Ego und die phänomenologische Reduktion, in: Nitta, Y. (Hrsg.), Japanische Beiträge zur Phänomenologie, Freiburg - München 1984.
S.-Ch. Kolm, The Buddhist theory of ‚no-self'. In: J. Elster (Hrsg.), The Multiple Self, Cambridge – London – New York usw. 1986.
A. Kraus, Sozialverhalten und Psychosen Manisch-Depressiver, Stuttgart 1977.
H. Lang, Freud — ein Strukturalist?, in: Psyche 34, 1980, S: 865—884.
H. Lenz, Ihe Lost Seif, in: Jap. J. f. Psychopathol., Vol. 7, No. 1, Seiwa Shoten 1986.
N. Luhmann, Autopoiesis des Bewußtseins, in: Soziale Welt 36 (1985), S. 402-446.
J.-F. Lyotard, Das postmoderne Wissen, hrsg. von P. Engelmann, Graz - Wien 1986.
O. Marquard, K. Stierle (Hrsg.), Identität, München 1979.
W. Marx, Gibt es auf Erden ein Maß? Hamburg 1983.

R. May, Die Erfahrung ‚ich bin', Göttingen 1986.
J. E. Meyer, Tod und Todesangst, Berlin - Heidelberg - New York 1979.
K. Nagasawa, Das Prinzip des Ich bei Fichte und das Problem des Selbst bei Dogen, Kyoto 1985.
T. Nagel, Das objektive Selbst, in: L. Siep (Hrsg.), Identität der Person, Basel 1983, S. 46-67.
L. Nagl, R. Heinrich (Hrsg.), Wo steht die Analytische Philosophie heute? Wien - München 1986.
F. Nietzsche, Sämtliche Werke, hrsg. von K. Schlechta, München o. J.
Y. Nitta, Japanische Beiträge zur Phänomenologie, Freiburg i. Br. 1984.
G. Nunner-Winkler, Identität und Individualität, in: Soziale Welt 36 (1985), S. 466-482.
P. Orban, Subjektivität. Theorie und soziale Praxis Bd. 4, Wiesbaden 1976. Y. Oshima, Zen – anders denken? Zugleich ein Versuch über Zen und Heidegger, Heidelberg 1985.
Jean Paul (Friedrich Richter), Selbsterlebnisbeschreibung, Werke Bd. VI, München 1959—1963.
J. Perez-Remon, Seif and Non-Self in Early Buddhisme, Paris - New York 1980.
H. E. Richter, Der Gotteskomplex, Reinbek 1979.
J. Sánchez, Ober die Selbsterkenntnis des Menschen, München 1986.
C. Scharfetter, Allgemeine Psychopathologie, Stuttgart 21985.
M. Spitzer, Allgemeine Subjektivität und Psychopathologie, Frankfurt a. M. 1985.
K. Stierle (Hrsg.), Identität, München 1979.
D. Sturma, Kant über Selbstbewußtsein, Hildesheim - Zürich - New York 1985.
A. Tatossian, Phänomenologie des psychoses, Paris 1979.
H. Tellenbach, Melancholie, Berlin - Heidelberg - New York - Tokyo 1961, 41983.
E. Tugendhat, Selbstbewußtsein und Selbstbestimmung, Frankfurt a. M. 1981.
Ueda, Shizuteru, Vorüberlegungen zum Problem der All-Einheit im Zen- Buddhismus, in: D. Henrich (Hrsg.), All-Einheit. Wege eines Gedanken in Ost und West, Stuttgart 1985.
F. A. Uehlein, Die Manifestation des Selbstbewußtseins im kon-

kreten „ich bin". Hamburg 1982.
G. Vattimo, Jenseits vom Subjekt, Wien - Köln - Graz 1986.
H. Wahl, Narzißmus? Von Freuds Narzißmustheorie zur Selbstpsychologie, Stuttgart - Bern - Köln - Mainz 1985.
D. Westen, Self and Society, Cambridge - London - New York usw. 1985. V. v. Weizsäcker, Der Gestaltkreis, Stuttgart 1940.
L. Wittgenstein, The Blue and Brown Books. Oxford 1958; dt.: Das Blaue Buch, Frankfurt a. M. 1984.
R.-R. Wuthenow, Das erinnerte Ich. Europäische Autobiographie und Selbstdarstellung im 18. Jahrhundert, München 1974.

Die Psychiatrie und das Leib-Seele-Problem

Im Allgemeinen pflegt man das Leib-Seele-Problem zu den „metaphysischen" Problemen zu zählen und meint, der Arzt habe sich damit nicht zu befassen; er könne das getrost den Philosophen überlassen. Dies ist ein Vorurteil. Im Allgemeinen glauben Ärzte, sich um das Leib-Seele-Problem wenig kümmern zu müssen. Eine Tatsache, die aber unberechtigt ist; sie hängt damit zusammen, dass die alltägliche Praxis sich vor dem Hintergrund unbemerkt vollzogener Vorentscheidungen abspielt. Über diese Vorentscheidungen reflektieren die meisten Mediziner jedoch kaum, was aber nicht bedeutet, dass sie nicht in hohem Maße die Arzt-Patient-Beziehung wie auch den gesamten therapeutischen Prozess beeinflussen. Viele konkrete Maßnahmen werden vom jeweils unterstellten Leib-Seele-Verhältnis her mitbestimmt. Das gilt für die gesamte Medizin, im besonderen Maße aber für die Psychiatrie. Es gilt – wenngleich in einer anderen Perspektive – auch für den Betroffenen, den Patienten, hinsichtlich der Art und Weise, wie er sich zu seiner Krankheit und zu der vom Arzt für erforderlich gehaltenen Behandlung einstellt.

Diese Akzentuierung mag auf den ersten Blick befremden. Doch entspricht sie nicht einem persönlichen Vorurteil. Dafür kann ein ebenso bekannter wie diesbezüglich unverdächtiger (weil allen Spekulationen abholder) Psychiater als Zeuge angeführt werden: Kurt Schneider. In seiner berühmten Rektoratsrede von 1951 finden sich folgende markante Sätze:

„Die Psychiatrie umfaßt sichtlich sehr heterogene Gebiete. Sie ruht auf zwei Säulen: Somatologie (insbesondere Neuropathologie) und Psychopathologie. Diese beiden so verschiedenen Wissenschaften sucht die Psychiatrie zu vereinigen ... Also eine Wissenschaft, die Leibliches und Seelisches unter einem Dach vereinigen will".

K. Schneider fährt fort: „Aber ist dieser ganze Ansatz nicht ein philosophischer? ... Gewiß ist das der Fall. Und jeder Schritt, den der Psychiater im Bemühen um diese Vereinigung von leiblichen und seelischen Tatbeständen tut, ist ein metaphysischer".

Die Einheit von Leib und Seele wäre danach etwas „Metaphysisches"? Ist sie es tatsächlich? Ist sie nur vage erschlossen? Kurt Schneider stellt fest „Die Einheit von Leib und Seele ist etwas, das schlechthin vorliegt und keineswegs erst erschlossen zu werden braucht". Das heißt, sie ist ein alltäglicher Tatbestand; für das vorwissenschaftliche Bewusstsein schlichte Wirklichkeit. „Aber" – fährt Schneider fort – „diese Einheit des psychophysischen Wesens des Menschen ist dennoch eine irrationale, eine durchaus metaphysische Tatsache." Diese beiden Dinge – vorwissenschaftliche Selbstverständlichkeit und metaphysische Tatsache – sind zusammenzubringen.

Ist demnach ganz generell, so paradox es klingt, das für jeden Menschen „Selbstverständlichste" – das „offenbare Geheimnis" – für verobjektivierende Wissenschaften etwas höchst „Metaphysisches"? Der Begriff „metaphysisch" ist hier offensichtlich nicht dogmatisch, sondern erkenntniskritisch gemeint. Er besagt nichts anderes, als dass die Eigenart des Zusammenhanges zwischen leiblichen und seelischen Vorgängen sich mit *rationalen* Mitteln nicht hinreichend begründen lässt; hinzuzusetzen wäre freilich: mit den *bisherigen* rationalen Mitteln bzw. mit dem *bisherigen* wissenschaftlichen Rüstzeug.

Mit gleichem Recht hätte Zenon sagen können, die Tatsache, *dass* (entgegen seinem theoretischen Kalkül) Achill eine Schildkröte doch einholen könne, obwohl die jeweiligen Unterteilungen der Wegstrecke sich bis ins Unendliche fortsetzen lassen, sei ein „metaphysisches" Phänomen. Dass es dies für uns heute nicht mehr ist, verdanken wir unter anderem der Infinitesimalrechnung.

Ein solches Kalkül, das dem Leib-Seele-Problem seinen „irrationalen, metaphysischen" Charakter nimmt, steht uns in befriedigender Weise bis heute noch nicht zur Verfügung. Es ist aber zu erwarten, dass auch das Leib-Seele-Problem irgendwann einmal nicht mehr als ein „meta-physisches", sondern als ein durchaus rational lösbares Problem angesehen werden wird, sobald sich unsere Ratio der Wirklichkeit ein Stück weiter adaptiert haben wird, als das in der Gegenwart noch der Fall ist. So wie in der Antike die starre Alternative von Ruhe oder Bewegtheit, d. h. die einseitige Beziehung der Zeit auf den Raum, ein rationales Erfassen der Bewegung unmöglich machte und „Paradoxien" dort entstehen ließ, wo für den „gesunden Menschenverstand" keinerlei Probleme bestehen, so ist Analoges auch für das Leib-Seele-Problem zu erwarten.

Es ist daran zu erinnern, dass in der erkenntnistheoretischen Diskussion sogar die Existenz einer Realität außerhalb unserer selbst (die „Realität der Außenwelt") trotz der Bemühungen Diltheys bis in unser Jahrhundert hinein als ein „Glaube" – und somit als eine in diesem Sinne „metaphysische“ Tatsache – angesehen wurde; d. h. als etwas, was sich (z. B. unter der Voraussetzung „esse = percipi“, „die Welt ist meine Vorstellung“ u. ä.) jeder rationalen Begründbarkeit entziehe. Dieses Paradoxon gilt es ins Auge zu fassen und zu bedenken: Die Realität selbst stellt sich unter bestimmten erkenntnistheoretischen Voraussetzungen als eine „irrationale“, „metaphysische“ Tatsache dar. Warum sollte es – bei einem derartigen Rückstand der Ratio im Hinblick auf eine angemessene Erfassung der Realität des Realen – dem Leib-Seele-Problem so viel besser ergehen?

Das Problem der Erfassung der „Realität der Außenwelt“ lässt sich lösen – das „Gespenst des Solipsismus“ lässt sich besiegen –, wenn wir erkennen, dass der Mensch es nicht allein mit dem Inhalt seiner Vorstellungen zu tun hat, sondern dass für ihn auch – und zwar auf eine noch konkretere Weise – ihre Dezimierung erfahrbar ist und *durch* die ständige Dezimierung und Relativierung von Vorstellungen *hindurch* die Wirklichkeit des Begegnenden bzw. der Außenwelt. In einer letztlich analogen Weise wird es auch gelingen, die bis jetzt noch ungeklärten Probleme der Relation von Leib und Seele zu lösen.

Besondere Schwierigkeiten bereitet es im Hinblick auf das Leib-Seele-Problem, einem permanenten „Reduktionismus“ zu entgehen. Mit ihm sind viele Missverständnisse verbunden. Bleibt doch sehr häufig ungeklärt, was man mit einem „Zurückführen“ von Seelischem auf Leibliches (z. B. von Gefühlen und Gedanken auf neurophysiologische Erregungsmuster im ZNS) meint. Ein wesentlicher Unterschied im Hinblick auf die psychophysische Frage wird oft nicht genügend berücksichtigt: derjenige zwischen einem *Seins*zusammenhang und einem *Kausal*zusammenhang.

Es ist nicht allen Autoren klar, dass das Akzeptieren eines Seinszusammenhanges *nicht* gleichbedeutend ist mit dem Akzeptieren eines Kausalzusammenhanges; es sei denn, man würde an einem strikten mechanischen Determinismus für alle physischen (und damit auch physiologischen) Vorgänge festhalten wollen, was im Rahmen der Naturwissenschaften des 20. Jahrhunderts aber wohl kaum mehr angängig sein dürfte.

Man kann das Leib-Seele-Problem einerseits als Frage nach dem *Seins*zusammenhang, andererseits als Frage nach einem *Kausal*zuszammenhang zwischen neurophysiologisch und psychologisch zugänglichem Geschehen aufrollen. Jedem psychischen Vorgang entspricht ein neurobiologischer Vorgang, wenn auch nicht umgekehrt jedem neurobiologischen Vorgang ein psychischer. Auf der Ebene eines Seinszusammenhanges hat es durchaus Sinn, von einer „Leib-Seele-Einheit" oder auch von einem „Psychophysischen Parallelismus" zu sprechen. Begriffe, die völlig nichtssagend werden, wenn man sie auf Kausalfragen anwendet. Rein statisch betrachtet, darf man annehmen, dass es sich bei bestimmten neurophysiologischen Vorgängen und einem bestimmten ihnen zuzuordnenden Erleben um *ein und denselben* Vorgang handelt. Dass nicht umgekehrt mit jedem neurobiologischen Vorgang auch ein psychischer einhergeht, ist selbstverständlich. Ab welchem Moment bzw. unter welchen Bedingungen einem neurobiologischen Vorgang ein bestimmtes Erleben entspricht – oder: wodurch und an welchen Stellen „Leben" zu „Erleben" wird –, bleibt zu erforschen. Offensichtlich handelt es sich um jeweils ein und denselben Vorgang, der mit zwei verschiedenen Sprachen beschrieben werden kann: der des Neurobiologen und der des Psycho(patho)logen. Zu klären ist lediglich – und das ist eine wichtige Aufgabe für die weitere Forschung –, welcher Art die Korrelation ist: inwieweit die psychischen Vorgänge z. B. auf ein Substrat bezogen sind, inwieweit auf neuro-chemische Vorgänge, inwieweit nur auf bestimmte Erregungsmuster oder auf was auch immer. Hierbei kann die Frage nach der Richtung der „Determination" bzw. nach der Gewichtigkeit der jeweils in Betracht kommenden Bedingungen bzw. nach der Steuerung der Vorgänge ganz offenbleiben.

Doch man denkt zumeist, wenn vom „psychophysischen Problem" die Rede ist, keineswegs an diese statische Korrelation von neurobiologischen Vorgängen und psychischen Vorgängen, sondern an die Frage nach der Kausalverknüpfung; genauer: welche zeitliche Zusammenhangsstruktur bedingt oder bestimmt welche für uns durch ihre Gegebenheitsweise so ganz andersartige Zusammenhangsstruktur? *Dass* ein bestimmter Gedanke nicht ohne Gehirnvorgang abläuft ist einsichtig. Eine ganz andere, und zwar die eigentlich strittige Frage ist die, was jeweils als „bedingend" und was als „bedingt" anzusehen ist. Der Satz Diltheys „Die Natur erklären wir, das Seelenleben verstehen wir" hat bis heute seine Gültigkeit noch nicht verloren. Erklären und Verstehen lassen sich eben nicht nur als (lediglich methodologisch zu unterscheidende) konkurrierende Zugangswege zu ein und demselben auffassen. Ihnen entsprechen vielmehr auch der Sache nach zu unterscheidende

Zusammenhangsstrukturen. Dies mag ein Grund dafür sein, warum – wie schon K. Schneider betonte – in der alltäglichen Praxis nach wie vor ein „naiver“ Dualismus das Feld behauptet.

Ein Beispiel aus dem klinischen Alltag: Eine Patientin bekommt während einer Psychotherapiesitzung plötzlich heftigste Kopfschmerzen. Die Kopfschmerzen setzen in dem Moment ein, in dem spezielle, zuvor nicht erinnerte Vorfälle (im Rahmen der sehr konflikthaften Beziehung zur Mutter) thematisiert wurden. Die Patientin bestritt einen Zusammenhang zwischen Thematik und Kopfschmerzen, die Therapeutin hielt ihn zunächst für evident. Nach der Sitzung stellte sich heraus, dass die unter einer MAO-Hemmer-Medikation stehende Patientin wegen sehr niedriger Blutdruckwerte von einer uniformierten Schwester ein streng kontraindiziertes Antihypotonikum bekommen hatte, wodurch offensichtlich eine hypertone Krise ausgelöst worden war.

Die Alternative ist klar: psychosomatische Reaktion auf einen aktualisierten Konflikt (also etwas psychodynamisch Verstehbares) oder pharmakologisch bedingte Unverträglichkeitsreaktion (also etwas pathophysiologisch Erklärbares). In diesem Fall war die Alternative retrospektiv zugunsten der zuletzt genannten Möglichkeit zu entscheiden, obwohl das Ansprechen der Konfliktthematik den Zeitpunkt des Einsetzens der hypertonen Krise, vielleicht auch deren Intensität mitbestimmt haben mag. In anderen Fällen können Kopfschmerzen durchaus Indiz einer seelischen Inkompatibilität sein, wie z. B. bei einer vor kurzem behandelten Patientin, die ihre Kopfschmerzen ausschließlich dann bekommt, wenn sie mit ihrer häuslichen Situation bzw. mit ihrem Ehemann konfrontiert wird.

Denkbar und in beiden Fällen sogar wahrscheinlich ist, dass wir es *nicht* mit einer *reinen* Alternative zu tun haben, sondern mit einem nur unterschiedlich zu gewichtenden Sowohl-als-Auch. Im ersten Fall könnte der Zeitpunkt (dass die Schmerzen nicht einige Minuten früher oder später einsetzten) durch die angesprochene Konfliktthematik mitbestimmt gewesen sein. Im zuletzt genannten Fall wird man eine pathophysiologisch aufzuklärende Kopfschmerzdisposition als begünstigenden Faktor annehmen müssen.

Ein anderes Beispiel aus der Psychopathologie, an dem man recht gut einige Probleme der psychophysischen Korrelation erläutern kann, ist die Frage, ob es gerechtfertigt ist, von „Leibhalluzinationen“ zu sprechen. Definiert man halluzinatorisches Erleben als „Wahrnehmung ohne feststellbares Objekt“, wäre es ein Unding von dergleichen zu reden. Von „Leibhalluzinationen" zu sprechen, sei a priori unsinnig, weil Leiberleben keinen anderen Gegenstand habe als eben das Erlebnis selbst. Dieses sei entweder für den Betroffenen vorhanden oder nicht vorhanden. Ein Außenstehender könne derartiges niemals in Abrede stellen, weil er ja nicht in das Erleben des anderen Menschen hineinzuschauen vermöchte. Es gäbe kein verlässliches Außenkriterium, an dem ablesbar wäre, ob das Erleben realitätsbezogen sei oder nicht. Vielmehr gälte hier die Berkeley'sche These „esse = percipi" oder „esse = sentiri". Tierchen auf der Haut könne man halluzinieren (wie es beim Dermatozoen-Wahn der Fall ist), Juckreiz oder Schmerzen könne man dagegen prinzipiell nicht halluzinieren. Sie seien für den Betreffenden „da" oder nicht da. Sie ließen sich allenfalls verleugnen oder simulieren. Aber so wenig es einen nichtschmerzenden „Schmerz" geben könne, so wenig einen „Schmerz", dem das Prädikat „halluziniert" beizulegen wäre.

Rein logisch gesehen ist diese Argumentation schlüssig. Sie scheint a priori unwiderlegbar zu sein. Dennoch stutzt der Kliniker, denn die Schilderungen von Außenhalluzinationen seitens eines Patienten (z.B. von einer nicht vorhandenen kühlen Hand berührt zu werden oder „Stimmen" zu hören), die wir ohne Schwierigkeiten als Halluzinationen identifizieren, können gleitend übergehen in Schilderungen unverkennbar ähnlichen Charakters, in denen von „eigentümlichen" Wärme- und Kältegefühlen innerhalb des Körpers oder „elektrischen Stromstößen" die Rede ist.

Bei abnormen Leibsensationen können wir zumeist, wenn es auch eindrucksvolle Ausnahmen gibt, sehr rasch feststellen, ob es sich um lediglich ungewöhnliche leibliche Empfindungen handelt, die sich auf – durch den weiteren diagnostischen Prozess zu klärende – somatische Veränderungen beziehen, oder um halluzinatorisches Erleben. Selbst wo Außenkriterien fehlen, ist die Art des Realitätsbezugs der Art der Schilderung des Erlebten zu entnehmen.

Das bedeutet: eine bestimmte „Qualität" des Erlebens selbst verweist implizit – freilich mit Täuschungsmöglichkeiten, die jeder Psychiater von Einzelfällen her kennt – auf den Realitätsbezug desselben. Sie erlaubt somit, halluzinatorische und realitätsbezogene leibliche Sensationen (vorsichtiger: solche, die wir als realitätsbezogen empfinden) voneinander zu unterscheiden. Das heißt zugleich: die *Art* der Zusammenhangsstruktur zwischen Leiblichem und Seelischem zeichnet sich für uns in der Qualität des Erlebens selbst ab.

Unter diesem Gesichtswinkel wären z. B. die verschiedenen Formen körperlich bedingter Kopfschmerzen, „psychogener" Schmerzen, Phantomschmerzen etc. bis ins einzelne differenzierter durchzumustern. Solche Erwägungen haben ihre praxisrelevante Seite: Verschiedene Formen von Ohrgeräuschen, von Kopfschmerzen, von Leibsensationen (z. B. im Bauchraum) u. ä. können entsprechende differentialdiagnostische Überlegungen herausfordern, die – will man nicht Fehler begehen – zunächst einmal zu einer subtileren Beschwerde-Erfragung und Beschwerde-Analyse Anlass geben sollten. Dies im Detail zu erläutern, würde hier zu weit führen.

Insgesamt lassen sich schwerpunktmäßig verschiedene Konzeptionen der Art und Weise leiblich-seelischen Zusammenhangs voneinander differenzieren. Selbstverständlich kann es dabei nicht um Vollständigkeit gehen. Überdies gibt es zwischen den verschiedenen Auffassungen manche Übergänge und Zwischenstufen. Unter dieser Einschränkung mag man die unten aufgeführten Positionen bezüglich des Leib-Seele-Problems als vorläufigen Überblick verstehen – wobei ich im Wesentlichen einem von Fahrenberg (1989) entworfenen Fragebogen folge, ohne seinen (auf dem Komplementaritätsgedanken fußenden und sich daher weitgehend einer Kritik der einzelnen Positionen enthaltenden) Pluralismus unbesehen zu akzeptieren. Es fragt sich allerdings, ob der aus der Einheit seiner Persönlichkeit heraus handelnde Arzt diese Vielfalt von Auffassungsweisen ohne weiteres nebeneinander stehen lassen kann, so wie dies ein auf bestimmte methodologische Gesichtspunkte sich festlegender Forscher vielleicht vermag.

Folgende Positionen seien genannt (Fahrenberg, 1989):

1. Seelisches gilt als – im Zuge der Fortschritte neurophysiologischer Forschung – in zunehmendem Maße auf physiologische und diese wiederum auf physikalisch-chemische Prozesse „rückführbar". Introspektiv gewonnene Daten können danach zu dem naturwissenschaftlich Feststellbaren *nichts* Wesentliches hinzufügen. Geistig-seelische Vorgänge werden prinzipiell *als* durch materielle Prozesse *hinreichend erklärbar* angesehen (= radikal reduktionistische Position).

2. Seelisches wird zwar prinzipiell als in diesem Sinne auf physi-

kalisch-chemische Prozesse rückführbar betrachtet, jedoch zugleich als mit einer Bedeutungshaftigkeit versehen, die als *solche* aus den physikalisch-chemischen Prozessen selbst heraus nicht verstehbar gemacht werden kann.

3. Seelisches gilt als das Einzige, was uns *unmittelbar gegeben* ist. Alle Aussagen über physische Prozesse im ZNS wie auch über die gesamte übrige Realität werden als darin „*konstituiert*" angesehen. Der Unterschied zwischen „real" und „nicht-real" reduziert sich unter diesem Blickwinkel auf unterschiedliche Weisen der Konstitution (z. B. transzendentalphänomenologischer Ansatz).

4. Seelische und neurophysiologische Vorgänge gelten als eigenständige und eigengesetzliche Prozesse. Sie werden als *nicht aufeinander rückführbar* betrachtet. Bewusstseinsprozesse und Hirnfunktionen würden gemäß dieser Auffassung „parallel" zueinander ablaufen, ohne dass eine wechselseitige Einwirkungsmöglichkeit gegeben wäre (Dies widerspricht zweifellos elementaren Erfahrungen z. B. toxischer Beeinflussbarkeit bewussten Erlebens und der offenkundigen Beeinflussbarkeit physiologischer Vorgänge durch bewusste Absichten und rationale Erwägungen).

5. Seelische und neurophysiologische Vorgänge gelten als eigenständige und eigengesetzlich nicht aufeinander rückfuhrbare Prozesse. Doch können sie – erst einmal entstanden – aufeinander wirken. *Wie* dies geschieht bzw. möglich ist, wird als noch zu erforschen angesehen. Bis dahin bleibe offen, wie diese Wechselwirkung zu denken sei (etwa im Sinne eines quantentheoretisch oder wie auch immer begründeten Interdeterminismus) und auch *wo* sie zu lokalisieren sei (ob neuroanatomisch in bestimmten Hirnarealen oder nur rein funktionell in Bindung an bestimmte neurophysiologische Erregungsmuster im Bereich nicht durchweg festgelegter Mikrostrukturen, z. B. Synapsen).

6. Seelische und zentralnervöse Vorgänge gelten als zwei Seiten ein und desselben psychophysischen Lebensprozesses. Beide Seiten werden gegenwärtig noch in zwei verschiedenen Sprachen – der Sprache der Psychologie (bzw. des vorwissenschaftlichen Alltagsverständnisses) und derjenigen der Neurophysiologie –

beschrieben und beforscht. Ein Fortschritt könnte darin bestehen, dass die *eine* Sprache immer besser in die *andere* Sprache „*übersetzbar*“ würde. Am Ende dürfte dann jeder Begriff der einen Sprache in einen solchen der anderen Sprache quasi „lexikalisch“ zu übersetzen sein. Die Frage nach der Art des Kausalzusammenhanges (Was bedingt was?) bleibt dabei offen. Im Rahmen einer solchen Auffassung wären gleitende Übergänge denkbar, derart, dass naturgesetzlich-kausale zu emotionalmotivischen und weiterhin zu logischen Zusammenhangsstrukturen würden. Zu klären, wie solche Metamorphosen im Einzelnen – mitsamt ihrem Zustandekommen – zu denken sind, sei eine Aufgabe für die künftige Forschung. Es würde sich nicht um ein Durchbrechen der je basaleren Gesetzmäßigkeiten, sondern um Neustrukturierungen handeln, was freilich voraussetzt, dass es weder auf der physiologischen noch auf der psychologischen Ebene einen absoluten Determinismus gibt, sondern – von der je basaleren Integrationsstufe her gesehen – „wahrscheinlichere“ und „weniger wahrscheinlichere“ Verknüpfungen. Man muss hiernach mannigfaltige Übergänge annehmen von kausal-linearen (heteronomen) über kreisförmig strukturierte zu „in sich schlüssigen“, d. h. logischen (autonomen, letztlich autopoietischen) Zusammenhangs- bzw. Begründungsstrukturen. Am Ende – z. B. im wissenschaftlichen Denken – müssen „causa efficiens“ und „ratio“ zusammenfallen, ohne dass die eine die andere vergewaltigt. In einer begründeten Aussage wird das logische Woraufhin zu einem kausalen Faktor bzw. zu einer Regelgröße; und umgekehrt: Die physikalisch-chemischen Mechanismen metamorphosieren sich (über eine wechselseitige Aufhebung ihrer elementaren Wirkrichtungen). Sie lassen sich offenbar durch „*emergente*“ Prozesse „hochkultivieren“ und von emotionalen und kognitiven Zusammenhangsstrukturen in Dienst nehmen.
Dass sich ab einem bestimmten Punkt die „causa efficiens“ als „ratio“ erweist, wie auch umgekehrt, dass es *Übergänge bzw. Metamorphosen* von kausal-linearen, heteronomie-diktierten in evidenz-verkörpernde, relativ autonome Zusammenhangsstrukturen geben muss, setzt jede wissenschaftliche Betätigung, setzt jeder Anspruch auf eine „wahre“ Aussage voraus. Andernfalls würde sich jedes Argument – auch dasjenige, das einen radikalen Reduktionismus zu begründen versucht – selbst seines Begründungs*bodens* berauben. Sinnvolles Argumentieren setzt

sinnkonstituierende Prozesse voraus. Das gilt auch für den Epiphänomenalismus. Wenn er nicht bloßes „Gerede"– d. h. wenn er selbst etwas anderes als nur ein beliebiger „output" neurophysiologischer Mechanismen sein will, muss er seinen vermeintlichen Wahrheitsgehalt am Prüfstein der „ratio" messen lassen. Das bedeutet nicht, dass wahre Einsichten – und erst recht Aussagen, die den Anspruch erheben, „wahr" zu sein – ohne neurophysiologische Vorgänge auskämen. Aber es fragt sich, inwieweit es sich bei diesen Vorgängen noch um „Mechanismen" handelt. Der zunehmende Einblick in die Korrelation von neurophysiologisch fassbaren Vorgängen und geistig-seelischen Prozessen belegt nicht nur, dass letztere keineswegs so physiologiefern ablaufen, wie man das früher einmal angenommen hat, sondern auch, dass die Physiologie, insbesondere die Neurophysiologie, offenkundig ein wesentlich „geistigeres" Geschehen darstellt, als eine ältere Neurophysiologie – von den ihr zu Gebote stehenden methodologisch bestimmten Konzeptionen her – für möglich halten konnte. Es ist also nicht nur so, dass geistigseelische Vorgänge leibgebundener sind als früher angenommen, sondern die leiblichen Vorgänge sind zugleich „geistigerer" Art als früher unterstellt. Wir werden also nach differenzierteren Vorstellungen bezüglich der Vermittlung von neurophysiologischen und geistigseelischen Vorgängen Ausschau halten müssen.

7. Seelische und zentralnervöse Vorgänge werden – wie in der zuvor genannten Position – als zwei Seiten eines psychophysischen Lebensprozesses angesehen und dieser selbst als eine dialektische Einheit von Form und Inhalt – von neurobiologisch gesteuerten, zentralnervösen Funktionen und (stets fluktuierenden) emotionalen, voluntativen wie auch ideellen Gehalten (bzw. „Informationen").
   In gewisser Hinsicht könnte man aufgrund dieser Annahme sagen: Seelische Funktionen seien demnach nur komplizierter komponiert als andere zentralnervöse Funktionen, qualitativ „eigenartig", aber nicht fundamental verschieden von anderen physikalisch-chemischen Prozessen, nur in ein höherstrukturiertes Funktionsgefüge einbezogen. Sie würden sich „lediglich" für uns in einer so auffallend andersartigen Weise – d. h. in der Form von Bewusstseinsvorgängen und Selbstbewusstsein – darstellen; wobei man freilich nicht vergessen darf, dass dieses „für

uns“ dann selbst aus keinem „anderen Holz geschnitzt“ wäre als eben aus solchen Prozessen.

8. Seelische und zentralnervöse Vorgänge gelten als verschiedene Seiten eines einheitlichen psychophysischen Lebensprozesses. Die physiologischen und psychologischen und gnoseologischen (erkenntnistheoretischen) Beschreibungsarten werden aber nicht bloß als verschiedene „Sprachen“, sondern als zwei (kategorial und zugleich ontologisch) grundsätzlich verschiedenen Bezugssystemen zugehörig aufgefasst. Sie werden als zwei – nicht aufeinander rückführbare – Teilaspekte verstanden; freilich als Teilaspekte, die sich in komplementärer Weise zu einem Gesamtbild der psychophysischen Wirklichkeit (bzw. der Begründungszusammenhänge bewussten und selbstbewussten menschlichen Erlebens und Verhaltens wie auch *vor*bewusster und *unbewusster* motivationaler Vorgänge) zusammenfügen.

   Diese zuletzt genannte Position dürfte am ehesten dem gegenwärtigen Stand psychosomatischer Konzeptionalisierung entsprechen. Hinzuzunehmen wäre die Einsicht, dass naturwissenschaftliche bzw. biologische Begründbarkeit und gnoseologische bzw. transzendentalphänomenologische Begründbarkeit einander nicht ausschließen, sondern ergänzen. Dem Wort „Begründung“ kommt in beiden Fällen allerdings ein je anderer Sinn zu.

Bei den aufgezählten Konzeptionen des Verhältnisses zwischen Leiblichem und Seelischem handelt es sich um Denkmöglichkeiten. Es bedeutet einen beträchtlichen Unterschied, ob wir sie als Aussage darüber, wie es sich mit der „Sache“ selbst, der Korrelation zwischen neurobiologischen und seelisch-geistigen Vorgängen „eigentlich“ verhält, verstehen, oder um jeweils nur sehr begrenzt gültige Arbeitshypothesen. Einige Positionen haben sich als Grundlage einer entsprechenden Forschungsstrategie seit langem bewährt (so z. B. die Annahme 1, 2 und 3); andere wie z. B. These 4 sind dagegen bloße Denkmöglichkeiten geblieben, was darauf verweist, dass sie mehr ein kategoriales Unvermögen – d. h. die kategoriale Inadäquatheit unseres Denkens – als einen Realitätsbezug widerspiegeln. Unser Verhalten im Alltag – gerade auch dasjenige des Arztes im Umgang mit kranken Menschen und mit deren Erkrankungen – lässt diese Möglichkeiten keineswegs offen, sondern hat immer schon (zumeist mehr implizit als explizit) entschieden und die Gültigkeit einer dieser Denkmöglichkeiten für sich in Anspruch genommen. Werden doch leiblich/seelische (= psychosomatische oder somatopsychische) Korrelationen in ganz unterschiedlicher Weise unterstellt, je nachdem ob wir gerade einen psychischen Befund erheben und aus dem Verhalten und dem (verbal wie auch nonverbal vermittelten) Erleben eines Patienten auf das Vorliegen (evtl. sogar auf die Lokalisation) eines raumfordernden Prozesses schließen, ob wir eine „endomorphe" Psychose diagnostizieren, ob wir eine neurotische Persönlichkeitsentwicklung oder eine süchtige Abhängigkeit feststellen, oder aber, ob wir den Patienten bzw. seine Angehörigen (in einer deren Verarbeitungsmöglichkeiten und den Erfordernissen der Therapie entsprechenden Weise) über die Diagnose und Prognose aufklären, oder ob wir primär psychotherapeutisch – rein verbal oder körperzentriert – vorgehen.

Gewöhnlich machen wir uns die beträchtlichen Diskrepanzen zwischen den verschiedenen Konzeptionen nicht hinreichend bewusst. Das ist im klinischen Alltag zumeist auch nicht unbedingt erforderlich. Dennoch kann es von nicht geringem Wert sein, dasjenige, was wir jeweils im einzelnen Fall unterstellen, möglichst präzise zu beschreiben und zu analysieren, weil dies uns zwingt, weiterreichende Konsequenzen zu ziehen – vor allem aber nach innovativen, alternativen Zugangsmöglichkeiten Ausschau zu halten.

Was auf den ersten Blick als rein theoretische Erwägung erscheinen mag, könnte letztlich doch erhebliche Konsequenzen für den klinischen Alltag zeitigen, und zwar über die i. e. S. „psychosomatischen" Störungen hinaus auch für Psychosen und Neurosen sowie für manche bisher als rein somatogen angesehene Erkrankungen – in dem Sinne, dass für sie ein neues Verständnis geweckt werden könnte.

Zweifellos wird – vorerst – das Konzept der Beziehungen zwischen Psychischem und Somatischem jeweils anders aussehen, je nachdem, ob der Arzt einen körperlich oder einen psychisch kranken Patienten untersucht, ob er einen somatischen oder psychopathologischen Befund erhebt, ob er distanziert befundet oder sich in ein therapeutisches Gespräch mit dem Patienten einlässt, ob er aufgrund bestimmter Hypothesen dessen Symptomatik (Körper-, Erlebnis- oder Verhaltens-Phänomene sowie zwischenmenschliche Beziehungsmuster) sozio- und psychodynamisch deutet, oder ob er neurophysiologische bzw. neuropathologische Bedingungen des

Erlebens und Verhaltens aufzudecken trachtet. Diese Unterschiede gilt es im Auge zu behalten. Beim gegenwärtigen Stand der Forschung tun wir gut daran, uns nicht vorschnell auf bestimmte Theorien festzulegen. Es empfiehlt sich vielmehr, im Sinne des von Fahrenberg (1981) empfohlenen „Komplementaritätsprinzips" einen situations- und aufgabenbezogenen Pluralismus walten zu lassen.

Dennoch – und vielleicht gerade deshalb – ist es nützlich, die verschiedenen Konzeptionen in ihren Voraussetzungen neu zu durchdenken. Sie können alsdann in ihrer Relativität differenzierter zur Geltung kommen. Für die ärztliche Praxis bedarf es darüber hinaus – soweit ein Bedürfnis nach wissenschaftlicher Fundierung des eigenen Sehens und Handelns besteht – eben jener Theorie, von der her die einzelnen Ansätze in ihrer Relativität angemessen beurteilt und in ein größeres Ganzes eingefügt werden können, ohne dass damit sogleich neue Absolutheitsansprüche verbunden sein müssten.

Literatur

Fahrenberg, J. (1981). Zum Verständnis des Komplementaritätsprinzips, in: Z. f. Klin. Psycholog. Psychother. 29, S. 205 – 208.

Fahrenberg, J. (1989). Einige Thesen zum psychophysischen Problem aus der Sicht der psychophysiologischen Forschung, in: Philosophie und Psychologie, hrsg. v.W. Marx, Frankfurt a.M., 1989.

Schneider, K. (1952). Psychiatrie heute, Stuttgart, 1952.

Überlegungen zum „Selbst"-Bezug aus phänomenologisch-anthropologischer Sicht

Die Problematik des „Selbst"[1] ist in den Humanwissenschaften, so auch in der Psychiatrie, wesentlich komplexer geworden. Dies in mehrfacher Hinsicht:

1. In verschiedenen *psychotherapeutischen* Schulen gewann der Begriff „Selbst" beträchtlich an Bedeutung. Dies gilt zum einen für die verschiedenen tiefenpsychologischen Schulen[2], insbesondere für die der Psychoanalyse mit ihren Erweiterungen, für die in erster Linie die Schriften von Kohut und von Kernberg wegweisend waren[3]. Es gilt aber auch für die Verhaltenstherapie, seit diese ihre streng behavioristische Position aufgegeben hat. Für letztere kommt das „Selbst" des Patienten nicht nur als das Zu-Therapierende in Betracht, sondern – wenn man an die zunehmende Bedeutung der „Self-Management-Therapy"[4] denkt – ebenso als „Therapeut". Die Aktualität dieser Entwicklung[5] ist nicht allein unter dem Gesichtspunkt einer Kostenersparnis im Gesundheitswesen zu sehen, sondern essentieller: in der geradlinigen Konsequenz, mit der sie den Autonomie-Anspruch des Menschen der Neuzeit umsetzt.
2. Einen – zumindest theoretisch – noch wesentlich breiteren Zuwachs hat die Problematik des „Selbst" durch die verschiedenen Richtungen der *Systemtheorie* erfahren; vorausgesetzt, man bezieht die Vokabel „Selbst-", wie gr. *Auto*-, zumeist als Präfix verwendet, in diese Problematik mit ein. Zu denken ist dabei nicht nur an die biologische *Auto*poiese-Forschung, sondern vor allem auch an jene sozialwissenschaftliche Variante der Systemtheorie, die mit dem Namen [Luhmann][*] (1984, 1989) verbunden ist. Von da aus gibt es wichtige Querverbindungen zur sog. „Postmodeme"[6]. Zentral für sie ist die *Ent*-Privilegierung der Autonomie des seiner selbst bewussten Selbst, des Ego.

Das Selbst der zunehmend als relational[7] erkannten Autonomie des personalen Subjekts (i. S. Kants) auf der einen Seite und die Rolle der Selbst-Rückbezüglichkeit in der Kybernetik und in der biologischen Autopoiese-Forschung wie auch in der systemtheoretisch orientierten Soziologie[8] auf der anderen Seite sind einander näher gerückt. Dies so weitgehend, dass eine isolierte Erörterung

* Der von uns in eckigen Klammern ergänzte Name fehlt im Originaltext ebenso wie die Literaturangaben zu Niklas Luhmann, auf die hier in Klammern und in Anmerkung 8 verwiesen wird. Anm. d. Hg.

des „Selbst" ausschließlich in dem einen oder dem anderen Bereich als kaum mehr vertretbar erscheint[9].

Das bedeutet: Der Begriff „Selbst" findet nicht mehr allein im Hinblick auf das personale Selbst eines Menschen Interesse, sondern ebenso auch im Hinblick auf die nicht-menschliche Natur, insoweit diese in welcher Weise auch immer eine Rückbezüglichkeit als ein wesentliches Konstituens erkennen lässt: Selbstreferentialität – Selbstbezug[10] überhaupt – ist ein durchgehendes Konstituens der bestehenden Natur in ihren mannigfaltigen Organisationsstufen und zugleich ein Motor jeder Form von Evolution. Sie ist dies nicht nur im Bereich des bereits Vorhandenen, sondern zudem auf den vom Menschen selbst erst noch zu realisierenden Stufen andersartigen Selbst- und Weltverhältnisses. – Das „Selbst" interessiert also nicht mehr allein als das „Selbst" eines menschlichen Bewusstseins, sondern in dem allgemeineren Sinn jedweder Rückbezüglichkeit. So z. B. in dem Begriff der „Selbstreferentialität", der sich auch in Anwendung auf ich-ferne, nicht mit Bewusstsein verbundene Naturprozesse als fruchtbar erwiesen hat.

Dabei darf nicht verkannt werden, welch ungeheure Diskrepanz besteht zwischen der Tradition, für die die Namen Augustinus, Pascal, Kierkegaard, Nietzsche, Heidegger stehen, und der Sicht von Systemtheoretikern, Autopoiese-Forschern, Konstrukteuren „selbst"tätiger Maschinen oder KI-Spezialisten[11]. Aber diese Diskrepanz muss aushalten, wer tatsächlich in der Gegenwart lebt und nicht in starre Alternativeinstellungen verfallen will.

„Selbst" wird nach alledem hier nicht als etwas Substanzielles verstanden, sondern als Verweis auf eine bestimmte reflexive Bewegung. Skeptisch ist allerdings zu beurteilen, ob es nur eine einzige solcher „inneren Bewegungen" gibt, auf die das Wörtchen „selbst" verweist, oder ob – wie das für Selbst-Konzepte (Konstrukte und Theorien) im Allgemeinen gilt (Rustemeyer, 1986) – auch hier von einem Pluralismus in Bezug auf solche „*Intentions*-Bewegungen"[12], wie ich sie einmal nennen möchte, ausgegangen werden muss. Auf jeden Fall gilt, dass hier wie dort „vor einer ungeprüften Gleichsetzung von Konzepten zu warnen" ist (Stahlberg et al., 1992).

Das Gesagte lässt sich anhand der Mehrdeutigkeit des Präfix „auto-" erläutern. Die Aufgabe, die sich die Autopoiese-Forschung gestellt hat, ist bereits durch diese Doppeldeutigkeit des „auto-" (bzw. „selbst-") vorformuliert: In Worten wie „automatisch" bedeutet das „auto-" so viel wie „von selbst", in „Autonomie" dagegen ein „Selbst“ mit eigenständiger Rückbezüglichkeit. Das Wort „autonom“ kann je nach Zusammenhang beides meinen: sowohl eine sich ihre Gesetze selbst gebende Vernunft (Kant) als auch (vgl. die Bezeichnung „autonomes Nervensystem“) ersteres. Was hier zueinander in Beziehung gesetzt wird: „Von-selbst“-Sein und „Selbst“[13], ist in vielen europäischen Sprachen durch eine ambiguitäre Bedeutung des Wörtchens „selbst“ bereits vorformuliert. Im deutschen in der Bedeutungsmetamorphose des Wörtchens „selbst“ in „von selbst“ bis hin zu „Selbstbewusstsein“, „Selbst“-Sein u. a. In der japanischen Sprache scheint es[14] einen ähnlichen Bedeutungsshift zu geben. Dies beweist nichts, darf aber vielleicht doch als vorwissenschaftlicher Hinweis auf schrittweise Metamorphosen von rein naturhaftem „Von-selbst“-Sein zu eigentlichem „Selbst-Sein“[15] verstanden werden. – Die „Autopoiese“-Konzeption hätte demnach nicht nur in philosophischen Konzeptionen[16] ihre Vorläufer, sondern bereits in der alltagssprachlichen Verwendung des Wörtchens „selbst“.

3. Auf dieser Basis werden wir nun auch leichter das klein geschriebene Wörtchen „selbst“ (z. B. in der Wendung „von selbst“ oder „selbstverständlich“[17]) in diese konzeptionellen Überlegungen mit einbeziehen können. Es steht für eine tiefe Verwurzelung aller Reflexion im Vorreflexiven und verweist noch einmal auf die Evolution.

Was bei Lebewesen niedrigerer Organisationsstufen als fertige Gestalt (auch in der Regelung funktioneller Abläufe) imponiert, stellt sich auf höherem Niveau als Produkt eines faktischen (mehr und mehr aktiven) Sich-Gestaltens dar. Dieses Sich-Gestalten tritt prozessual in seiner Verlaufsgestalt zutage. *Genese bekommt Ereignischarakter*. Am Ende wird sie zu etwas erst noch Zu-Tätigendem. Seiendes bleibt also nicht schlicht Seiendes; es hat vielmehr – zumindest bei jenem Seienden, für das wir einen mündig gewordenen Menschen halten – „sein Sein zu sein“ (Heidegger). Das heißt: Die Bedingungen von Erscheinendem werden selbst Thema; sie bleiben nicht Voraussetzungen[18], sondern werden zuerst noch Zu-Vollziehendem.

Hat auf elementareren Entwicklungsstufen das Wirkliche seine Ermöglichung (= seine Bedingungen als „Voraussetzung“) außerhalb seiner selbst, so nimmt es auf den höheren Stufen eben diese (d. h. seine eigene „Ermöglichung“) partiell *in* sich hinein[19]. Damit wird aber, was entsteht nicht nur sukzessive reicher an Möglichkeiten – bis es schließlich sogar zu etwas wird, was selbst partiell anderes und einiges in ihm selbst *zu ermöglichen* vermag, sondern zugleich auch „riskierter“, labiler, anfälliger. Es fragt sich, ob die hier ins Auge gefasste Zunahme an „Potenzen“ nicht nur beiläufig, sondern wesensnotwendig mit einer Zunahme an Riskiertheit des Daseins verbunden ist[20].

Nach diesen Vorüberlegungen seien nun die Probleme noch einmal in etwas gegliederterer Form dargestellt. Einerseits ist das Thema „Selbst“-Bezug zu weit gefasst; es erweist sich als schwer abgrenzbar. Der Zusatz „aus phänomenologisch-anthropologischer Sicht“ dürfte dagegen zu eng formuliert sein. Geht es doch unter anderem auch um die Frage einer Vereinbarkeit von phänomenologischer, dialektischer und systemtheoretischer Sicht. Nehmen Sie, was folgt, als Gedankensplitter zu einer zentralen – nicht zuletzt auch für Psychiater, Psychotherapeuten, Psychosomatiker – unausweichlichen Problematik.

Vom „Selbst“ wird in sehr verschiedener Weise gesprochen[21]. Ich greife die drei schon angedeuteten zentralen Bedeutungskreise noch einmal gesondert heraus[22]:

A. „Selbst“:

1) im Sinne einer Instanz;
   a) spirituell: im Sinne eines „höheren Selbst“, eines „geheimen spiritus rector“[23] u. ä.;
   b) vitalistisch: im Sinne eines „Leib-“ oder „Körper-Selbst“[24];
   c) psychoanalytisch: z. B. ein Selbst, das Selbst-Objekte aus sich heraussetzt.

2) im Sinne von Selbst-Objekten („me“ im Gegensatz zu „I“[25]);
   a) „Selbst-Konstrukte“ als Thema der neueren Kognitions und Sozial-Psychologie;
   b) „Selbst-Objekte“, sie spielen in der Psychoanalyse seit Kohut eine zunehmende Rolle (vgl. etwa E. R. Wolf). R. Chessick hat im großen Stil das psychoanalytische Selbst-Konzept in die philosophische Tradition abendländischen Denkens eingebunden.

Wie aus dem Angeführten ersichtlich, wird das Verhältnis zwischen „Selbst“ und „Ich“ – je nach zugrunde gelegter Nomenklatur und Basis-Konzeption – unterschiedlich bestimmt. In den unter 1) genannten Positionen gilt das Selbst als dem „Ich" übergeordnet. Für die unter 2) genannten Ansätze ist das „Selbst" dagegen „Objekt" oder Produkt des „Ich"; freilich nicht ohne Rückwirkung auf seinen Urheber.

B. Als Präfix verweist „selbst-" bzw. „auto-" auf eine Rückbezüglichkeit (Selbstreferentialität). Diese spielt heute eine zentrale Rolle vor allem im Rahmen der Systemtheorie. Von hier aus legen sich *Rückbezüglichkeit + Introversion* als Evolutionsmodell nahe[26]. (Dass der Rückbezüglichkeit, wie angedeutet, eine immense Bedeutung für jede Form von Evolution zukommt, hatte vor bald zweihundert Jahren bereits Schelling deutlich gemacht. In der Zwischenzeit als „spekulativ" ins Abseits geraten, hat diese Einsicht heute im systemtheoretischen Kontext neue Aktualität gewonnen[27].)

C. Sprachliche Wendungen wie „von selbst", „selbstverständlich" u. ä. verweisen auf das „selbst" als Signal für Eigenständigkeit, als Hinweis auf einen Grund, der keiner Begründung bedarf.

Einige weitere Bedeutungen des Wortes „selbst" werden hier – als in unserem Zusammenhang weniger wichtig – nicht berücksichtigt. Anfragen bei der Etymologie helfen nicht viel weiter. Die Bildung von „selb-" scheint rein germanischen Ursprungs zu sein. Einiges, was die Herkunft betrifft, ist etymologisch derzeit noch unklar. Mit gr. „autos" / „auto" besteht sprachlich keinerlei Verbindung. Umso eindrucksvoller sind Parallelen im Sachlichen, so in den schon vermerkten Mehrdeutigkeiten. Die Äquivokationen, mit denen Worte bzw. Präfixe wie „selbst-" oder „auto-" belastet sind, verbinden in einer eigentümlich dialektischen Weise disparate Sachverhalte miteinander[28]. Ähnliche Abgrenzungsprobleme finden sich auch in anderen europäischen Sprachen: „auto-" (mit der Autonomie-/Autopoiesis-Problematik), im Lateinischen: „idem" / „ipse"[29], im Französischen: „soi" / „moi" / „même", im Englischen „identity" / „self". – Das Problem, das sich in allen Wendungen, die um „selb-" bzw. um „auto-" kreisen, wiederholt, ist das Verhältnis zwischen einer Betonung relativer Eigenständigkeit und Rückbezüglichkeit, wozu sich sodann noch eine Aufhebung jeglichen Begründungsbedarfs als dritte Bedeutungsnuance hinzugesellt. Bei alldem erscheinen mir nicht irgendwelche Wort-Herleitungen wichtig, sondern das, was bei der Verwendung mehrdeutiger Worte oder Präfixe im

Alltag unterschwellig mit anklingt bzw. als „sich von selbst" verstehend vorausgesetzt wird. Mit der Aufmerksamkeit darauf verbindet sich das „phänomenologische" Abtasten und Hinhorchen dieses Ansatzes[30]. Dieses Vorgehen unterscheidet sich von dem der ebenfalls bei der Sprache ansetzenden Analytischen Philosophie dadurch, dass entgegen, dem Wittgensteinschen Satz „Wovon man nicht reden kann, soll man schweigen"[31] gerade das unterschwellig stets mit Anklingende, Übergangene, Verschwiegene – als erst noch auf den Begriff zu Bringendes – ständig Thema bleibt.

Bezüglich „selbst" ist demnach an folgende, unter sich stark differierende, gleichwohl nicht grundlos äquivok versprachlichte Bedeutungen zu denken. Sie seien hier noch einmal in umgekehrter Reihenfolge aufgezählt:

C. Schlichtes Von-selbst-Sein:
Ausschluss jeglicher Fremdbegründung: „einfach nur so"[32].

B. Formal verstandene Rückbezüglichkeit:
1) anonyme Selbstreferentialität in der Natur, ohne jedes Bewusstsein;
2) bewusstseinsfähige Rückbezüglichkeit (z. B. auch bei höheren Tierarten);
3) personale Existenz begründende Selbstreferentialität (siehe A).

A. Selbst als personale „Instanz";
1) narzisstische Selbsthabe;
2) Rückbezug, der sich selbst „übergeht" („sich" von sich „abzieht" – sich selbst nur modo obliquo[33] einbeziehend.

Dieses wird bekanntlich (s. o.) sehr unterschiedlich verstanden; zum Teil als dem „Ich" übergeordnet (was einem bestimmten Begriff von Person" entspricht), zum Teil als ihm untergeordnet, wie folgende willkürlich herausgegriffene Textpassagen zeigen:

„In *interaktionistischer* Sicht ist das Selbst eine von assimilierenden und akkommodierenden einzelnen und einer strukturierenden Umwelt gemeinsam konstruierte Realität. Die psychische Innen- und die interpersonale Außenwelt werden zu den Polen, zwischen denen in der Dynamik eines einzigen Prozesses Realität entsteht.

– Die Ichstruktur enthält damit das Selbst und den Anderen; das Ich ist ein Objekt-Beziehungs-Ich." (Noam und Kegan, 1982, 422; Hervorh. W.B.)

Aus *psychoanalytischer* Sicht schreibt E. R. Wolf (1987/1996, 60): „Das Selbst ist der Teil der Persönlichkeit, der ein Gefühl von Selbstsein vermittelt und der sich dadurch entwickeln kann und gestärkt wird, dass er ständig mit Responsivität von Selbstobjekten versorgt wird, die eine dauerhafte Matrix von Selbstobjekterfahrungen zur Verfügung stellen." Selbstobjekterfahrungen seien von großer Wichtigkeit: „Soll ein Mensch sich wohlfühlen – das heißt, sich in Bezug auf sich selbst gut fühlen ... dann muss er bewusst oder unbewusst erleben, dass er in einer responsiven Umgebung lebt. Die Formen dieser Responsivität können einfach oder komplex sein und sind je nach Alter verschieden..."[34].

Anders sieht es aus bei der Wendung „von selbst". Das „von-selbst" kann man geradezu als Gegenpol zum „Selbst" (als souveränem Akteur) ansehen. Statt diesem ist das schlichte „Von-Natur-aus-so-sein" gemeint. Wenn wir von der Spontaneität[35] eines Menschen sprechen, haben wir freilich beides im Blick: Das „von-selbst" (im Gegensatz zu dem durch bewusste Reflexion Gesteuerten), doch zugleich auch das „Aus-sich-selbst-Sein" als gerade nicht aus einem Selbst (Ego der Husserlschen Egologie), sondern aus einem anonymen Grund Stammende, im Sinne von Ursprunghaftem. Wichtig bleibt m. E. dabei: Das „von selbst" – „sua sponte", „Spontaneität" und „Selbst" als Bezugspunkt für das „Ich" sind zusammenzudenken.

Darin beschlossen ist *erstens* die Frage nach dem Verhältnis zwischen Selbstreferentiaiität als einem allgemeinen Evolutionsprinzip und als einem Phänomen, das man im Hinblick auf seine Bedeutung für den einzelnen Menschen ins Auge fassen kann; und *zweitens* die Frage nach dem Verhältnis[36] zwischen den apersonalen Abläufen im biologischen Kontext (Autoregulation und Autopoiese innerhalb des organischen Lebens, auch innerhalb des menschlichen Organismus) auf einer gänzlich vorbewussten – vorsichtiger: nicht bewussten und wohl auch kaum jemals bewusstseinsfähigen – Stufe und dem Selbst auf einer bewussten oder zumindest prinzipiell bewusstseinsfähigen Stufe. Selbstverständlich gibt es zwischen diesen äußersten Polen mannigfaltige Zwischenstufen und Querverbindungen.

Also „Selbstreferentialität" als Entwicklungsprinzip (s. o.) sowohl im Rahmen der nicht bewussten organischen Natur als auch in den vielfältigen Modi der Selbstrelativierung und Selbstfindung in der Entwicklung bewussten Lebens ist eine der beiden Wurzeln des Nachfolgenden. Die andere Wurzel – damit zusammenhängend – ist die Frage nach dem Konnex wie auch der Dialektik zwischen Selbstwerdung und Selbstrelativierung. Sie zeigt wie eng die Frage nach der Art der Rückbezüglichkeit des „selbst" mit derjenigen nach der Subjektivität zusammenhängt.

„Kaum ein Kategorienpaar prägt unsere aktuelle Wirklichkeitserfahrung so zentral wie das von Subjektivität und Objektivität. Es liegt im Herzen der neuzeitlichen Selbst-Bestimmung des Menschen", schreibt M. Heinze[37]. Er sieht dieses Kategorienpaar sowohl im Selbstverständnis des Menschen als auch im Verständnis seiner „Handlungsmöglichkeiten im Spannungsfeld von Leiblichkeit einerseits und Freiheit andererseits" verankert. Dazu verweist er auf Plessners These der „exzentrischen Positionalität" des Menschen.

Ob tatsächlich eine „Verwindung" der „Metaphysik der Subjektivität", wie sie Heidegger[38] für notwendig hielt, möglich, ja überhaupt angezeigt ist, um mit ihr der Krise des Zeitalters der Technik zu begegnen, gehört zu den grundlegenden Fragen der Gegenwart. „Postmoderne" im Sinne einer Ent-Privilegierung der „Autonomie des Ich", Wiederentdeckung der Autonomie der Natur (außerhalb wie auch im Innern des Menschen selbst), Hinhören-Wollen auf sie, integrative Auseinandersetzung mit fernöstlicher Überlieferung (horizontale statt vertikale Selbst-Orientierung[39] und manches, was in ähnliche oder andere Richtungen weist) sind Brennpunkte gegenwärtiger Auseinandersetzungen.

Für die Psychiatrie – als Wissenschaft in ihrer Begrifflichkeit „wesentlich abhängig von der die Neuzeit prägenden Dichotomie des Subjektiven und Objektiven" – betrachtet es Heinze als eine vordringliche Aufgabe, „Begriffe zu entwickeln, die angemessen eine (Fremd-) Beurteilung erlauben und dennoch dem Erleben des Kranken nahe genug bleiben". Beiden Bedürfnissen gleichermaßen gerecht zu werden und dafür angemessene Kategorien zu finden, ist nicht leicht. Die Schwierigkeiten, die sich daraus ergeben, sind auch für diesen Beitrag ein treibendes Moment. Es gilt, so schreibt Heinze, „Patienten als gleichwertige Subjekte anzuerkennen und in einer umgestalteten Arzt-Patient-Beziehung wahrzunehmen ... Dazu muss geklärt werden, was als subjektiv bzw. objektiv zu bezeichnen ist". Insbesondere gehört m. E. dazu die Einsicht, dass „Subjektivität" / „Objektivität" als Alternative einseitig ist[40]. „Störenfried" ist nicht nur die Subjektivität, sondern ebenso jede Form von Objektivität, die sich nicht dessen bewusst ist, was im Zuge einer Objektivierung[41] durch diese geschieht.

Die Subjektivität ist aus der Sicht der Forschung ein „Störenfried", weil sie *erstens* die Untersuchungssituation „verunreinigt" (wie sich ein Marburger Kollege aus einem anderen Fachgebiet einmal drastisch ausdrückte); und *zweitens*, weil die „Objekte" der Wissenschaft „Psychiatrie" – die Patienten – seit geraumer Zeit gelernt haben, sich auf ihre Subjektivität, besser: auf ihr Subjekt-Sein, zu besinnen und sich gegen ihr Zum-Objekt-gemacht-Werden zur Wehr zu setzen[42]. – Die Frage nach der Subjektivität des Subjekts[43] stellt sich demnach für die Psychiatrie von zwei Seiten; als epistemologisches Problem und als ein Kardinalproblem der ärztlichen Praxis.

Subjektwerdung des Subjekts und Gewinnung von Objektivität stehen in einem dialektischen Verhältnis zueinander; so auch der Prozess der Selbstigung (i. S. von Person-Werdung) und Ent-Selbstigung (Überwindung der Subjektivität qua Selbstbezogenheit). Selbst-Bezug ist doppeldeutig. Er dient sowohl der Selbst-Werdung und (freilich zeitlich versetzt) der Selbstüberwindung. Die klassische Naturwissenschaft steht unter der Devise einer Verbannung, besser: einer Verleugnung des „Selbst"[44] bzw. der Subjektivität des Subjekts.

„Von uns selbst aber sprechen wir" schreibt B. Rauschenbach[45] im Protest gegen den Kernsatz des neuzeitlichen Objektivitäts-Idols: „De nobis ipsis silemus". Die Leugnung – Selbstverleugnung – des Subjekts gilt nicht nur als Signum gesellschaftlicher Höflichkeit. Sie gilt zugleich auch als Richtschnur für alles wissenschaftliche Vorgehen. Erst nachdem die exakteste Naturwissenschaft, die Physik, gezeigt hatte, dass dem Ignorieren des Forscher-Subjekts Grenzen gesetzt sind, wagten auch Wissenschaftler anderer Fächer, die kontrollierte Einbeziehung der Subjektivität als Weg zu einer neuen, höheren Form von Objektivität zu wählen.

Dass der Weg zur „Objektivität"[46] nicht allein über die Ausschaltung des Subjekts führt, sondern in anderer Weise gerade über die Einbeziehung desselben, hätten schon früher (a) Kulturgeschichte wie auch (b) Entwicklungspsychologie lehren können:

(a) Aus der *Kulturgeschichte* ist ein Vergleich zwischen mittelalterlicher und Renaissance-Malerei besonders instruktiv: Die Einführung der Perspektive in die Malerei – die Berücksichtigung des

Standorts des Malers – brachte keine „Subjektivierung" der Sicht, wie man meinen könnte, sondern einen ganz neuen Realismus. Eine Anwendung dieses „Lehrstückes" auf die Psychopathologie des Wahns findet sich in „Perspektivität und Wahn" (Blankenburg, 1991). Was für Standorte im räumlichen Sinne des Wortes gilt, gilt auch für „Standpunkte" im übertragenen Sinne.

Erkenntnistheoretisch ist auf den Januscharakter des „Perspektivismus"[47] hinzuweisen. Zumeist wird er als Eingeständnis der Blickpunktgebundenheit und d. h. „Subjektivität" alles Wahrnehmens und Urteilens verstanden. Jedoch bedeutet gerade dies – die selbstreferentielle und zugleich selbstrelativierende[48] Be*rück*sichtigung der Perspektive *als* Perspektive[49] – einen wichtigen Schritt zur Überwindung der Perspektiven-Abhängigkeit. Die Fähigkeit zur spontanen, gleichwohl kontrollierten und d. h. selbstreferentiellen Blickpunkt- und Standortveränderung ist das Entscheidende.

Meines Erachtens gehört dies zum Grundlegenden einer jeden dialektischen Betrachtungsweise: der produktive (womöglich kreative) Umgang mit dem Negativen[50]; im Negierenden, im Verlust die Bereicherung zu entdecken. Es gilt auf diese Weise das Bild des Wirklichen der Wirklichkeit entsprechend zurechtzurücken und neu zu konstituieren. – Die Frage, ab wann eine solche Wendung angezeigt ist, oder umgekehrt formuliert: bis wann das Negative als Negatives unter beseitigungsstrategischen Gesichtspunkten anzugehen ist, gehört – gerade für den Arzt – zu den spannendsten Fragen, die die Realität uns aufgibt (vgl. dazu Blankenburg 1981).

Hier interessiert dies nur hinsichtlich der Dialektik zwischen der vermeintlichen Wahrheit und dem Weg zur Wahrheit zwischen Feststellung und methodischem Zugang. Falsifikation als Weg zu der stets nur relativ bleibenden Wahrheit bezieht von daher ihr Recht.

Beispiele sind: depotenzierende Arbeitshypothesen wie etwa die deterministisch-mechanistischen der Psychoanalyse, bei denen die Aufdeckung verborgener Determinanten letztlich doch der Befreiung des Patienten dienen soll. Ab wann solche Hypothesen anstelle ihrer befreienden Wirkung im Sinne einer „*selffullfilling prophecy*" das Gegenteil herbeiführen, ist nicht leicht zu bestimmen. Auch das Umgekehrte gilt: Wann Postulate etwa der Würde („Die Würde des Menschen ist unantastbar") oder die Inanspruchnahme von Freiheit in ihr Gegenteil umschlagen („Wer frei sich wähnt, ist eines Wahnes Knecht"[51]), ist eine schwierige Frage, die uns hier nicht des näheren beschäftigen kann, die aber bei allen Reflexionen auf das „Selbst" bedacht sein will.

(b) Näher liegend als der Rekurs auf die Entdeckung der Perspektive im Rahmen der Kulturgeschichte ist für uns derjenige auf *entwicklungspsychologische* Erfahrungen: Zu unterscheiden sind – mit Piaget – zunächst ein frühkindlicher Realismus[52] („da Baum", „Hans hat Hunger"), und der Beginn einer ersten Selbstentdeckung und Selbstergreifung des „Ich".

Zur Veranschaulichung ein Beispiel aus der Gegenwartsliteratur[53]. Eine Patientin berichtete im Rahmen ihrer analytischen Therapie aus ihrer frühen Kindheit Folgendes:

„Als ich dreijährig war, musste ich erst den Unterschied lernen zwischen Ich und Du. Das kam mir sehr schwer vor. Es schien mir schwierig, dass die Mutter mich Du nennen konnte, und ich sie auch. Es dauerte, bis ich es endlich verstand. ... Es war in der Küche, und ich kniete auf der Bank. Ich nannte sie „Ich", denn sie sagte zu sich selber „ich". Ich dachte, das wäre ihr Name. Sie drehte sich um und verstand es zunächst nicht. Dann merkte sie, was das Problem war. Sie zeigte mit *ihrem* Finger auf mich und sagte „Du", dann auf sich selber: „ich"; dann nahm sie meine Hand und zeigte mit *meinem* Finger auf mich und sagte „ich" und dann auf sich und sagte: „du". Sie verstand, dass das Konzept von mir aus war, und stellte es mit meiner Hand dar, dass ich es umdrehen musste. Ich kann fast für den Moment ihr Gesicht sehen ... Es ist auch ein Gefühl, die Frage, wer ich überhaupt bin und wieso „ich": dass das Selbst verändert wird, dass da immer ein Kern von sich selbst da ist, der nie anders wird, das *innerste* Selbst..."

Diese Erinnerung aus der frühen Kindheit (in der vorliegenden Form selten; vermutlich durch die Analyse induziert) zeigt sehr deutlich den Übergang von einer Phase, in der das Kind durchaus schon zu einer sachlichen Erfassung und Benennung von in der Welt Vorkommendem fähig ist, aber noch nicht „ich" und „du" sagen kann, zu derjenigen, in der persönlich relationale Beziehungen durch indexikalische Worte versprachlicht werden können; Worte, zu denen in erster Linie „ich" und „du" gehören. – Bezeichnend ist die Art, in der die Mutter dafür sorgt, dass das Kind dieses andere Verhältnis zur Wirklichkeit internalisiert Was tut sie? Sie erklärt nicht, sondern handelt; sie bemüht die „Motorik", und zwar die des Zeigens; sie macht damit deutlich, dass die so widersinnig erscheinende Bezeichnung von zwei völlig unterschiedenen Wesen (Mutter und Kind) mit ein und demselben Namen: einmal „ich“ und dann umgekehrt „du“, keine Festlegung in der homogenen „objektiven“ Welt darstellt (sich also überhaupt nicht auf jene objektive Welt bezieht, in der alles seinen festen Platz und seine von außen definierbare, ein für allemal festgelegte Identität und somit eine dementsprechend festlegbare Bezeichnung hat), sondern eine Bezeichnung in einer Welt sich orientierender[54] Subjekte ist.

Um was es geht, ist sprachlich nur indexikalisch ausdrückbar. Die personale Orientierung bedarf der Zeige-Attitüde und der „Zeigwörter“, wie K. Bühler die indexikalischen Bezeichnungen nannte. Unter ihnen nimmt das „ich“ eine gewisse Sonderstellung ein. Auf die Lehre der sog. *Indikatoren* sei hier verwiesen. Es gibt zu diesem Thema eine umfangreiche Spezialliteratur.

Das Problem in unserem Kontext wäre die Frage nach dem Zusammenhang zwischen der „Dezentrierung“ („Kopernikanischen Wendung“) und der „Zentrierung“ im Sinne der Ichbildung. Dieser scheinbaren Divergenz in den Zielen der Entwicklung: ein zunehmend objektiveres Gewahren der Außenwelt und gleichzeitig ein Prozess reifender emotionaler Subjektivität, wird m. E. (trotz der „Affektlogik“ Ciompis) nicht genügend Aufmerksamkeit geschenkt; in der Psychopathologie am ehesten noch in der Entwicklungspsychopathologie, die es unter anderem mit dem Autismus zu tun hat. Klar ist, dass zwischen der Phase des schon recht früh sich entwickelnden Realismus des Kleinkindes (in der die Dinge schon benannt werden können, die eigene Person aber noch quasi „sächlich“ als „Hans macht jetzt...“ vorkommt) und den ersten Anfängen eines objektiven Bildes der Welt, die eine „Dezentrierung“ (Piaget) voraussetzen (vgl. dazu unter anderen Lempp, 1992), gerade die Entdeckung des eigenen Ich steht, also gerade – so könnte man meinen – einer Subjektzentrierung die Türen geöffnet würden. Das autistische Kind dagegen bietet für den Erwachsenen einerseits das Bild einer extremen Selbstbezogenheit; andererseits aber erlernt es nicht (oder verspätet) das „ich“-Sagen und lässt, ebenso wie viele autistische Schizophrene, den persönlichen, individuellen *Flair* vermissen. Es gilt, dass „da, wo der Gesunde beim anderen *common sense* erwartet, d. h. ein Sich-Einlassen auf das allen Gemeinsame ... der Autist seine Eigenweltlichkeit hervorkehrt, dass aber da, wo wir eine gewisse Eigenständigkeit und Originalität erwarten, bei ihm ... Uneigenständigkeit bis hin zur Schablonenhaftigkeit imponiert“ (Blankenburg, 1987). Im Kontrast zu narzisstischen Kindern fehlt ihnen die „Fähigkeit sich selbst zu betrachten" (Lempp) und im Verein damit: auch das „Du" zu entdecken. Sie verschanzen sich vielmehr – soweit nicht schwerere Entwicklungsstörungen vorliegen[55] hinter einer extremen „Sachlichkeit", die später zur Entwicklung skurriler Sonderinteressen führen kann (z. B. Ichthyosaurier-Spezialisten). Dass das Heranreifen von „Objektivität" („Dezentrierung", „Kopernikanische Wende"[56]) und Selbst-Ergreifung (Entdeckung des eigenen „Ich") zusammengehen, ist zwar seit langem *be*kannt, aber in seinem Wesen m. E. bis heute noch nicht hinreichend erkannt.

Die Selbstfindung ist mit dem „Ich"- und „Du"-Sagen-Können natürlich keineswegs abgeschlossen. Sie (und komplementär dazu der Außenweltbezug) entfaltet sich sukzessive in einer Reihe weiterer, periodisch folgender Phasen des Sich-selbst-Entdeckens und Sich-selbst-Ergreifens. Diese Phasen des Sich-selbst-Entdeckens bedeuten zumeist nur passager eine erhöhte Selbstbezogenheit der Weitsicht. Jeder solchen „Selbstentdeckung"[57] folgt eine Phase der Selbst-Relativierung. Selbst-Relativierung besagt: die Entdeckung des Selbst dient nicht mehr allein der Selbstdurchsetzung, sondern zudem einer sich selbst zurücknehmenden Selbstbe*rück*sichtigung. Diese Selbstbe*rück*sichtigung ermöglicht, dass die Welt nicht mehr, sondern weniger subjektiv entstellt erfahren wird; die Selbstwahrnehmung (Propriozeption) dient der Ausbildung einer „Empfindlichkeit", die die Umwandlung einer erhöhten subjektiven „Verletzbarkeit durch..." in eine „Wahrnehmungsfähigkeit *für...*" impliziert. Ab einem bestimmten Grad von Selbst-Stand und zugleich Selbst-Durchsichtigkeit kann das Selbst sich vom Begegnenden quasi einfärben lassen, ohne dabei sich selbst zu verlieren. Diese „Einfärbung" (zumeist „unterschwellig" bleibend) trübt dann den Blick nicht mehr, sondern erlaubt eine Wahrnehmung quasi von innen. Es handelt sich um einen Organ-Werde-Prozess. Wir erfahren an diesem Punkt die „Technik" der Evolution gleichsam „von innen". Dieses „Durchlässig-werden-für..." ist bekannt, aber bis heute – in seinen Bedingungen und Konsequenzen – unzureichend erforscht.

Die Frage lautet: Was ermöglicht ein „Organ für..." zu werden? Was ermöglicht eine „Sensibilisierung für...", die an die Stelle einer bloßen „Empfindlichkeit" (bis zum Schmerz) ein *Wahr*nehmen treten lässt? Die Antwort muss sich darauf beziehen, welche Rolle das Selbst[58] dabei spielt. Es sind verschiedene Vorgänge, die in Betracht kommen, so vor allem ein Sich-affizieren-Lassen (weder im Sinne eines bloßen Duldens noch einer blinden Abwehr, sondern im Sinne eines inneren Abschmeckens dessen, was mit dem eigenen Erleben geschieht), im Falle der Begegnung mit einem anderen Menschen hieße das: ein Verändert-Werden, eine „Veränderung" (Theunissen, 1977) zuzulassen. Dies aber nicht ganz und gar. Eine Aufspaltung des Selbst ist erforderlich: ein Teil, der sich verändern lässt und ein Teil, der sich von dieser Veränderung nicht vereinnahmen lässt, sondern diese als solche zu konstatieren versteht. Dies ist nur durch eine Selbstberücksichtigung möglich. Selbstberücksichtigung und sodann ein Sich-selbst-Einklammern ist erforderlich – im Sinne desjenigen, was V. v. Weizsäcker (1947) als ein „Sich-Nicht-Ernstnehmen" bezeichnete.

Th. v. Uexküll hat in verdienstvoller Weise noch einmal die „Rückmeldung" als ein somato-psycho-soziale Bereiche übergreifendes Prinzip herausgearbeitet. Dies ist wichtig, reicht aber für sich allein nicht aus, um das zu erklären, was es hier zu erklären gilt. Die Selbstwahrnehmung (von elementaren Stufen der Rückkoppelung bis zu höchsten Stufen der Selbstergreifung) bedarf einer Selbstrelativierung, die durch die Rückmeldung allein nicht gewährleistet ist, obwohl diese als eine notwendige Vorbedingung dafür rangiert. Selbstrelativierung meint hier etwas, was bisher zumeist nur bildhaft umschrieben wurde. Bei Sartre ist es das „passer sous silence" oder auch „depasser"[59], bei V.v. Weizsäcker war es das „Nicht-Ernstnehmen".

In der Phänomenologie E. Husserls ist (auf einer anderen Reflexionsstufe in Bezug auf die sog. „transzendentale Epoche") von einer ganz anderen Art von „Nicht-Ernstnehmen", von einer „Einklammerung" die Rede. – Das bedarf der Erläuterung. Auf den ersten Blick scheint mit „Einklammerung" etwas ganz anderes gemeint zu sein. Gesprochen wird von der „Einklammerung" (Epoché) der Realitätssetzung. Das meint nicht, die Realität würde angezweifelt. Die naive Realitätssetzung wird nicht für ungültig erklärt, etwa im Sinne eines naiven Realismus[60]. Aufgegeben wird allein jene Einstellung, mit der die Realität als selbstverständlich gegeben unterstellt wird – die „Geradehin-Einstellung". Und zwar, um so jene konstitutiven Momente herauspräparieren zu können, die den Unterschied zwischen *real* und *irreal* ausmachen.

Wo liegt der Vergleichspunkt? Wenn ich die Perspektivität jeder Sicht nicht vorschnell „übersehe" oder gar leugne, sondern sie

„annehme" und *als* solche be*rück*sichtige, kann ich einerseits die Aufbauelemente der eigenen Realitätssetzung (die Vorgänge, die erlauben Reales und Nicht-Reales zu unterscheiden) als solche näher kennenlernen. Das ist die eine Seite. Die andere Seite aber ist die, dass auf diese Weise (nach einer Analyse der kategorial subjektiven Akte, die für die Konstitution von Realität im Bewusstsein zuständig sind) noch einmal sehr viel subtiler der „Rest", a. h. das, was die Realität des Realen ausmacht, sich herausschälen und vor das innere Auge treten kann. Dabei verhütet die Selbstwahrnehmung auf den verschiedenen Stufen der bio-psycho-sozialen Wirklichkeit einen Pseudo-Objektivismus (der mit dem frühkindlichen Realismus vergleichbar wäre).

Die Selbst-Referentialität impliziert die Propriozeption. Sie erschöpft sich aber nicht in der Selbst-Wahrnehmung. Vor allem insistiert sie nicht auf dem Wahrgenommenen. Dort, wo es um ein Wahrnehmen der Außenwelt geht, darf das Subjekt nicht auf die Vorgänge im eigenen Innern fixiert bleiben. Es darf sie gleichsam nicht „voll" nehmen. Vor allem: sie stellt das Subjektive nicht fest oder verherrlicht es gar in einer Weise, die auf ein narzisstisches Selbst-Verhältnis hinauslaufen würde. Die Berücksichtigung des Selbst ermöglicht vielmehr einen *shift*, einen Wechsel von der Selbst-Thematisierung zur Sach-Thematisierung, wobei das eigene Selbst notwendig zur Folie werden muss, zur Folie *für* das jeweils Begegnende. Man kann auch sagen: Das Selbst wird, anstatt im Sinne einer Selbst-Thematisierung Thema zu bleiben, zum Hintergrund bzw. zum „Medium für...", nämlich für jeweils Begegnendes. Das Subjektive verliert dabei seine Opakheit und wird sensibel für die Realität des Realen.

Somit hat sich gezeigt, dass der Selbstbezug in seiner gedoppelten Form als Selbstreferentialität und Selbstrelativierung einen Hauptmotor jeglicher Entwicklung darstellt. Dies gilt insbesondere für jede Form einer (negentropen) Höherentwicklung und kann auch zur Leitlinie einer Reihe von Therapien werden. Dabei ist im Fach der Psychiatrie in erster Linie an die Therapie von Wahnkranken zu denken. Dies wurde bereits mehrfach dargestellt (Blankenburg 1987, 1991, 1994). Hier kann ich am Schluss nur noch darauf verweisen. Die vorgetragenen Überlegungen sind nach verschiedenen Seiten hin ausbaufähig. Sie bedürfen der Weiterführung. Vieleicht kann das hier Vorgetragene dazu einen Anstoß geben und im Übrigen zu einer intensiveren Diskussion anregen.

Anmerkungen

1 Die Literatur zum vielfach schillernden Selbst-Begriff ist immens – und insgesamt kaum noch überschaubar. Das Folgende erhebt keinen enzyklopädischen Anspruch. Es verfolgt lediglich einen bestimmten Strang der Problematik des Wörtchens „selbst“. Dabei wird nicht von bestimmten „Selbst“-Konstrukten ausgegangen. Das „Phänomenologische“ bildet, methodologisch gesehen, geradezu den Gegenpol zu jeder Form einer „Konstrukt“-Bildung. Ausgegangen wird vielmehr von dem impliziten Vorverständnis des Wörtchens „selbst“. Darin – und nur darin – ist das „Phänomenologische“ dieses Ansatzes zu suchen. Im Übrigen werden auch ganz andere Ansätze, z. B. dialektische und systemtheoretische, mit einbezogen. Vereinfachend könnte man sagen, dass wir hier „Selbst“ nicht als Namen für eine „Sache“ benutzen, sondern indexikalisch als Anweisung zu einem bestimmten – nämlich reflexiven – Umgang mit dem, was jeweils „Sache“ ist, oder als eine Anweisung, auf das reflexive Geschehen in dem, was begegnet, zu achten. Eigentlich wäre es für das Folgende besser, von einem Prozess der „Selbstigung“ zu sprechen als von einem „Selbst“.

2 Die Analytische Psychologie C. G. Jungs hatte schon immer ihre eigene Konzeption vom „Selbst“. Das gleiche kann man von der Individualpsychologie Adlers und verschiedenen anderen Psychotherapie-Richtungen wie denen der Humanistischen Psychologie sagen.

3 Hier zeichnet sich eine Ausweitung der Konzeption des „Selbst“ am prägnantesten ab. Der Weg vom Trieb zum Ich und sodann vom Ich zum Selbst ist unübersehbar (vgl. z. B. Thomä bereits 1979). Da es dazu eine Fülle von Literatur gibt, genügt es, hier darauf zu verweisen. Eine gute Übersicht gibt zum Beispiel E. R. Wolf (1986/1996).

4 Zu verweisen wäre auf eine Reihe von Sammelbänden und auch auf beachtenswerte Lehrbücher, wie das von Kanfer, Reinecker und Schmelzer (1996).

5 So wurde Ende Februar 1996 in München von der DVT eine Tagung mit dem Thema „Das Selbst in der Verhaltenstherapie“ veranstaltet.

6 Dabei wäre auch an jene Verbindung zwischen Systemtheorie und buddhistischer Tradition zu denken, die Varela und Thompson (1992) anstreben.

7 Adorno (1970); dazu Meyer-Drawe (1990).

8 Vgl. Luhmann (1984, 1989, 1996) und andere.

9 Dass der Begriff „Selbst“ (autos) nicht mehr allein im Hinblick auf das menschliche (personale) Selbst Verwendung findet, sondern die anonyme Natur mit einbezogen wird (soweit sie in irgendeiner Weise eine Rückbezüglichkeit erkennen lässt), verändert in erheblichen Maße die Grundlagen, von denen aus die Problematik des „Selbst“ zu diskutieren ist.

10 Das bedeutet: Die Begriffe Selbstbezüglichkeit und Rückbezüglichkeit werden hier sinngleich verwendet, was nicht selbstverständlich ist. Falls Unterschiede in Betracht gezogen werden sollen, müssten diese eigens herausgestellt werden.

11 Bei der geläufigen Abkürzung von Kl für „Künstliche Intelligenz“ kann einem rein assoziativ noch eine ganz andere, aber in der Gegenwart ebenfalls hochaktuelle Diskrepanz vor Augen treten, die keineswegs mit derjenigen zu dem gen. personalen Selbst-Verständnis und den diesem entsprechenden Selbst-Begriff identisch ist: die des japanischen „ki“. – Hierbei handelt es sich um andersartige „Antipoden“ als die zwischen dem Selbst-Begriff i. S. der Kantischen Autonomie des Ich und der Selbst-Steuerung oder Selbst-Tätigkeit im Sinne von Kybernetik und Systemtheorie.

12 Der Begriff „*Intentions*-Bewegungen“, wie ich ihn hier verwende, bedürfte einer genaueren Erläuterung, als sie in diesem Rahmen möglich ist. Er schließt an die nachhusserlsche Entwicklung des Intentionalitätsbegriffs an, unter Mitbedenken eines vorintentionalen Verhältnisses zur Welt und sich selbst wie auch der Möglichkeit eines „intendiert-Werdens“ im Sinne einer Überschreitung des einseitig transzendental subjektiven Intentionalitätsbegriffs, der bei Husserl vorherrscht.

13 In der Sprache Heideggers wäre dies als ein „Da-sein, das sein Sein zu sein hat“ zu verstehen. Diese Wendung, die er in „Sein und Zeit“ vornimmt, impliziert das hier ins Auge gefasste Problem der „Selbstigung“ als das eines Geschehens, das vielleicht niemals ganz den Charakter eines „*status nascendi*“ verliert.

14 Das entnehme ich persönlichen Informationen japanischer Kollegen sowie Tellenbach & Kimura (1986). Dies war unter anderem Thema japanisch-deutscher Symposien in Nagoya (1986) und Kyoto (1993).

15 Etwa in der existentialontologischen Version Heideggers, in der völlig andersartigen „Selbst“-Konzeption C. G. Jungs, in der sozialphilosophischen Unterscheidung von "I" und "me" bei G. H. Mead und auch in noch ganz anderen Zusammenhängen.

16 Hier ist vor allem an die „System“-Konzeption in der Naturphilosophie und im "System des Transzendentalen Idealismus" (1801) von Schelling zu denken.

17 Dies bedeutet aber auch hier nicht, dass wir uns von den (vielleicht zufälligen) Äquivokationen der Sprache gängeln lassen. Sprachliche Wendungen stellen vielmehr nur so etwas wie „Angelhaken“ für einen ursprünglicheren Zugang zum Gefragten dar. Sie können nichts beweisen, wohl aber gelegentlich einen „Wink“ in die richtige Richtung geben.

18 Dem Wort „Voraussetzung“ kann man einen eigentümlichen dialektischen Doppelsinn entnehmen: Aus einer (nur theoretisch zu erschließenden) zeitlich „voraus“liegenden Vorbedingung kann ein in die Zukunft „voraus“springendes Erspüren, Denken, Handeln werden (Blankenburg, 1989).

19 Es handelt sich also um zweierlei: 1. Voraussetzungen werden zu faktischer Realität d. h. zu in der Welt Sich-Ereignendem. 2. Sie werden zugleich damit verinnerlicht. Es handelt sich also um den Prozess einer Subjektivierung in einem doppelten Sinn: Zum einen wird zuvor nur Zu-Hypostasierendes zu innerweltlicher Realität. Zum anderen geschieht dies in der Form einer sich stufenweise steigernden Verinnerlichung – von jener „Innerlichkeit“, die Portmann bereits den tierischen

Lebewesen zusprach, bis zu jenen Stufen der „Innerlichkeit", die nur ein Mensch zu verkörpern vermag.

20 Dies letztere wird hier behauptet. Damit ist eine Brücke von der Evolutionstheorie, soweit sie das Leib-Seele-Problem betrifft (vgl. Krohn & Küppers 1992, Riedl & Bonet 1989 u. a.), zur Psychopathologie geschlagen; mit welchem Recht, wird weiterhin zu klären sein.

21 Es kann und soll nicht die Aufgabe dieses Beitrages sein, einen geschichtlichen Abriss dessen zu geben, was alles schon zum Begriff des Selbst geschrieben wurde, in welch mannigfaltiger Weise z. B. „Ich" und „Selbst" schon voneinander unterschieden wurden.

22 Die hier folgende, sicher ergänzungsbedürftige Übersicht will lediglich einer vorläufigen Orientierung dienen.

23 Vgl. C. G. Jung, GW 7, 198. Auch an ältere Traditionen Indiens und des Fernen Ostens wäre in diesem Zusammenhang zu erinnern. Im Gegensatz zu den altindischen Überlieferungen hat das „Selbst" im Buddhismus eine negative Tönung bekommen.

24 Seit den berühmten Worten Nietzsches im „Zarathustra" geläufig; heute als „Körper-Selbst" Thema von Psychosomatik, „Subjektiver Anatomie" (Th. v. Uexküll et al. 1994) und sog. „Körper-Therapien".

25 Die Unterscheidung von „I" und „me" stammt von William James. Sie wurde von G. H. Mead zum Grundpfeiler seiner sozialphilosophischen Konzeption ausgebaut. Sie hat seither sehr viele soziologische und sozial psychologische Konzepte beeinflusst, unter anderem bei der Unterscheidung von „Rollenidentität" und „Ich-Identität" (Goffman, Dreitzel, Krappmann, Parsons) Pate gestanden und über diesen Umweg auch Einfluss gewonnen auf die Konzeptionalisierung des *Typus melancholicus* (Tellenbach) durch A. Kraus (1978, 1996).

26 Blankenburg (1987, 1990, 1994, 1996). – Zur Idee, Entwicklung als eine Art „Einwicklung" zu sehen, vgl. Th. v. Uexküll et. al. (1994).

27 Vgl. Band 5 des Jahrbuchs „Selbstorganisation" (Berlin: Duncker & Humblot 1995) sowie Heuser-Keßler (1986). In der nun schon weiter zurückliegenden Literatur verwies vor allem W. Szilasi (1961) immer wieder mit Nachdruck auf die Aktualität Schellings.

28 Was gemeint ist, wird deutlich, wenn man sich den unterschiedlichen Sinngehalt z. B. von „Selbstheilung" vor Augen hält: „Selbstheilung" im Sinne von „Spontanheilung" infolge Autoregulation des Organismus und „Selbstheilung" aufgrund von „Selbstheilungs"-Initiativen z. B. Schizophrener; vgl. die einschlägigen Studien dazu seit derjenigen von Böker und Brenner (1983). Beide Formen von „Selbst"heilungs-Tendenzen können untereinander interferieren.

29 Von lat. „ipse" leitet sich der Terminus „ipseité" her, auf den Ricoeur (1990/1996) – ihn mit „identité" und „illeité" kontrastierend – abhebt: vgl. dazu Maldiney (1991), Waldenfels (1994) sowie mehrere psychiatrische Artikel im ersten Heft der Zeitschrift „L'Art du Comprendre" (Paris, 1994).

30 Vor langer Zeit wies ich in einem in den USA gehaltenen Vortrag (Blankenburg, 1980) darauf hin, dass eine Vertiefung in die Bedeutung von Partikeln, Suffix- und Präfix-Ausdrücken (im Deutschen z. B. „er-", „ent-"

etc.) das phänomenologische Gespür trainiere. H. Schmitz spricht eher abwertend von einer Phänomenologie der Suffix- und Präfixbildungen. Mir scheint demgegenüber, dass diesbezüglich noch nicht alles ausgeschöpft ist.

31 Schlusssatz des "Tractatus logico-philosophicus".

32 Heidegger pflegte im Hinblick auf den „Satz des Grundes“ Angelus Silesius zu zitieren: „Die Ros ist ohn' Warum. Sie blühet, weil sie blühet…“.

33 Die Unterscheidung einer „intentio obliqua“ von einer „intentio directa“, die Brentano aus der Scholastik übernahm (und letztlich auf das aristotelische „en parergo“ zurückgeht) ist und bleibt von zentraler Bedeutung. Neuerdings hat E. Ruhnau (1995) – ohne auf Geschichtliches einzugehen – diese Problematik in stark vereinfachender Form wieder aufgenommen. Sie thematisiert in neuer Form – unter Einbeziehung der psychobiologischen Forschung – das alte Thema der Bedeutung des „Denkens des Denkens“ und des „Mitwissers von Sein und Denken“ im „Ich“ als „ein Drittes ... zwischen *matter* und *mind*“.

34 Zum Topos „Responsivität“ hat aus philosophischer Sicht B. Waldenfels (1994) Aufschlussreiches beigetragen.

35 Spontaneität ist in diesem Zusammenhang wichtig (s. u.). Nach dem Duden (Etymologie, S. 662) meint „spontan“: „aus eigenem innerem Antrieb, einer plötzlichen Eingebung folgend: unmittelbar; freiwillig; von selbst ...“. Es handelt sich um einen Zwitter-Begriff. Einerseits deckt er das Von-selbst-Sein der Natur ab („frei von jedem äußeren Einfluss“). Andererseits steht er für den Quellpunkt menschlicher Freiheit. Dem wäre entschiedener nachzugehen, als es hier möglich ist. Die grundlegende Zwiespältigkeit besteht darin, dass „von selbst sein“ und „frei, freiwillig“ – oder wie L. de Vooght (1994) formuliert: „aller de soi“ und „soi“ – nicht dasselbe sind. Wie wird aus einem "Von-selbst-Sein“ ein (ichhaftes) „Selbst“? Dies ist eine zentrale Frage, die den Autor seit langem beschäftigt (Blankenburg, 1971).

36 Neuerdings hat Graumann (1996) – in seinem Beitrag „Wollen und Können. Überlegungen zu deren Wechselwirkung“ (im Rahmen der für unsere Fragen wichtigen Tagung „Freiheit des Entscheidens und Handelns“ (hg. von M.v. Cranach und K. Foppa, 1996) – unter anderem auf dieses problematische Verhältnis abgehoben.

37 In seinem Vorwort zu: Heinze, M., Priebe, St. (Hg.) Störenfried „Subjektivität“. Würzburg: Königshausen & Neumann, 1996.

38 Dieses Thema durchzieht einen großen Teil des Gesamtwerkes von Heidegger nach der sog. „Kehre“.

39 Vgl. unter anderen Kimura (1995), Berque (1992), Weinmayr (1995) und viele andere Publikationen zu dieser Thematik.

40 Auch die Psychoanalyse hat mit ihrem Begriff der „Objektbeziehungen“ (wenngleich mit gewandeltem Gehalt) daran festgehalten. Der Begriff „Objektbeziehungen“ droht ständig die Unterschiede zwischen Objekten, die (trotz vielleicht stärkster emotionaler Bindung an sie) uns nicht zu Objekten machen können, und solchen „Objekten“ (nämlich andere Subjekte), die das sehr wohl können, zu verwischen.

41 Zumal bei einer Objektivierung „um jeden Preis“.

42 Seit geraumer Zeit gibt es die Vereinigung der „Psychiatrie-Erfahrenen" (ehem. Psychiatrie-Patienten), die wesentlich realitäts-orientierter, als es die „Antipsychiatrie" früherer Jahre war, die Interessen und die Sicht der Betroffenen vertritt. Auch auf die regelmäßig im *Schizophrenia Bulletin* erscheinenden „First person accounts" wären in diesem Zusammenhang zu nennen.

43 Andere Sprachen wie die französische spiegeln noch im Wortverständnis (in der Doppeldeutigkeit von „sujet" als Subjekt und als Gegenstand bzw. Thema) das hier anstehende Problem – eine immer wieder erneut denkwürdige Reminiszenz an, die im Kampf um die Fragen nach Subjektivität und Objektivität geistesgeschichtlich geschlagenen Schlachten. – Etwas weniger deutlich ausgeprägt gilt das auch noch für das engl. „subject".

44 Überspitzt formuliert: In gewisser Hinsicht ähnelt sie darin dem frühkindlichen Realismus vor der Einbeziehung des „Ich" bzw. dem vorperspektivischen Zeitalter.

45 B. Rauschenbach (1996) vgl. dazu gleichfalls: B. Rauschenbach, Nicht ohne mich. Vom Eigensinn des Subjekts im Erkenntnisprozeß, Frankfurt/M. 1991.

46 D.h. der Weg zu einer Sicht der Dinge, die immer weniger davon abhängig ist, wie nur wir diese sehen, als vielmehr, wie sie selber "sind", ohne dass wir uns je anmaßen könnten, etwa dieses Ziel zu erreichen.

47 Die gesamte Literatur zum „Perspektivismus" – der nicht erst seit Nietzsche eine bedeutende Rolle spielt – zu nennen, ist hier nicht möglich. Im Hinblick auf unser Fach wäre auf Wyss (1972), Bühler und Weiss (1985), Glatzel (1991) und Blankenburg (1991) hinzuweisen.

48 Vgl. dazu Blankenburg (1987, 1991) und insbesondere H. Emrich (1993). Wie Selbstreferentialität und Selbstrelativierung ineinander verfugt sind bzw. miteinander wirken, ist entscheidend, kann hier aber nicht mehr im Einzelnen erörtert werden.

49 Bezeichnend ist, dass das Sehen im Vergleich mit anderen Sinnen (z. B. dem Hören) am meisten einer Vielzahl und Verschiedenartigkeit von Perspektiven ausgesetzt ist, gleichwohl gerade deshalb der objektivitätsbezogenste Sinn ist. Dies verdankt er der Selbstreferentialität des aktiven Blickens (im Gegensatz zu passiver Bulbusdislokation). Dabei spielt das Reafferenzprinzip eine wesentliche, aber wohl nicht die einzige Rolle.

50 Erinnert sei an dieser Stelle an jene Dialektik, die uns bereits in der gewöhnlichen Umgangssprache durch ein solches Wort wie „Ent-täuschung" vorexerziert wird: Der Umschwung von dem tiefen Schmerz, den eine Enttäuschung bereitet, zu der inneren Genugtuung, vielleicht sogar Freude, die es bedeuten kann, einer Täuschung entronnen zu sein, sie womöglich mit einem Gewinn an Lebenserfahrung hinter sich gelassen zu haben, – diese Dialektik ist eine, die der Mensch bis zum Tode nicht aufhört, immer wieder von neuem lernen, ja erüben zu müssen.

51 Grillparzer (Ende des dritten Aktes von „Libussa").

52 Der als ein beginnend-sachbezogenes ein vermutlich fast ausschließlich bedürfnisbestimmtes Weltverhältnis ablöst.

53 Ich entnehme es dem von L. Wurmser verfassten Vorwort zu dem Buch „Der Blick des Anderen“ von G. Seidler (1995).

54 Hinsichtlich der Eigenart der Welt der Orientierung gegenüber der rationalen Identifikation von schlicht Vorhandenem ist auch heute noch Kants kleine Schrift "Was heißt sich im Denken orientieren?" wegweisend.

55 Wie das beim sog. Kannerschen im Gegensatz zum Aspergerschen Autismus oft der Fall ist.

56 Conrad (1958).

57 „Selbst“entdeckung ist ein doppelsinniger Terminus, je nachdem, ob er im Sinne eines *gen.subj.* oder eines *gen.obj.* verstanden wird. Diese Doppeldeutigkeit lässt sich durch die auf W. James zurückgehende Unterscheidung zwischen „I“ und „me“ (letzteres heute als „Selbst-Konstrukte“ oder psychoanalytisch als „Selbst-Objekte“ geläufig) nur unzureichend aufzulösen, da die starre Unterscheidung die dialektische Dynamik zwischen beidem nur unzureichend berücksichtigt.

58 Da das Selbst hier prozessual zu verstehen ist, wäre es besser zu formulieren: welche Rolle die „Selbstigung“ dabei spielt.

59 D. h. das „stillschweigende Über*gehen*“ quasi des Eigengewichts des eigenen Anspruchs. *Dieses* „Übergehen“ des Eigenen ermöglicht das „Hinübergehen“ zum Begegnenden, das heißt: es ermöglicht das Transzendieren. Diese Einbeziehung des dialektischen Doppelsinns (der [deutschen] Sprache) in dem Wort „Übergehen“ kann an die Stelle von Heideggers (m. E. dogmatischen) „Immer-schon-sein-bei...“ (den Dingen in der Welt) treten, womöglich auch an die Stelle des „Mit-Seins“.

60 In der Sichtweise Descartes' wäre das die Version, in der Gott es zulassen würde, dass dem Menschen etwas – nämlich die Realität des Realen der Außenwelt (wozu bei Descartes auch die Realität des eigenen Leibes gehört) – vorgegaukelt würde.

Literatur

Adorno, Th. W. (1970): Negative Dialektik. Frankfurt/M.: Suhrkamp.

Berque, A. (1992): Identification of the self in relation to the environment. In: Rosenberger, N.R.: Japanese sense of self. New York, 93-104.

Blankenburg, W. (1971/1991): Der Verlust der natürlichen Selbstverständlichkeit. Ein Beitrag zur Psychopathologie symptomarmer Schizophrenien. Stuttgart: Enke; frz. Übersetzung (J. M. Azorin & Y. Totoyan): La perte de l'évidence naturelle (mit einem ausführlichen neu verfassten Nachwort). Paris: PUF (Presses Univ. de France).

Blankenburg, W. (1981): Wie weit reicht die dialektische Betrachtungsweise in der Psychiatrie? Z. f. Klin. Psychol. Psychother.

29, 45-66.
Blankenburg, W. (1987a): Zur Psychopathologie des Autismus. Fundamenta Psychiatrica 1, 19-25.
Blankenburg, W. (1987b): Phänomenologisch-anthropologische Aspekte von Wahn und Halluzination. In: Olrich, H. (Hg.): Wahn und Halluzination. Berlin-Heidelberg-New York.
Blankenburg, W. (1989): Die Futur-Il-Perspektive. ln: Blankenburg, W. (Hg.): Biographie und Krankheit. Stuttgart: Thieme.
Blankenburg, W. (1991): Perspektivität und Wahn. In: Blankenburg, W. (Hg.): Wahn und Perspektivität. Stuttgart: Enke.
Blankenburg, W. (1994): Das Leib-Seele-Problem in der Psychiatrie (Hamanaka-Festschrift). Nagoya.
Blankenburg, W. (1996a): Zur Bedeutung der Systemtheorie für die Psychiatrie (japan. Übers.). Clinical Psychiatry 38, 435-442 und 549-561.
Blankenburg. W. (1996b): Autonomie und Heteronomie in Wissenschaftstheorie und Psychiatrie, ln: Matthiesen, P. (Hg.): Autonomie- und Heteronomie-Konzepte in der Medizin. Stuttgart-New York: Schattauer (im Druck).
Bohleber, W. (1992): Identität und Selbst. Psyche 46, 336-365.
Böker, W., Brenner, H. D. (1983): Selbstheilungsversuche Schizophrener. Nervenarzt 54, 578-589.
Bühler, K.-E., Weiss, H. (1985) (Hg.): Kommunikation und Perspektivität Würzburg: Königshausen & Neumann.
Chessick, R. (1988): Psychology of the Self and the Treatment of Narcissism. Northvale, NJ, London: Aronson.
Ciompi, L. (1982): Affektlogik. Stuttgart: Klett-Cotta.
Ciompi, L. (1988): Innenwelt – Außenwelt. Göttingen: Vandenhoek & Ruprecht.
Conrad, K. (1958): Der beginnende Wahn. Stuttgart: Thieme.
Deuser, H. (1991): Das Selbst als Inkarnation von Selbstanwendung. Koreferat zu Henry W. Johnstone, Jr. In: Kienzle, B., Pape, H. (Hg.): Dimensionen des Selbst Selbstbewußtsein, Reflexivität und die Bedingungen von Kommunikation. Frankfurt/M.: Suhrkamp, 443-450.
Elster, J. (1991) (Hg.): The multiple Self. Cambridge-London-New York etc.: Cambridge Univ. Press.
Emrich, H. M. (1993): Identifikation und Identität: Selbstwahl und Selbstrelativierung. Vortrag im Rahmen des Symposiums „Intersubjektivität und Interpersonalität" am 19./20.6.93 in Mar-

burg.
Erikson, E.H. (1973): Identität und Lebenszyklus. Frankfurt/M.: Suhrkamp.
Erikson, E.H. (1975): Dimensionen einer neuen Identität. München: dtv/Klett-Cotta.
Erikson, E.H. (1988): Jugend und Krise. München: dtv/Klett-Cotta.
Filipp, S.H. (Hg.) (1979): Selbstkonzeptforschung. Stuttgart: Klett-Cotta.
Frank M. (1991): Selbstbewusstsein und Selbsterkenntnis. Stuttgart: Reclam.
Gergen, K.J. (1985): The Concept of the Self. Irvington.
Glatzel, J. (1991): Pathologie der Perspektivität. In: Blankenburg, W. (Hg.): Wahn und Perspektivität. Stuttgart: Enke.
Graumann, C.F. (1996): Wollen und Können. Überlegungen zu deren Wechselwirkung, ln: Cranach, M.v., Foppa, K. (Hg.): Freiheit des Entscheidens und Handelns. Heidelberg: Asanger, 70- 85.
Heckmann, H.-D. (1991): Wer (oder was) bin ich? Zur Deutung des intentionalen Selbstbezuges aus der Perspektive der ersten Person singularis. ln: Kienzle, B., Pape, H. (Hg.): Dimensionen des Selbst. Selbstbewußtsein, Reflexivität und die Bedingungen von Kommunikation. Frankfurt/M.: Suhrkamp, 64-84.
Heinze, M. (1996): Vorwort. In: Heinze, M., Priebe, St. (Hg.): Störenfried „Subjektivität". Subjektivität und Objektivität als Begriffe psychiatrischen Denkens. Würzburg: Königshausen & Neumann, 7-11.
Heuser-Keßler, M.-L. (1986), Die Produktivität der Natur. Berlin: Duncker & Humblot.
Johnstone, H. W. (1991): Selbstanwendung in philosophischer Argumentation. In: Kienzle, B., Pape, H. (Hg.): Dimensionen des Selbst. Selbstbewußtsein, Reflexivität und die Bedingungen von Kommunikation. Frankfurt/M.: Suhrkamp, 416-442.
Kanffer, R. (1996): Self-Managemant-Therapie. Weinheim: Beltz.
Kegan, R. (1982/1986): The Evolving Self. Problem and Process in Human Development; dt. Übers.: Die Entwicklungsstufen des Selbst. München: Kindt.
Kimura, B. (1995): Zwischen Mensch und Mensch. Darmstadt: Wiss. Buchgesellschaft.
Kohut, H. (1979): The restoration of the Self; dt. Übers.: Die Heilung des Selbst. Frankfurt/M.: Suhrkamp.

Krappmann, H (1982): Soziologische Dimensionen der Identität. Stuttgart: Klett/Cotta.

Kraus, A. (1978): Persönlichkeit und Sozialverhalten Manisch-Depressiver. Stuttgart: Enke.

Kraus, A. (1996): Role performance, identity structure and psychosis in melancholic and manie-depressive patients. In: Mundt, C. (Hg.) Interpersonal Factors in Origin and Course of Affective Disorders. London: Garkeil.

Lempp, R. (1992): Vom Verlust der Fähigkeit, sich selbst zu betrachten. Eine entwicklungsgeschichtliche Erklärung der Schizophrenie und des Autismus. Bern-Göttingen-Toronto: Huber.

Lenz, H. (1987): Das verlorene Selbst. Fundamenta Psychiatrica 1,237-242.

Mahler, M,S. (1979): Studie über die drei ersten Lebensjahre. Stuttgart: Klett-Cotta.

Maiers, W. (1996): Der Subjektbegriff der Kritischen Psychologie. In: Heinze, M., Priebe. St. (Hg.): Störenfried „Subjektivität". Subjektivität und Objektivität als Begriffe psychiatrischen Denkens. Würzburg: Königshausen B Neumann, 167-221.

Maldiney, H. (1991): Penser l'homme et la folie. Genoble: Millon.

Mead, G. H. (1988): Geist, Identität und Gesellschaft. Frankfurt/M.: Suhrkamp.

Meyer-Drawe, K. (1990): Illusionen von Autonomie. München: Kirchheim.

Müller-Suur, H. (1986): Verschiedenheiten des Sichselbstverstehens bei psychotisch Kranken. Nervenarzt 57, 349-353.

Myerson, P.G. (1965): Modes of insight. J. of the Am. Psychoanal. Ass. 13, 771-792.

Neisser, U. (Hg.) (1993): The perceived self. Cambridge: Cambridge Univ. Press.

Noam, G., Kegan, R. (1982): Soziale Kognition und Psychodynamik: Auf dem Weg zu einer klinischen Entwicklungspsychologie. In: Edelstein, W., Keller, M. (Hg.): Perspektivität und Interpretation. Frankfurt/M.: Suhrkamp, S. 422 – 423.

Plessner H. (1982): Mit anderen Augen. Aspekte einer philosophischen Anthropologie. Stuttgart: Reclam.

Rauschenbach, B. (1996): Von uns selbst aber sprechen wir. Störenfried Subjektivität als Symptom und Methode unserer Zeit. In: Heinze, M., Priebe, St. (Hg.): Störenfried „Subjektivität". Subjektivität und Objektivität als Begriffe psychiatrischen Den-

kens. Würzburg: Königshausen & Neumann, 15-42.
Ricoeur, P. (1990/1996): Soi-même comme un autre. Paris: Éditions du seuil; dt. Übers.: Das Selbst als ein Anderer. München: Fink.
Ruhnau, E. (1995): Zeitgestalt und Beobachter. Betrachtungen zum tertium non datur des Bewußtsein. In: Metzinger, Th. (Hg.): Bewußtsein. Paderborn-München-Wien-Zürich: Schöningh, 201-220.
Rustemeyer, R. (1986): (Neue) Aktualität eines (neuen) Konzepts. Psychologische Rundschau 37, 210-216.
Scharfetter, C. (1995): The self-experience of schizophrenics. Empirical studies of the ego/self in schizophrenia, borderline disorders and depressions. Zürich: priv. Publ. ISBN 3-9520832-1-6.
Schmitz, H. (1991): Leibliche und personale Konkurrenz im Selbstbewußtsein. In: Kienzle, B., Pape, H. (Hg.): Dimensionen des Selbst. Selbstbewußtsein, Reflexivität und die Bedingungen von Kommunikation. Frankfurt/M.: Suhrkamp, 152-169.
Schülein, J.A. (21987): Selbstreflexion. In: Grubitzsch, S., Rexilius, G. (Hg.). Psychologische Grundbegriffe. Reinbek: Rowohlt.
Seidler, G. (1995): Der Blick des Anderen. Stuttgart: Verlag Internationale Psychoanalyse.
Siep, L. (Hg.) (1983): Identität der Person. Basel-Stuttgart: Schwabe & Co.
Stahlberg, D. Gothe, L., Frey, D. (41992): Selbstkonzept. In: Handwörterbuch Psychologie, hrsg. von R. Asanger u. G. Wenninger. Weinheim: PVU, 680-684.
Strauss, J., Groethals, W.T. (Hg.) (1991): The Self. Interdisciplinary approaches. New York: Springer.
Szilasi, W. (1961): Philosophie und Naturwissenschaft. München: Dalp.
Theunissen, M. (1991): Das Selbst auf dem Grunde der Verzweiflung. Frankfurt/M.: Suhrkamp.
Theunissen, M. (21977): Der Andere. Beiträge zu einer Sozialontologie der Gegenwart. Berlin: de Gruyter.
Uexküll, Th. v. et al. (1994): Subjektive Anatomie. Stuttgart-New York, Schattauer.
Varela, F., Thompson, R. mit Rosch, E. (1991/1992): The embodied mind. Mass. Institute of Technology; dt. Übers.: Der mittlere Weg der Erkenntnis. Bern, München, Wien: Scherz.
Vooght, L. de (1994): Etre soi et aller de soi. L'Art du Compredre

1,69-83.
Waldenfels, B. (1994): Antwort-Register. Frankfurt/M.: Suhrkamp.
Weber, C. (1989): Selbstkonzept, Identität und Integration. Berlin: VWB f. Wiss. u. Bildung.
Weinmayr, E. (1995): Nachwort. In: Kimura, B.: Zwischen Mensch und Mensch. Darmstadt: Wiss. Buchgesellschaft.
Weizsäcker, V.v. (1947): Der Gestaltkreis. Stuttgart: Thieme.
Wittgenstein, L. (1984): Tractus logico-philosophicus. Werkausgabe Bd. 1. Frankfurt/M.: Suhrkamp, 7-85.
Wolf, E.R. (1988/1996): Treating the Self. Elements of Clinical Self Psychology. New York-London: Guilford; dt. Übers.: Theorie und Praxis der psychoanalytischen Selbstpsychologie. Frankfurt/M.: Suhrkamp.
Wulff, E. (1993): 8 Überlegungen zur Dialektik von Seinlassen und Verändern. Vortrag auf dem Symposium „Intersubjektivität und Interpersonalität" in Marburg.
Wulff, E. (1995): Wahnsinnslogik. Bonn: Psychiatrie Verlag.
Wyss, D. (1972): Beziehung und Gestalt. Göttingen: Vandenhoeck & Ruprecht
Zerrsen, D.v. (1994): Diagnostik der prämorbiden Persönlichkeit In: Stieglitz, D., Baumann, U. (Hg.): Psychodiagnostik psychischer Störungen. Stuttgart: Enke.

Quellenverzeichnis

Zur Differentialphänomenologie der Wahnwahrnehmung. Nervenarzt 36, 285-298 (1965a).

Hysterie in anthropologischer Sicht. Prax. Psychother 19, 262-273 (1974a).

Grundlagenprobleme der Psychopathologie. Nervenarzt 42, 140-146 (1978b).

Psychopathologie und psychiatrische Praxis. In: Psychopathologische Konzepte der Gegenwart, hrsg. v. W. Janzarik. Enke: Stuttgart, 33-46 (1982d).

Unausgeschöpftes in der Psychopathologie von Karl Jaspers. Nervenarzt 55, 447-460 (1984a).

Autonomie- und Heteronomie-Konzepte in ihrer Bedeutung für die psychiatrische Praxis. In: Psychopathologie und Praxis, hrsg. v. W. Janzarik. Enke: Stuttgart, 29-46 (1985a).

Ansätze zu einer Psychopathologie der Freiheit. Deutsch-Französische-Psychiater-Begegnung, hrsg. v. T. Held. Rheinland-Verlag: Köln, 11-33 (1986 b).

Zur Subjektivität des Subjekts in psychopathologischer Sicht. In: Tod des Subjekts?, hrsg. v. H. Nagl-Docekal, H. Vetter. Oldenbourg: Wien/München (1987h).

Die Psychiatrie und das Leib-Seele-Problem. In: Forschen und Denken – Wege in der Psychiatrie, hrsg. v. G. Danzer, S. Priebe. Königshausen & Neumann: Würzburg , 67-82 (1993c).

Überlegungen zum „Selbst"-Bezug aus phänomenologisch-anthropologischer Sicht. In: Psyche im Streit der Theorien, hrsg. v. M. Heinze, C. Kupke, S. V. Pflanz und K. Vogeley, Königshausen und Neumann: Würzburg, 95-122 (1996).

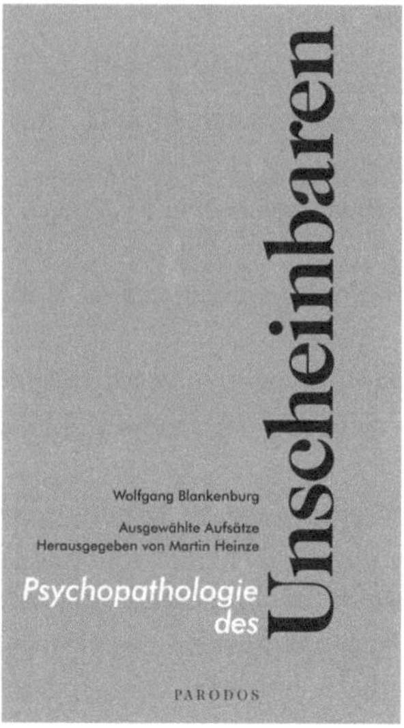

Wolfgang Blankenburg

Psychopathologie des Unscheinbaren

Ausgewählte Aufsätze

Herausgegeben von Martin Heinze

ISBN: 978-3-938880-16-6

12 X 21 cm, 290 Seiten
Broschur

22,00 EUR [D] / 22,70 EUR [A]
27,00 CHF UVP

Psychopathologie des Unscheinbaren versammelt ansonsten schwer zugängliche Aufsätze aus allen Schaffensperioden Wolfgang Blankenburgs. Die für das Gesamtwerk repräsentative Sammlung von Texten orientiert sich an den Leitbegriffen und Grundkonzeptionen des Blankenburgischen Denkens. So finden sich wegweisende Beiträge zum Verhältnis von Philosophie und Psychiatrie, zum Leib-Seele-Problem, zur Daseinsanalyse und Anthropologie, zur dialektischen Betrachtungsweise in der Psychiatrie und der Psychopathologie der Freiheit. Die eher klinischen Aufsätze beschäftigen sich mit dem Thema des Wahns, einer Psychopathologie des „Common Sense“, dem Leidensdruck und der Ermöglichung von Therapie in der Futur-II-Perspektive. Der Band wird ergänzt durch eine Einleitung in das Werk, biographische Notizen und eine Bibliographie.

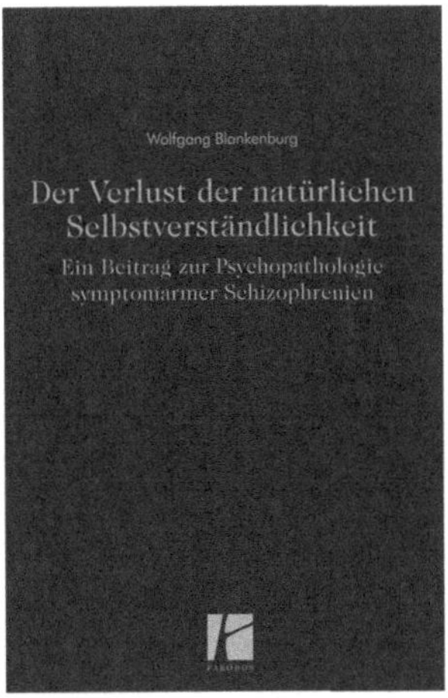

Wolfgang Blankenburg

Der Verlust der natürlichen Selbstverständlichkeit

Ein Beitrag zur Psychopathologie symptomarmer Schizophrenien

ISBN 978-3-938880-57-9

16 x 24 cm, 192 Seiten
Hardcover

40,00 EUR [D] / 41,20 EUR [A]
53,90 CHF UVP

Wolfgang Blankenburg (1928-2002) gilt als einer der großen Denker der Psychopathologie sowie der Psychiatrischen Anthropologie. Die Aktualität seines Denkens zeigt sich in vielfältigen wissenschaftlichen Aktivitäten zu seinem Werk: Im Jahr 2012 wurde an der Universität Heidelberg eine Vorlesungsreihe zu wichtigen Aspekten seiner Philosophie veranstaltet, ebenso fand 2012 in Berlin eine Tagung der Gesellschaft für Philosophie und Wissenschaften der Psyche zu Blankenburgs Psychopathologie statt. Und es ist eine japanische Ausgabe seines ebenfalls bei Parodos erschienenen Textbandes *Psychopathologie des Unscheinbaren* veröffentlicht worden.

Die Schrift *Der Verlust der natürlichen Selbstverständlichkeit* ist Blankenburgs bekanntestes Werk, das in sechs Sprachen übersetzt worden ist. Der deutsche Originaltext war jedoch lange Jahre vergriffen und auch antiquarisch kaum erhältlich. Er wird mit dieser Neuausgabe wieder der Öffentlichkeit zugänglich gemacht.